Fit durch Vitamine

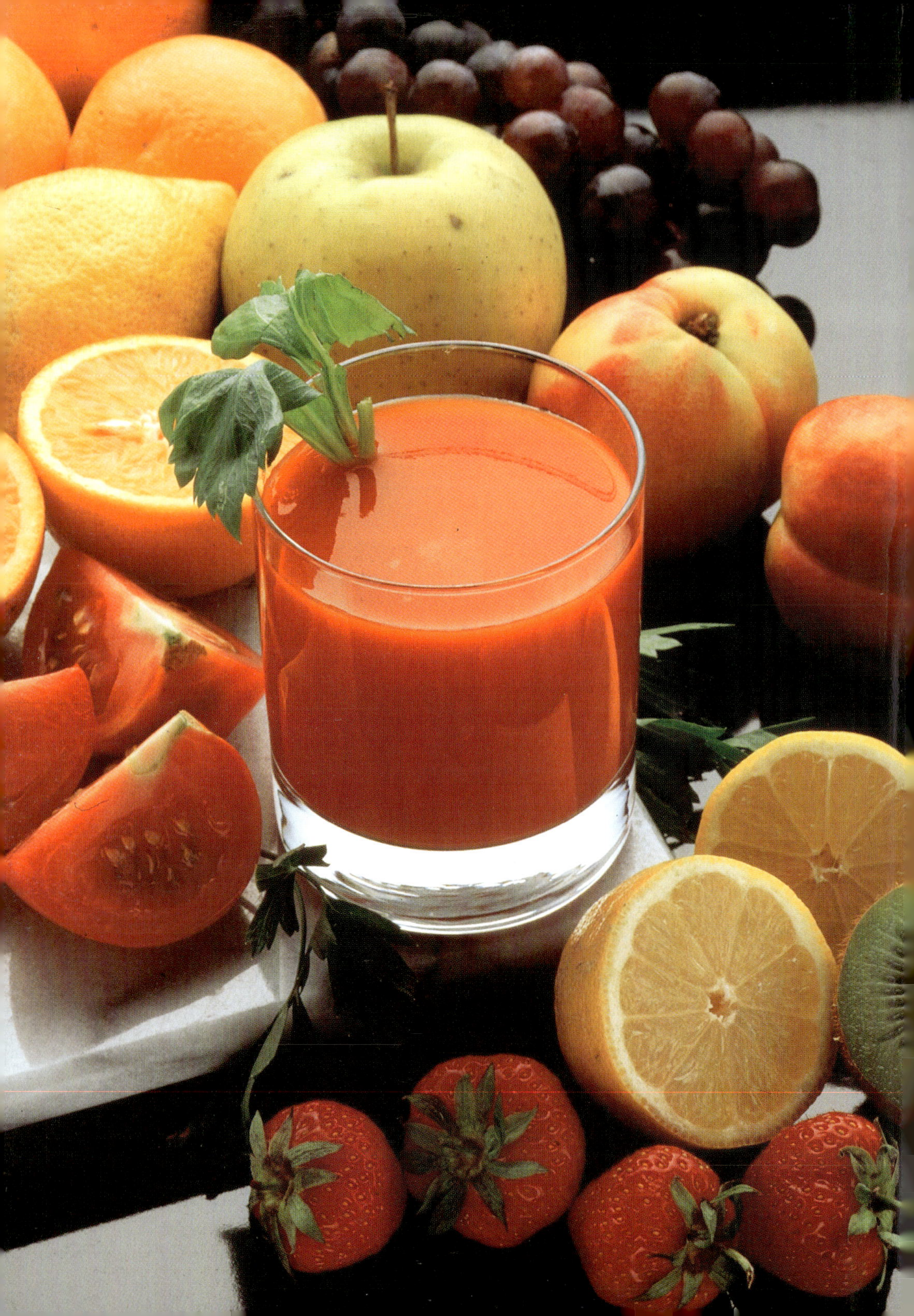

Klaus Oberbeil

Fit durch Vitamine

Mit den Biostoffen
zu Gesundheit und Vitalität

SÜDWEST

INHALT

Limetten sind saftige Vitaminbomben mit sehr aromatischem Fruchtfleisch.

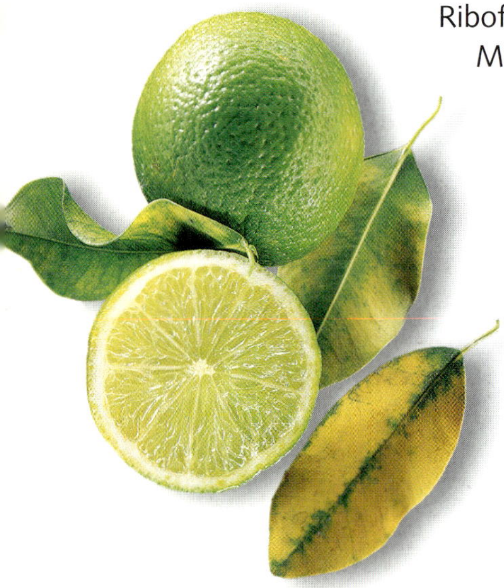

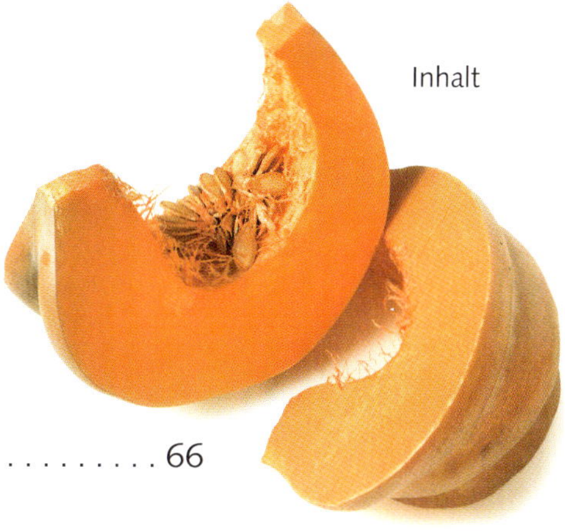

Kürbisse enthalten neben Vitaminen auch noch jede Menge anderer gesunder Biostoffe.

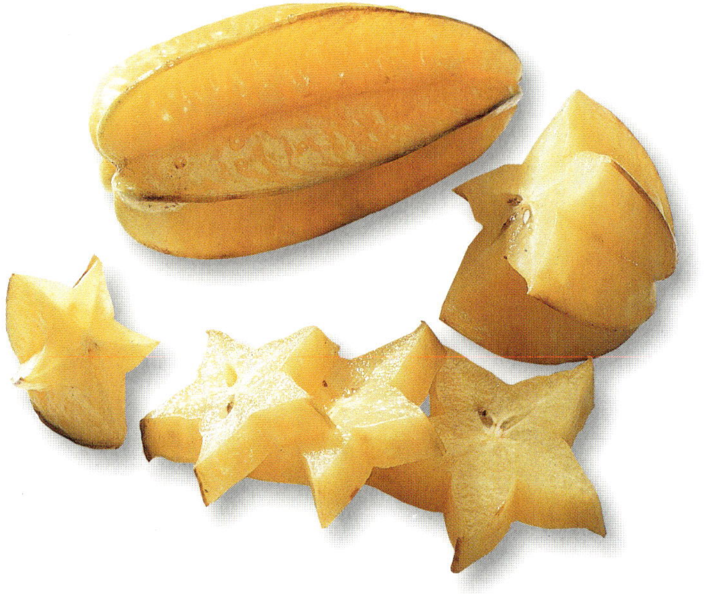

Die Karambole oder auch Sternfrucht liefert viel Vitamin C und A.

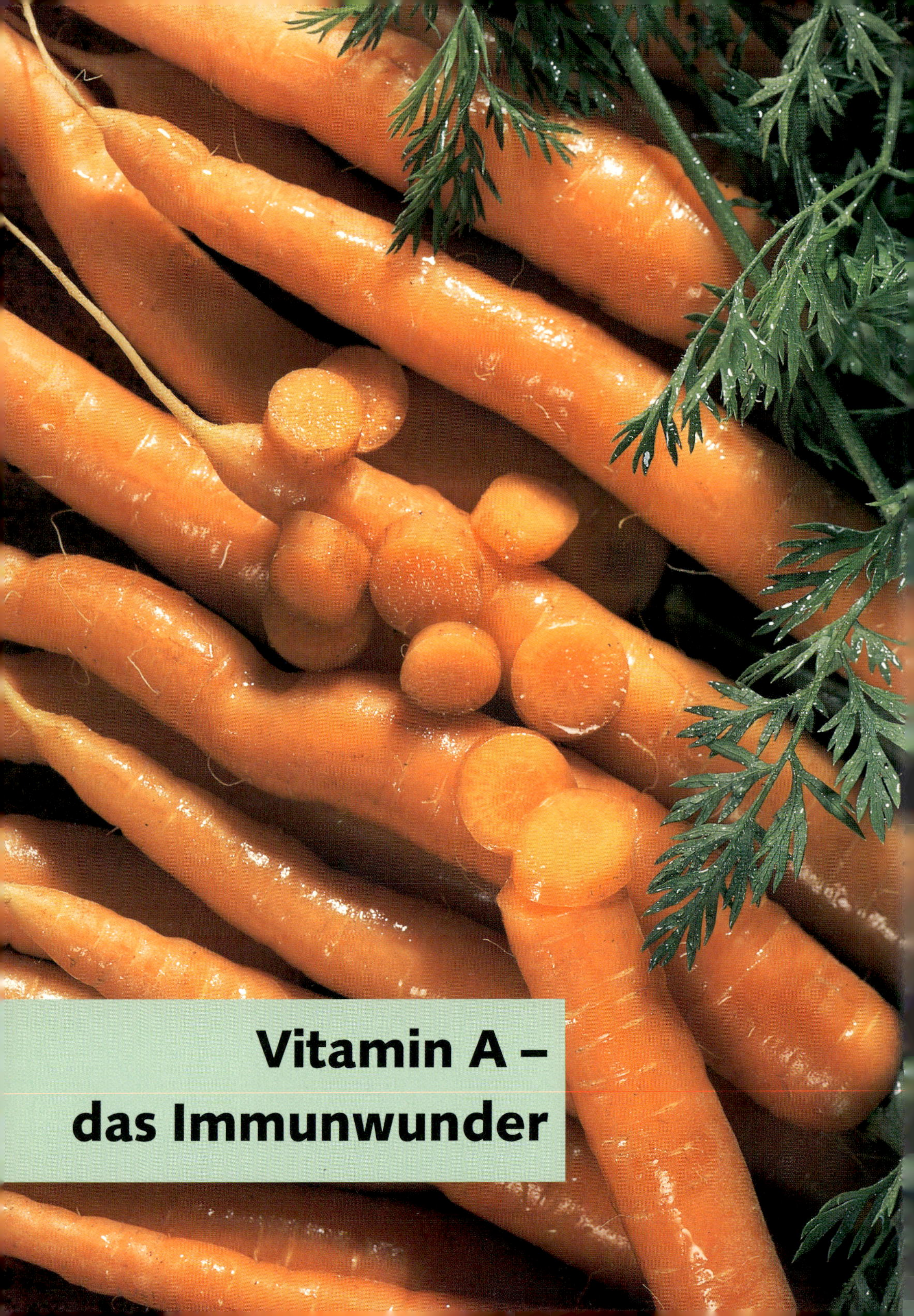

Vitamin A – das Immunwunder

Jungbrunnen für die Haut

Wenn Sie sich müde und alt fühlen, dann leiden Sie eventuell an einem Mangel an Vitamin A, diesem lebensnotwendigen Nährstoff, der in Ihrem Immunsystem Viren, Bakterien und andere Krankheitserreger bekämpft, Ihre Körperzellen jung und gesund erhält, Ihre Augen schärft und Ihre Haut glatt und geschmeidig macht.

Vitamin A wurde schon 1931 entdeckt bzw. in seiner chemischen Struktur entschlüsselt. Seit 1947 wird es synthetisch hergestellt, aber erst jetzt fanden Wissenschaftler mit genauen Analysegeräten die Geheimnisse dieses unglaublich vielseitigen Moleküls.

In Pflanzen haben Karotinoide die Aufgabe, ihre Zellen vor Oxidation und Zerstörung zu schützen. Auch den Menschen können sie vor frühzeitiger Alterung und vor Erkrankungen bewahren.

Karotinoide – Schutzsystem der Pflanzen

Ursprünglich ist Vitamin A eine Erfindung der Pflanzen. Diese wurden in ihrer langen Entwicklungsgeschichte immer wieder von aggressiven Substanzen wie freien Radikalen, Pilzen, Parasiten, Bakterien, Viren usw. angegriffen. Gegen diese Attacken entwickelten die Pflanzen Abwehrmechanismen, von Generation zu Generation verbessert. Die Begründer eines perfekten Immunsystems sind also nicht wir Menschen, sondern die Pflanzen.

Sie entziehen ihrer Umgebung Kohlenstoffatome, um mit deren Hilfe komplizierte Molekülgebilde zu basteln, die Karotinoide. Das sind Farbstoffe, die den Pflanzen ihre herrlichen Farben verleihen. Auch das Rot und Pink im Lachs oder Hummer oder das Rot von Flamingofedern ist eine gewaltige Ansammlung von Karotinoidmolekülen. Der Natur geht es aber nicht um Schönheit, sondern diese Karotinoide erfüllen viel wichtigere Funktionen: Sie schützen die Pflanzenzelle sowohl vor feindlichen Mikroorganismen als auch bei der Photosynthese, der Spaltung von Wassermolekülen in Wasserstoff und Sauerstoff mit Hilfe von Sonnenlicht.

Freie Radikale kontra Karotinoide

Wenn der Tag anbricht, wittern freie Radikale ihre Chance: Diese aggressiven, zerstörerischen Substanzen kann man als Helfer der Sonne bezeichnen. Wenn die Gräser, Farne, Blumen oder Bäume ihren Sauerstoff verströmen, kommt es in jeder einzelnen Pflanzenzelle zu einem Inferno, das äußerst kontrolliert abläuft. Dabei versuchen freie Radikale, ungeschützte Zellteile zu oxidieren, also zu verbrennen. Die Karotinoide hindern sie daran. Ohne Karotinoide wäre morgens um neun Uhr bereits die gesamte üppig blühende Flora Mitteleuropas zu einer braunen und welken Masse abgebrannt.

Ähnlich wie bei der Pflanze schützen Karotinoide auch die menschliche Körperzelle vor Verbrennung. Ohne Karotinoide würde der Mensch innerhalb von Minuten innerlich zerschmelzen und sterben.

Die perfekten Abwehrwaffen

Mit der Entwicklung der Karotinoide, dieser sehr komplexen Molekülgebilde, gelang der Pflanzenwelt die perfekte Abwehrwaffe gegen die zerstörerischen freien Radikale. Weil sich immer neue Sorten freier Radikale bildeten, panzerten Pflanzen ihre Zellen nach und nach mit mehr als 500 verschiedenen Karotinoiden.

Weil die Blüte, der Spross der Samenpflanzen, besonders empfindlich ist, bekam sie die meisten Karotinoide ab. So entstand die Farbenpracht der blühenden Natur.

Freie Radikale in den Zellen

- Das Protoplasma (Zellsubstanz) der menschlichen oder tierischen Zellen unterscheidet sich kaum vom Plasma der pflanzlichen Zellen. In jeder unserer Körperzellen spielt sich Tag und Nacht sozusagen ein Inferno bei der Energiegewinnung ab.

- Da sausen Milliarden Elektronen mit Lichtgeschwindigkeit und in einem scheinbar explosiven Chaos durcheinander, da brennt und funkt es wild und lichterloh. Auch hier suchen freie Radikale ihre Chance. Diese Killersubstanzen haben jeweils ein ungesättigtes Elektron, d. h., sie sind heißhungrig auf ein Elektron und dringen in die Mitochondrien, die Brennöfen der Körperzellen, ein, um sich ein solches Elektron zu schnappen bzw. zu oxidieren. Das setzt einen unheilvollen Mechanismus in Gang: Das kontrollierte Feuerwerk der Energiegewinnung in der Zelle bricht schließlich zusammen, es kommt zur Kettenreaktion, in dessen Folge die Zelle schnell zerstört wird.

Schutz vor Selbstverbrennung

Ähnlich wie in der Pflanze schützen Karotinoide auch die menschliche Körperzelle vor der Verbrennung. Sonst würde der Ofen, in dem das Energiefeuer entsteht, selbst schmelzen und verbrennen. Ohne Karotinoide und andere Schutzstoffe, wie beispielsweise Selen, würde ein Mensch innerhalb von Minuten innerlich zerschmelzen und sterben, weil alle Zellen gleichzeitig zugrunde gingen.

Dabei sind freie Radikale im Grunde nichts Böses, sondern nur die Einrichtung der Natur, die Altes tötet und Neues leben lässt. Ohne freie Radikale würden Pflanzen, Tiere und Menschen bis in die Unendlichkeit weiterleben. Freie Radikale suchen sich die kranken, weil ungeschützten Zellen, um sie zu töten. So wird die Sonne, ihr eigentlicher Feldherr, zum Urheber nicht nur allen Lebens auf Erden, sondern auch zum Regulativ des Lebens und des Sterbens.

Wer vital und frisch aussieht, besitzt viele Karotinoide in seinen Zellen. Umgekehrt macht Karotinoidmangel alt, welk und schlaff. Das Alter ist somit eine Frage der ausreichenden Karotinoidversorgung der Zellen.

Karotinoide halten die Zellen jung

Die Natur kennt keine Krankheiten, sondern nur alte oder junge Körperzellen. Junge Körperzellen sind von Karotinoiden und anderen Substanzen geschützt, denen freie Radikale und andere Killerorganismen nichts anhaben können. Menschen, deren Zellwände mit Karotinoiden vollgestopft sind, bleiben viel länger jung als solche mit dürftigen Karotinoidkonzentrationen im Zellgewebe. Tiere in freier Natur behalten nur deshalb bis ans Lebensende ihr schönes Fell, Feder- oder Schuppenkleid, weil ihre Zellen voll sind mit Karotinoiden. Der Grund: Sie ernähren sich physiologisch richtig, fressen also nur das, was ihr Körper benötigt.

Auf die richtige Ernährung kommt es an

Weil Körperzellen ihr Gewebe nur dann mit Karotinoiden anreichern können, wenn solche ausreichend in den mikroskopisch winzigen Arterien vorbeifließen, müssen wir also dafür sorgen, dass stets ausreichend Karotinoidmoleküle im Blut mitschwimmen.

Dafür gibt es nur eine Möglichkeit: Wir müssen mehr karotinoidreiche Nahrung zu uns nehmen. Dazu gehören dunkelgrüne, gelbe und rote Obst- und Gemüsesorten wie

- Aprikosen
- Brokkoli
- Möhren
- Kürbis
- Mangold
- Spinat

Anzeichen für Vitamin-A-Mangel

- Brüchige Fingernägel
- Trockene Haut
- Appetitmangel
- Nachtblindheit
- Wachstumsstörungen
- Trockenes, brüchiges Haar
- Hautausschlag
- Häufige Infektionen
- Sehstörungen
- Unfruchtbarkeit

Aprikosen für ein langes Leben

Der Stoffwechselexperte Dr. S. A. Mahmud hat herausgefunden, dass die Hunzas in Pakistan, im nordwestlichen Karakorum, deshalb so auffallend lange leben, weil sie besonders viel Aprikosen essen. Der amerikanische Nobelpreisträger George Hoyt Whipple erklärte, dass die verjüngende Kraft von Aprikosen mit der stärkenden Kraft von Leber vergleichbar sei.

Karotinoide sind vor allem in Gemüse enthalten, z. B. in Spinat, Brokkoli, Möhren, Mangold, Kürbis, Fenchel und Petersilie, oder in Früchten wie Aprikosen, Pfirsichen, Sanddornbeeren oder Kakifrüchten.

Mit Karotinoiden gegen freie Radikale

Natürlich geschieht bei dieser Aprikosenkur nichts anderes, als dass reichlich Karotinoide ins Blut bzw. zu den Körperzellen gelangen. Sie halten die Körperzellen jung, weil sie freie Radikale abwehren. So einfach ist es, etwas für seine Schönheit und auch für seine Jugendlichkeit zu tun – essen Sie mehr Karotinoide!

Neue wissenschaftliche Erkenntnisse

Im Jahr 1998 entdeckten Wissenschaftler weitere interessante Eigenschaften der Karotinoide bzw. von Vitamin A:

- Der Biochemiker Dr. Garcia-Casal aus Caracas (Venezuela) fand heraus, dass dieses Vitamin die Eisenaufnahme aus dem Darm verbessert. Es verändert pH-Werte (Säurewerte) und macht damit Eisenatome leichter löslich, die sonst durch Phytate (Pflanzensäuren) als unlösbare Komplexe z. B. in Getreide festgehalten werden.
- Der römische Ernährungswissenschaftler Dr. G. Perozzi stellte fest, dass Retinoide (bestimmte Formen von Vitamin A) Gene stimulieren, die für den Aufbau gesunder Schleimhäute verantwortlich sind.

- Dass Vitamin-A-Mangel möglicherweise auch verantwortlich für Schizophrenie sein kann, berichtet der renommierte US-Experte Dr. A. B. Goodman vom Nathan-Kline-Institut für Psychiatrie in Orangeburg (Staat New York). Es gibt nämlich Gengruppen, die sowohl für die Funktion der Retinoide als auch für die Entstehung dieser schweren psychischen Erkrankung verantwortlich sind. Vitamin A reguliert sowohl Rezeptoren (Landeplätze) des Nervenstoffs Dopamin als auch bestimmte Schizophrenie auslösende Gene. Diese Entdeckung hat deshalb für Aufsehen gesorgt, weil gerade eine Dopaminüberproduktion häufig Ursache der Krankheit ist.
- Unser Fettgewebe speichert viel Vitamin A, das dann nach Bedarf freigesetzt wird, erklärt Professor Dr. George Wolf vom Institut für Ernährungswissenschaften der Universität von Kalifornien in Berkeley. Deshalb muss Fett Bestandteil unserer Nahrung sein, fügt der französische Wissenschaftler Dr. P. Borel hinzu.

Wer vorwiegend so genannte mittelkettige Fettsäuren verzehrt (z. B. in Milch, Käse), gefährdet allerdings seinen ganz individuellen Vitamin-A-Status erheblich, weil die im Darm befindlichen Chylomikronen (winzige Fetttröpfchen) dann viel weniger Karotinoide binden. Wichtig für die Vitamin-A-Versorgung sind die langkettigen Fettsäuren, z. B. in Kaltwasserfisch oder in Pflanzenölen. Diese Öle sollten deshalb in keiner Küche fehlen.

Vieles, was die Wissenschaftler vor zehn Jahren über die Vitamine wussten, ist heute überholt oder veraltet. Durch immer feinere Analysemethoden öffnet sich der Forschung das vielfältige Reich der Vitamine. Zahlreiche neue Vitamine mit faszinierenden Wirkungen werden seither entdeckt.

Grüner Pfeffer – das Vitamin-A-Wunder

Im August 1998 nahm der Zellforscher Dr. E. Gonzalez de Mejia von der Zentraluniversität von Mexiko mit besonderer Neugierde den grünen Pfeffer unter die Lupe, den er sonst insbesondere als Zutat zu extra scharfen Fleischgerichten schätzte.

Er fand heraus, dass der Pfefferwirkstoff Capsicum mit seinem extrem hohen Anteil an Beta-Karotin und Vitamin A eine Waffe gegen Gendefekte ist und somit vorbeugend gegen Krebserkrankungen und viele andere Krankheiten wirkt.

Wenn ungeschützte Gene mutieren (sich verändern), wie dies bei übermäßigem Stress und Fehlernährung oft der Fall ist, bilden sich überall im Körper Keimstellen für eventuelle Krankheitsherde. Neben Karotinoiden und Vitamin A enthält grüner Pfeffer noch weitere genschützende und gesunderhaltende Inhaltsstoffe.

So gelangt Vitamin A ins Blut und zu den Zellen

Karotinoide sind fetthaltige Farbstoffe. Rund 60 Karotinoide, z. B. Beta-Karotin, gelten als Provitamine, als Stoffwechselvorläufer von Vitamin A. Das bereits fertige Vitamin A – Wissenschaftler nennen es Retinol, Retinal oder Retinoid – ist in bestimmten Tierprodukten wie Leber, Butter, Vollmilch, Käse, Eiern, vor allem aber in Lebertran enthalten. Dieses im tierischen Stoffwechsel produzierte Vitamin A gelangt besonders schnell ins Blut und zu den Körperzellen.

Vitamin A findet sich in Nahrungsmitteln wie Leber, Butter, Vollmilch, Käse, Eiern und vor allem in Lebertran. Oft kann Vitamin A aber von den Verdauungssäften gar nicht aus dem Fasergerüst der Nahrung befreit werden und wird unverbraucht wieder ausgeschieden.

Wenn Karotinoide nicht verwendet werden

Es dauert lange, bis das aus den pflanzlichen Karotinoiden gewonnene Vitamin A schließlich an seinem Arbeitsplatz, den Körperzellen, ankommt. Die Karotinoidmoleküle sind – wie z. B. bei Möhren – oft so fest im Fasergerüst der Pflanzen eingepackt, dass unsere Verdauungssäfte sie selbst trotz Überstunden nicht daraus befreien können. Deshalb werden rund 40 Prozent der mit der Nahrung aufgenommenen Karotinoide überhaupt nicht in Vitamin A umgewandelt, sondern mit dem Stuhl ausgeschieden.

Dies wirkt sich umso verhängnisvoller aus, als die meisten Menschen ohnehin meist zu wenig Obst, Salat und Gemüse zu sich nehmen. Vor allem Möhren und alle sehr ballaststoffreichen dunkelgrünen Gemüse sollten deshalb gut gekocht oder gedünstet werden. Auf Fett in der Nahrung sollten Sie dabei nicht ganz verzichten, denn sonst werden im Körper zu wenig Gallensalze für den Vitamin-A-Stoffwechsel produziert, und auch die reichlichste Zufuhr kann nicht verwertet werden.

Karotinoide gegen vorzeitiges Altern

Karotinoide und Vitamin A sind für unsere Gesundheit genauso wichtig wie Sauerstoff, den wir atmen, weil sie ja – als Antioxidanzien – die aggressiven freien Radikale vernichten.

Professorin Gladys Block von der School of Public Health der Universität von Kalifornien in Berkeley, eine der weltweit renommiertesten Forscherinnen auf dem Gebiet der Oxidanzien, sagt: »Ohne ständige und ausreichende Zufuhr von Antioxidanzien wie den Karotinoiden ist ein Überleben unmöglich. Die durch Oxidation entstehenden Schäden am Zellkern, an Eiweißstoffen und anderen großen Molekülen führen zu vorzeitigem Altern und außerdem zu Krebserkrankungen, Herzkrankheiten, grauem Star und zu Bewusstseinsstörungen.«

Über 10 000 Angriffe täglich

Freie Radikale entstehen durch Schad- und Giftstoffe, durch Sonnenstrahlung, aber auch aus einem nicht optimalen Stoffwechsel. In ihrem im Juli 1992 veröffentlichten Bericht erklärt Professorin Gladys Block ganz genau, wie aggressiv freie Radikale unsere Gesundheit schädigen: »Jede unserer Körperzellen wird pro Tag rund 10 000-mal von freien Radikalen angegriffen. Die dadurch entstandenen Schäden können zwar teilweise repariert werden. Bei älteren Menschen aber kommt es ohne den Schutz der Antioxidanzien doppelt so oft zu total zerstörten Zellen wie bei jungen Menschen.«

Ein hoher Anteil an Karotinoiden in der täglichen Nahrung stellt einen ganz bedeutsamen Schutz gegen Krebserkrankungen und andere Krankheiten dar. Das haben US-Forscher in jüngerer Zeit herausgefunden.

Wirksamer Schutz durch Vitamin A

29 von 31 US-amerikanischen Krebsstatistiken besagen, dass ein hoher Anteil an Karotinoiden in der täglichen Nahrung einen bedeutsamen Schutz gegen die tückische Krankheit darstellt.
Die wichtigsten karotinoidhaltigen Lebensmittel sind zum Glück zu jeder Jahreszeit frisch und preiswert erhältlich:

- Möhren
- Dunkelgrünes Blattgemüse

Ihre persönliche Vitamin-A-Kur

- Beginnen sollten Sie Ihre persönliche Vitamin-A-Kur möglichst bald, denn es kann bis zu neun oder zehn Tage dauern, ehe die volle Vitaminkonzentration im Blut erreicht ist.

- Bis sich die kostbaren Schutzstoffe im ganzen Körpergewebe anreichern, vergehen bis zu fünf oder sechs Wochen.

- Auch Dr. Prince und Dr. Frisoli empfehlen, Fett zum Gemüse zu essen: »Ohne Fett ändern sich die Karotinoidkonzentrationen überhaupt nicht. Ist aber auch Fett in der Kost enthalten, dann steigen sie innerhalb von 40 Stunden um das Zweieinhalbfache.«

Besser dünsten als roh verzehren

Dr. Martin R. Prince und Dr. Joan K. Frisoli vom Massachusetts General Hospital in Boston (USA) erbrachten den Nachweis, dass drei kleinere karotinoidreiche Mahlzeiten am Tag besser sind als beispielsweise nur einmal mittags Spinat oder Möhrengemüse: »Das erhöht die Karotinoidkonzentration im Blut um das Dreifache.«

Im Mai 1998 lud der Ernährungswissenschaftler Dr. C. L. Rock vom Institut für Familienmedizin an der Universität von Kalifornien in San Diego acht gesunde Frauen im Alter zwischen 23 und 36 Jahren zu einer interessanten Studie ein. Er wollte wissen, ob Rohkost oder gekochtes Gemüse der bessere Lieferant von Beta-Karotin ist. Das erstaunliche Ergebnis: Wer seine Möhren und seinen Spinat kurz dünstet, sorgt für dreimal höhere Konzentrationen im Blut an diesem wichtigen Rohstoff für das Vitamin A.

Wenn die Kommunikation zwischen den Zellen eingeschränkt wird oder zusammenbricht, dann neigen die Zellen zu erhöhter Zellteilung: Es drohen Krebserkrankungen. Durch Vitamin A sichern Sie die funktionsfähige Kommunikation zwischen den Zellen.

Die Schlacht im Körper

Wie aufregend und abenteuerlich die Abwehrschlacht der Karotinoide gegen Krebserkrankungen und andere Krankheiten verläuft, erläuterte Anfang 1993 Dr. George Wolf vom Department of Nutritional Sciences an der Universität von Kalifornien in Berkeley: »Unsere Körperzellen sind untereinander durch mikroskopisch winzige, wassergefüllte Kanälchen verbunden, über die z. B. der Austausch von Signalen, aber auch von Nährstoffen stattfindet. Diese Kanälchen bestehen aus dem Eiweißstoff Connexin.« Karotinoide – so der Wissenschaftler weiter – kurbeln den Bau dieser Connexinmoleküle an. Gleichzeitig schützen Karotinoide die Kanälchen zwischen den Zellen vor dem Angriff durch freie Radikale und andere Krebserreger.

Der Nachschub muss gewährleistet sein

Dieser gesunde Schutz der Zellverbindungen baut sich bei karotinoidreicher Kost innerhalb von 12 bis 16 Stunden auf. Fehlen Karotinoide und Vitamin A in der Nahrung, dann »kränkeln« die winzigen Zellbrückchen, die Kommunikation der Zellen untereinander lässt nach.

Beachten Sie deshalb bitte eine altbewährte Regel bei Ihrer täglichen Ernährung: Täglich dunkelgrünes oder orangefarbenes Gemüse, Salat und Obst auf den Tisch! Dies ist ein absolutes Muss, denn die Körpervorräte an Vitamin A müssen ständig ergänzt werden.

Der Weg zu den Körperzellen

Sind die Karotinoide aus dem Nahrungsbrei herausgespalten, so werden sie im Eilverfahren mit Hilfe von Gallensalzen und Enzymen in Vitamin A umgewandelt, wobei auch noch Schilddrüsenhormone, Zink, Eisen und Vitamin E fleißig mithelfen. Die neu entstandenen Moleküle schlängeln sich flink durch die Darmwand und werden über Blutbahnen oder Lymphgefäße zur Leber, aber auch zu Speicherzellen im Fettgewebe bewegt. Von dort aus werden sie je nach Bedarf an das Blut abgegeben, um die Körperzellen zu füttern.

Wenn Sie Vitamin A zu lange in Tablettenform in hohen Dosen einnehmen, wird die Vitamin-A-Konzentration im Körper irgendwann zu hoch und damit gesundheitsschädlich.

Allzu viel ist ungesund

Weil Vitamin A – wie auch die anderen fettlöslichen Vitamine D, E und K – mehr oder weniger unbegrenzt gespeichert wird, kann die Konzentration irgendwann allerdings auch zu hoch und damit gefährlich werden. Diese Gefahr besteht jedoch nur dann, wenn z. B. Vitamin A in Tablettenform zu lange in zu hohen Dosen eingenommen wird. Pflanzliche Karotinoide können Sie essen, so viel Sie wollen, Sie kriegen davon höchstens gelbliche Handflächen – oder Ihr Baby die bekannte, leicht gebräunte Möhrenbrei-Hautfärbung.

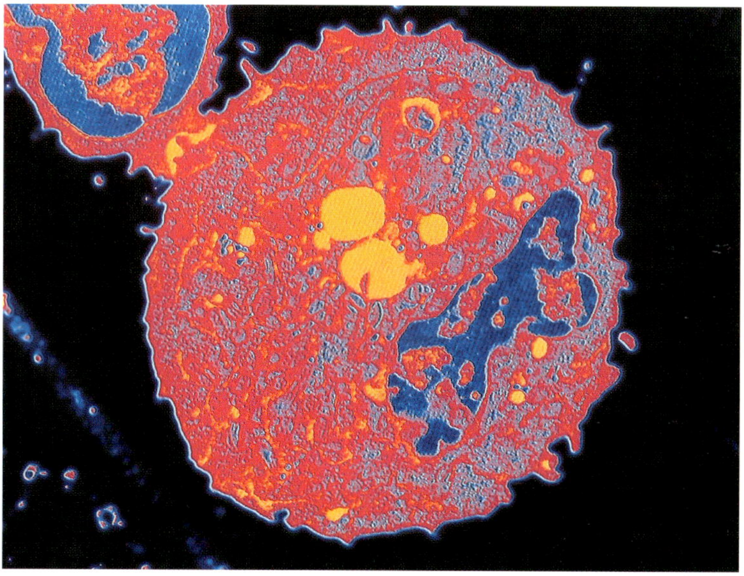

Werden die Zellen der Schleimhäute nicht durch ausreichend Vitamin A geschützt, können sie entarten und zu bösartigen Krebszellen werden (Aufnahme in 8000facher Vergrößerung im Transmissionselektronenmikroskop).

Die Wirkung von Vitamin A

Über Vitamin A, diese geniale Erfindung der Natur, gibt es in letzter Zeit so zahlreiche neue Erkenntnisse, dass man sich richtig darüber ärgert, dass man in den letzten Jahren zu wenig grünes, gelbes und rotes Gemüse oder auch Blattsalat gegessen hat. Man könnte viel vitaler und jünger aussehen, eine schönere Haut und volleres Haar haben und könnte die Verantwortung für seine Gesundheit mindestens zu einem guten Teil sozusagen dem Spinat, den Möhren und anderen karotinoidhaltigen Pflanzen überlassen.

Wenn Sie genügend grünes, gelbes und rotes Gemüse sowie Blattsalat essen, werden Sie vitaler, bekommen eine schönere Haut und volleres Haar; darüber hinaus unterstützen Sie auch Ihr Immunsystem ganz erheblich.

Schutz der Schleimhäute

Vitamin A ist der beste Freund unserer Schleimhäute. Schleimhäute sind auch dringend auf gute Freunde angewiesen, denn sie sind äußerst empfindlich. Vitamin A stimuliert die wichtige Schleimproduktion, die unsere Schleimhäute feucht hält. Ohne Vitamin A sterben schleimproduzierende Zellen in Massen ab. Es bilden sich stattdessen Hornschichten, z. B. in Lunge, Magen, Darm, im Blasen- und Genitalbereich, aber genauso auch auf der Haut.

Die Folgen können Magenschmerzen, Verdauungsstörungen, Blasenschwäche, Harninkontinenz, Entzündungen der Vaginalschleimhaut, Akne, aber auch Krebserkrankungen sein. Es gibt überraschende neue wissenschaftliche Studien, die beweisen, dass die Krebsanfälligkeit steigt, je weniger Karotinoide und Vitamin A ein Mensch zu sich nimmt.

Stärkung für die Thymusdrüse

In verhornten Zellschichten von Schleimhäuten fehlen die natürlichen Abwehrmechanismen gegen Krebs erregende Substanzen. Karotinoide steigern im Immunsystem die Abwehrkraft der körpereigenen Interferone (Hemmstoffe) gegen Krankheitserreger.

Sie schützen vor allem die sensible Thymusdrüse, das Hauptquartier unseres Immunsystems, gegen freie Radikale. Diese kleine, tüchtige, hinter dem Brustbein liegende Drüse schrumpft meist mit zunehmendem Alter und wird dadurch immer weniger leistungsfähig. Vitamin A kann bei ausreichender Konzentration im Blut die Thymusdrüse wieder wachsen lassen und steigert außerdem die Zahl der weißen Blutkörperchen, der »Polizisten« unseres Immunsystems.

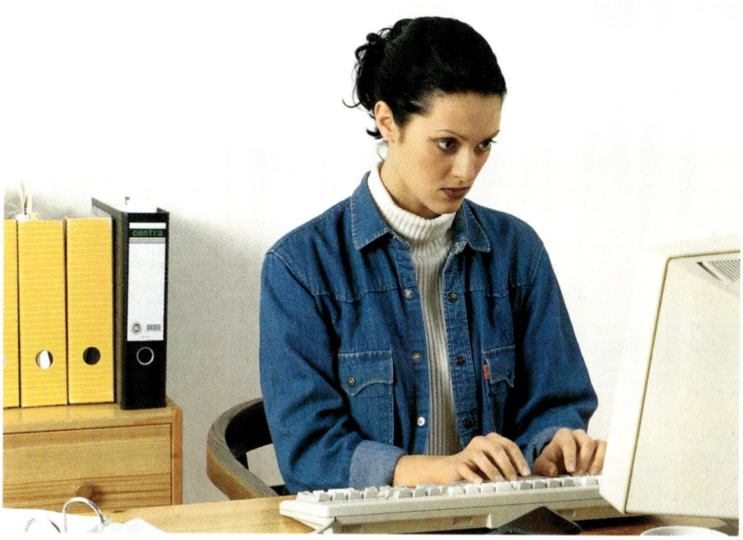

Immer mehr Menschen verbringen einen Großteil ihrer Arbeits- und auch Freizeit vor dem Bildschirm. Vitamin A kann sie dabei vor Sehschäden schützen.

Augen brauchen Vitamin A

Vitamin A wird bei jedem einzelnen Lichtreiz zur Herstellung des Sehpurpurs Rhodopsin benötigt und verbraucht. Dies ist vor allem für Leute interessant, die viel am Bildschirm arbeiten und deren Augen 10 000-mal am Tag auf Hell-Dunkel-Reize reagieren müssen. Die Folge ist ein extrem hoher Verbrauch an Vitamin A.

Menschen, die viel am Bildschirm arbeiten und deren Augen 10 000-mal am Tag auf unterschiedliche Hell-Dunkel-Reize reagieren müssen, benötigen besonders viel Vitamin A, weil ihre Augen bei jedem Lichtreiz Vitamin A verbrauchen.

Zentrales Sinnesorgan Auge

Weil das Auge seit Jahrmillionen lebensrettendes und -erhaltendes Sinnesorgan ist (es schützt vor Gefahr und findet die Nahrung), verfügt es über ein besonders reiches Netz an Blutgefäßen, das vorwiegend dem Zweck dient, Vitamin A heranzuschaffen. Bei jedem Lichtreiz werden unzählige Rhodopsinmoleküle chemisch abgebaut, das bedeutet, in blitzschneller Biosynthese entstehen aus Eiweiß und Vitamin A viele neue Rhodopsinmoleküle. Wenn Vitamin A fehlt, kommt es zwangsläufig zu Sehstörungen. Ein Mangel an Vitamin A führt zur Austrocknung und Verhärtung der Hornhautzellen, so dass dann zu allem Übel auch noch der schützende Tränenflüssigkeitsfilm fehlt. Die Folgen sind möglicherweise Verstopfungen der Tränenkanäle, Augenbrennen und Bindehautentzündungen.

Wie das Sehen funktioniert

Die Netzhaut (Retina) vermittelt visuelle Impulse über Millionen Zäpfchen und Stäbchen als Bildspender an das Gehirn. Die Stelle des schärfsten Sehens ist die Fovea. Ein Quadratmillimeter einer menschlichen Fovea, also der zentralen Netzhautvertiefung im Auge, enthält 160 000 Zäpfchen. In jedem Zäpfchen oder Stäbchen sitzen Millionen Moleküle des Sehpurpurs Rhodopsin und Jodopsin. Wenn diese von Vitamin A abhängigen Moleküle von einem Proton (Lichtteilchen) der Sonne getroffen werden, aktivieren sie ihrerseits 500 so genannte Transduzinmoleküle (spezielle Eiweißstoffe). Diese setzen pro Sekunde jeweils rund 400 000 Helfermoleküle frei.

Hormon-, Eisen- oder Eiweißmängel sind in Wirklichkeit oft nichts anderes als ein Mangel an Vitaminen. Diese Mangelerscheinung wird mitunter sogar von Ärzten nicht richtig eingeschätzt und behandelt.

Aus dieser elektronenschnellen Kettenreaktion an Stoffwechselvorgängen in der Netzhaut entsteht das gesehene Bild: Elektrische Signale gelangen über den Sehnerv schließlich in das Gehirn – zum primären Sehfeld auf der Hirnrinde –, wo sie ins Bewusstsein gebracht werden. Ohne die Vitamin-A-Substanz Retinal wäre Sehen nicht möglich.

Neues aus der Genforschung

- Von allen Molekülen in unserem Organismus sind der Natur drei besonders wichtig: die Vitamine A und D sowie das Schilddrüsenhormon Thyroxin. Diese »magischen Drei« bilden die so genannte effektive Steroid-Thyroid-Superfamilie.
- Während alle anderen Nährstoffmoleküle (z. B. Vitamin C oder Glukose) erst an den für sie bestimmten Andockstellen (Rezeptoren) an der Schutzhülle jeder einzelnen Zelle anklopfen und um Einlass bitten müssen, haben diese drei eine Art von »Sondervisum«, mit dessen Hilfe sie ohne lange zu fragen gleich unmittelbar in den Zellkern und zu den Genen, den heimlichen Managern unseres Zellstoffwechsels, vordringen dürfen.
- Als Transkriptionsfaktoren stimulieren sie hier einen erheblichen Teil aller Vitalimpulse in unserem Körper, vergleichbar den Regentropfen, die auf eine ausgedörrte Landschaft fallen und dann quasi im Handumdrehen neues Leben entstehen lassen.
- Gerade Menschen, die chronisch müde, lustlos, verzagt oder häufig krank sind, kann eine Karotinoid- oder Vitamin-A-reiche Kost in sehr kurzer Zeit zu neuem Lebensschwung und Optimismus verhelfen. Die Arzneimittel aus der Apotheke der Natur helfen oft überraschend schnell, und sie sind außerdem auch besonders preiswert.

Praxistipp für die Bildschirmarbeit

Wenn Sie täglich viel an Computermonitoren oder vor Fernsehbildschirmen arbeiten, dann ist eine ausreichende Vitamin-A-Versorgung für Sie besonders wichtig:

- Bei Bildschirmarbeit müssen sich die Augen täglich 10 000-mal auf Hell-Dunkel-Reize einstellen. Bei jedem Lichtreiz wird in den Augen der Sehpurpur Rhodopsin hergestellt. Hierzu wird besonders viel Vitamin A benötigt.
- Nehmen Sie sich also ins Büro Vitamintabletten mit (bitte nach Packungsbeilage dosieren), oder achten Sie beim Mittagessen auf ausreichenden Vitamin-A-Gehalt.

So mancher könnte seine Brille vermeiden, wenn er nur genug Vitamin A zu sich nähme. Die allerbeste Augenschule ist eine ausreichende Vitamin-A- Versorgung. Deshalb sehen Sie am Montagmorgen nach einem erholsamen Wochenende mit einer gesunden Kost besser als am Freitagnachmittag.

Wann Sie zum Augenarzt gehen sollten

Moderne Ophthalmologen (Augenwissenschaftler) raten neuerdings dazu, möglichst nicht mehr am Freitagnachmittag zum Augenarzt zu gehen, sondern lieber am Montagmorgen. Die Sehschärfe der Augen ändert sich ständig, je nachdem, wie viel Vitamin A wir im Blut haben. Es kann sein, dass wir morgens die schwarzen Zahlen auf der weißen Tafel phantastisch genau ablesen, am Nachmittag aber das O vom L nicht mehr unterscheiden können. Die meisten Augenärzte sind jedoch leider immer noch sehr rückständig. Anstatt erst einmal dafür zu sorgen, dass ihre Patienten mehr Vitamin A zu sich nehmen, wird sehr häufig gleich bei der allerersten Konsultation eine Brille verordnet. »Antiquiert und viel zu voreilig«, so bezeichnen moderne Biochemiker ein solches Verschreibungsverhalten. Denn mit täglich etwas mehr Vitamin A bräuchte so mancher wahrscheinlich überhaupt keine Brille.

Bindehautentzündungen vorbeugen

Weil auch die Schleimschicht bzw. die Zellen der Hornhaut ohne Vitamin A austrocknen und verhärten, führt ein Mangel an diesem Nährstoff zu Xerophthalmie, zu chronisch trockenen Augen. Der Tränenflüssigkeitsfilm kann sich nicht mehr ausbreiten, die Folge sind Zellabschilferungen und Verstopfung der Tränenkanäle. Auch die Bindehaut trocknet dann sehr schnell aus, die schleimhautähnliche

Libidomangel, Unfruchtbarkeit und ungenügende Spermienbildung können Folgen eines Vitamin-A-Mangels sein. Umgekehrt ist daraus zu folgern: Guter Sex erfordert genug Vitamin A.

Fortsetzung der Lidhaut, und es kann dadurch zu einer Bindehautentzündung kommen. Um dem allem vorzubeugen, hat die Natur es so eingerichtet, dass Vitamin A nicht nur über die Blutgefäße, sondern auch über die Tränenflüssigkeit zum Auge transportiert wird. Voraussetzung dafür ist aber natürlich, dass auch ausreichend Karotinoide bzw. das fertige Vitamin A in der Nahrung enthalten sind.

Guter Sex mit Vitamin A

Für Liebe, Sexualität und Fortpflanzung ist Vitamin A unerlässlich:

- Erstens brauchen die Schleimhäute der Fortpflanzungsorgane das Vitamin, um nicht auszutrocknen.
- Zweitens spielt Vitamin A bei der Herstellung von Progesteron, einem Zwischenprodukt der Sexualhormone, eine Rolle. Ohne ausreichend Vitamin A kommt es zu mangelnder Spermienbildung und Beeinträchtigung der Fortpflanzungsfähigkeit beim Mann.
- Vitamin-A-Mangel führt zu sexueller Unlust und zu Fruchtbarkeitsstörungen bei der Frau.

Vitamin-A-Mangel bei Kindern

Wenn Kinder nicht richtig wachsen wollen, kann Vitamin-A-Mangel die Ursache sein. Das Knochenwachstum von Armen und Beinen entsteht vorwiegend im Gelenkbereich der Röhrenknochen. Und gerade deren stoffwechseltechnisch äußerst aktive Knorpelzellen brauchen dringend große Mengen Vitamin A.

Die jungen Knochenzellen wachsen, bleiben eine Weile aktiv und sterben dann ab, um wieder viel mehr neuen, jungen Knorpelzellen Platz zu machen. Damit dieser ständige Zyklus im Knochenbau ungestört funktionieren kann, ist ein Teil der Knorpelzellen mit Enzymen ausgestattet, die Knorpelzellen abbauen können.

Die Enzyme in den Knorpelzellen stehen unter ständiger Kontrolle von Vitamin A. Fehlt das Vitamin, dann entsteht zwar ausreichend frische Knorpelmasse, aber der gleichzeitige und ebenfalls wichtige Knorpelabbau gerät außer Kontrolle, und das Kind will einfach nicht richtig wachsen. Nicht umsonst enthält das Kolostrum, also die Muttermilch der ersten Tage nach der Entbindung, eine so enorm hohe Konzentration an Karotinoiden. Man erkennt sie an der starken gelben Färbung der Muttermilch.

Plakat

Empfohlene Zufuhr an Vitamin A

Tagesbedarf in Internationalen Einheiten (I. E.)

Babys	2000	Jugendliche	
Kinder		von 10 bis 18 Jahren	4000
von 1 bis 3 Jahren	2300	Frauen	4000
von 4 bis 6 Jahren	2500	Männer	5000
von 7 bis 10 Jahren	3200	Schwangere Frauen	5500

Gesunde Zähne durch Karotinoide

Neu ist die wissenschaftliche Erkenntnis, dass Vitamin A beim Körperwachstum eng mit dem Wachstumshormon zusammenwirkt und dass beide gemeinsame Rezeptoren (Landeplätze) an Körperzellen haben. Kinder sollten deshalb unbedingt reichlich mit dunkelgrünem, gelbem oder rotem Gemüse ernährt werden, auch wenn ihnen Currywurst mit Pommes frites, Pizza, Mohrenköpfe oder Spaghetti natürlich lieber wären.

Weil Knochen viel Ähnlichkeit mit Zähnen haben, gilt diese Regel natürlich auch für das Gebiss unserer Kleinen. Vitamin A kräftigt die Kieferknochen und beugt damit einer Fehlbissbildung vor. Außerdem macht das Vitamin das Zahnfleisch widerstandsfähig gegen Infektionen und Entzündungen.

Für das Wachstum von Kindern ist Vitamin A von besonderer Bedeutung. Das Knochenwachstum, z. B. von Armen und Beinen, entsteht vorwiegend im Gelenkbereich der Röhrenknochen. Auch die Knorpelzellen brauchen große Mengen Vitamin A.

Wie viel Vitamin A aufgenommen wird

Leider werden nicht alle Karotinoide aus der Nahrung verwertet. Lediglich rund 40 Prozent der Karotinoide in der Nahrung werden im Darm aus dem Nahrungsbrei herausgespalten. Von diesen »freien« Karotinoiden wird wiederum oft nur die Hälfte in das so wichtige Vitamin A umgewandelt, weil es an Gallensalzen, Enzymen oder anderen wichtigen Hilfsstoffen fehlt. Je vollwertiger die Kost und je höher deshalb ihre Nährstoffdichte ist, desto mehr fleißige Vitamin-A-Moleküle können in das Blut und zu den Körperzellen geschickt werden. Deshalb ist die Aufnahme von Vitamin A in den Stoffwechsel individuell ausgesprochen verschieden.

Plakat ↓

Geben Sie bei der Zubereitung von Gemüse immer etwas Fett dazu. Dadurch kann das Vitamin A leichter aus der Nahrung herausgelöst werden.

Vitamin-A-Gehalt in Lebensmitteln

Lebensmittel	Menge	Internationale Einheiten (I. E.)
Kalbsleber	100 Gramm	26 000
Möhre	Mittelgroß	9500
Spinat	1 Portion	7800
Kürbis	1 Portion	7100
Papaya	1 Stück	5700
Grünkohl	1 Portion	4900
Brokkoli	1 Portion	4100
Zuckermelone	1 Viertel	3800
Tomate	1 Stück	1200
Avocado	1 Stück	1100
Aprikose	1 Stück	950
Kopfsalat	1 Stück	910
Spargel	1 Portion	700
Grüne Erbsen	1 Portion	510
Grüne Bohnen	1 Portion	510
Pfirsich	1 Stück	460

Achten Sie bei Ihrem Speiseplan grundsätzlich auf einen ausreichenden Vitamin-A-Gehalt in der Nahrung. Besonders reich an Vitamin A sind die oben genannten Lebensmittel.

Wie Sie Gemüse am besten zubereiten

Nährstoffarmes Dosengemüse ist zu meiden. Auch Tiefgekühltes ist nur zweite Wahl. Frischware ist heute überall das ganze Jahr über erhältlich. Hartfaseriges Gemüse wie Möhren sollte am besten stark zerkleinert, gestampft oder püriert werden. So gibt das Gemüse sein wichtiges Vitamin A leichter frei. Wichtig: Geben Sie stets ein wenig Fett in Ihre Gemüsegerichte, und machen Sie auch Rohkost mit etwas Öl an. Salate sollten immer erst kurz vor den Mahlzeiten ganz frisch zubereitet werden.

Die Schutzfunktion der Antioxidanzien

Die Zugabe von Fett verbessert zwar die Umwandlung von Karotinoiden in Vitamin A, aber nur, wenn weitere Faktoren hinzukommen. Allerdings: Mehrfach ungesättigte Fettsäuren, wie sie z. B. in Pflanzenölen enthalten sind, zerstören Karotinoide in großem Ausmaß, wenn nicht gleichzeitig auch ausreichend so genannte Antioxidanzien in der Kost vorhanden sind.

Antioxidanzien sind Substanzen, die die freien Radikale in Schach halten. Die wichtigsten Antioxidanzien sind:

- Vitamin A
- Vitamin C
- Vitamin E
- Das Spurenelement Selen

Alkohol- und Medikamentenmissbrauch, starke körperliche Anstrengungen oder Sport, Stress, Kälte, Leberbeschwerden sowie Magen- und Darmstörungen behindern die Aufnahme von Vitaminen oder erhöhen den Bedarf von Vitamin A im Stoffwechsel.

Sport und Stress erhöhen den Bedarf

Bestimmte Umstände behindern die Aufnahme von Vitamin A oder erhöhen seinen Gesamtbedarf im Stoffwechsel. Dazu zählen Alkohol- und Medikamentenmissbrauch oder auch Krankheiten wie Leberbeschwerden oder Magen-Darm-Störungen. Ungünstig wirken sich ebenfalls Kälte oder intensiver beruflicher oder privater Stress auf den Vitamin-A-Haushalt aus.

Sogar an sich gesunde sportliche Betätigung schadet im Übermaß, denn auch starke körperliche Anstrengungen steigern den Vitaminbedarf. In diesen Fällen ist es wichtig, dass Sie beim Einkaufen noch mehr Vitamin-A-reiche Lebensmittel auswählen bzw. nötigenfalls zusätzlich ein Vitaminpräparat einnehmen.

Dafür ist Vitamin A wichtig

- Augen
- Finger- und Fußnägel
- Gesunde Körperzellen
- Gesundes Blut
- Guter Sex
- Haare
- Haut
- Immunsystem
- Knochen
- Krebsvorbeugung
- Schleimhäute
- Zähne

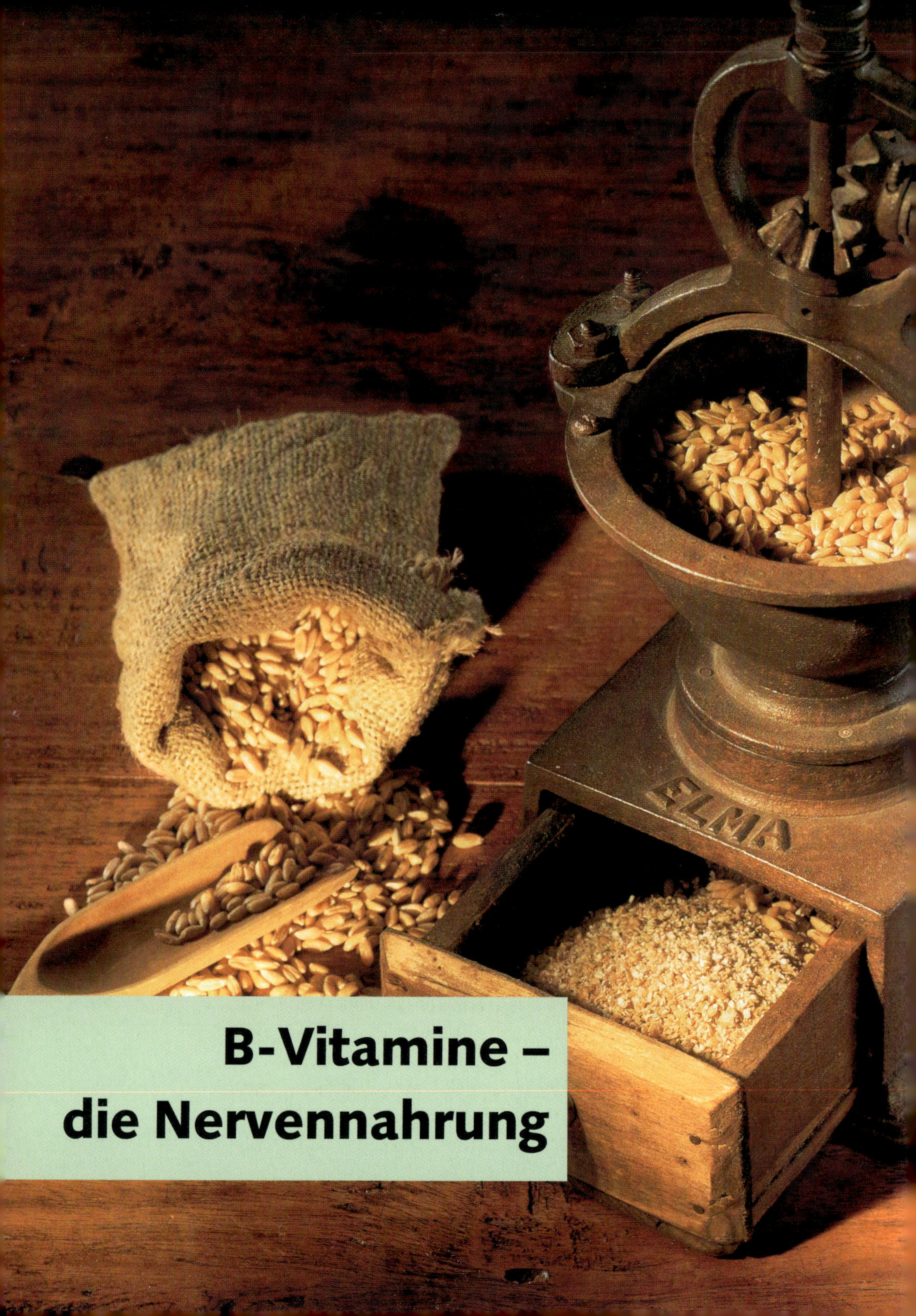

B-Vitamine – die Nervennahrung

Eine große Familie

Ähnlich wie bei einem gackernden Hühnerhaufen finden wir B-Vitamine in der Natur – beispielsweise im Gemüse – nie isoliert, sondern den ganzen Komplex stets beisammen. Es passiert nie, dass sich beispielsweise ein einzelnes Vitamin-B6-Molekül in den letzten Winkel irgendeiner Kopfsalatzelle verirrt hätte, ohne dass alle seine Brüder und Schwestern nicht auch in der Nähe wären.

Vitamine der B-Gruppe kommen in Naturprodukten nie isoliert vor, sondern immer als Vitamin-B-Komplex. Deshalb hat es auch keinen Sinn, sich z. B. das Vitamin B3 in der Apotheke zu besorgen, um damit irgendeine Krankheit behandeln.

Energielieferanten für den Stoffwechsel

Auf diese Weise haben es sich die B-Vitamine in Millionen und Milliarden Jahren angewöhnt, wichtige Aufgaben im Stoffwechsel auch gemeinsam anzupacken und zu lösen. Deshalb hat es wenig Sinn, sich beispielsweise nur das Vitamin B3 in der Apotheke zu besorgen, um damit irgendetwas zu kurieren. Wenn nicht auch alle anderen B-Vitamine dabei sind, hat das einzelne B3-Vitamin überhaupt keine Lust, in irgendeiner Weise wirksam zu werden. Ist der ganze Haufen der einzelnen B-Vitamine aber komplett beisammen, dann wirkt der Vitamin-B-Komplex im Körper wie die reine Gesundheitsrevolution. Vor allem die Muskeln, der Verdauungsapparat, Haut, Haare, Augen, Mund und Leber profitieren – neben den Nerven – am meisten von ihnen.

Mangelware durch »Reinigung« der Nahrung

Bedauerlicherweise leiden wir fast alle unter einem extremen Mangel an B-Vitaminen. Dies hängt damit zusammen, dass der allerliebste Aufenthaltsort der B-Vitamine die Keimlinge und Schalen im Getreide, im Reis oder auch in der Zuckermelasse sind, die wir beim Verfeinern der Lebensmittel entfernen, um sie als Futter dem Mastvieh vorzuwerfen. So wird aus dem kostbaren Produkt Naturreis polierter, »leerer« Reis und aus unserem wundervollen Getreide ein weißes Mehl, das praktisch – wie auch der weiße Zucker aus der Zuckerdose – überhaupt keine Biostoffe mehr enthält.

Die Folgen von Vitamin-B-Mangel

Die Folge eines Mangels an B-Vitaminen ist eine Fülle von Mangelerscheinungen, von früh ergrautem Haar oder Haarausfall bis hin zu Depressionen, von Verstopfung bis hin zu einem gefährlich erhöhten Cholesterinspiegel. Weil B-Vitamine so elementar in unseren Stoffwechsel eingreifen und Teil unserer Gesundheit sind, kann man sagen, dass bei einem Mangel alle nur überhaupt denkbaren Beschwerden oder Krankheiten ihren Anfang nehmen.

Durch die industrielle Verarbeitung zahlreicher Lebensmittel werden die so wichtigen B-Vitamine häufig entfernt. Dadurch kommt es zu einer Fülle von Vitamin-B-Mangelerscheinungen, die sich in ergrautem Haar und Haarausfall bis hin zu Depressionen zeigen.

Ungesunde Nahrungszubereitung

Während in einem Gramm Vollkornweizen noch 3,5 Mikrogramm Thiamin (Vitamin B1) enthalten sind, sind es beim Weißmehl nur noch kümmerliche 0,8 Mikrogramm. Dieses Verhältnis bleibt bei allen anderen B-Vitaminen im Prinzip gleich. Der menschliche Stoffwechsel ist nun aber in den Jahrmillionen seiner Entwicklungsgeschichte auf das volle Korn »programmiert«. Unsere Körperzellen und ihr Nährstoffbedarf haben sich in dieser langen Zeit nur geringfügig verändert. So kommt es, dass ein Mangel an B-Vitaminen die Körperzellen auszehrt, alt und krank macht, schließlich sogar tötet.

Zucker – ein Vitamin-B-Feind

Wer da noch gern Zucker oder Süßigkeiten bzw. süße Getränke zu sich nimmt, opfert die allerletzten kläglichen Reserven an B-Vitaminen, um diesen Zucker wieder abzubauen. Die Folge: Weil Zucker die Darmflora massiv schädigt und verändert, fehlt dann auch die eigene Produktion von B-Vitaminen durch die Darmbakterien. Auch Alkohol oder übermäßiger Kaffee- oder Schwarzteegenuss frisst die B-Vitamine.

B-Vitamine einzeln vorgestellt

Bei B-Vitaminen unterscheidet man zwischen zwei Gruppen:

- Vitamin B6 (Pyridoxin), Vitamin B12 (Kobalamin), Folsäure und Paraaminobenzoesäure (PABA) – mit Spezialaufgaben.
- B-Vitamine, die im Stoffwechsel nach der Nahrungsaufnahme aktiv sind: Sie zerlegen Nährstoffe wie Eiweiß, Spurenelemente, Kohlenhydrate usw. in die Endprodukte wie Harnstoff, Wasser, Ammoniak. Zu diesen B-Vitaminen zählen Thiamin (B1), Riboflavin (B2), Niazin (B3), Pantothensäure (B5), Biotin, Cholin und Inositol.

Thiamin (Vitamin B1) für mehr Lebensfreude

Neurologen fällt immer wieder auf, dass Patienten, die zu ihnen kommen, kaum Thiamin (Vitamin B1) im Blut haben. Wahrscheinlich haben die meisten von ihnen schon seit Jahren zu wenig von diesem enorm wichtigen Nervenvitamin im Blut.

Viele Menschen, die wegen eines Nervenleidens zum Arzt gehen, leiden unter Vitamin-B1-Mangel. Dieser Mangel bewirkt quälende Müdigkeit, Reizbarkeit, Appetitmangel, Vergesslichkeit, Konzentrationsschwäche und Mutlosigkeit.

Schlechte Nerven durch Vitaminmangel

Bei allen fingen die Beschwerden ähnlich an: erst ständige, quälende Müdigkeit, Reizbarkeit, Appetitmangel, Vergesslichkeit, Konzentrationsmangel. Dann Schlafstörungen, Mutlosigkeit – und die ersten Warnzeichen: Prickeln in den unteren Gliedmaßen, Herzflattern, Verwirrtheitszustände. Häufig wird die eigentliche Ursache beim Arzt nicht diagnostiziert. Der Patient holt sich mit seinem Rezept Tropfen und Tabletten, die lediglich die Symptome bekämpfen.

Thiamin aus Vollkornnahrung

Vitamin B1 bildet spezielle Enzyme. Diese spalten rund um die Uhr die Kohlenhydrate in der Nahrung zu Glukose. Denn im Gegensatz zu allen anderen Körperzellen, die auch Fett und Eiweiß zu Energie verwerten können, sind Gehirn- und Nervenzellen heikel: Sie akzeptieren nur Glukose und lassen beispielsweise Fettmoleküle nicht in ihr Zellinneres vordringen.

Warnzeichen für Thiaminmangel

- Aggressivität
- Appetitmangel
- Depressive Verstimmungen
- Herzrhythmusstörungen
- Konzentrationsmangel
- Müdigkeit
- Kribbeln in Armen und Beinen
- Nervenschwäche
- Schlafstörungen
- Schweratmigkeit
- Verstopfung

Glukose für gesunde Nerven

Wenn Nervenzellen nicht ihre stündliche Ration an Glukose bekommen, quellen sie in dem Bemühen auf, über mehr Außenfläche Kontakt zu zusätzlichen Arteriolen, den kleinsten Blutgefäßen, zu bekommen, aus denen sie die kostbare Nahrung saugen könnten. Verhängnisvoll wirkt sich dann aus, dass bei vergrößerten Nervenzellen die Glukoseverwertung um bis zu 60 Prozent zurückgeht. Die schützende Myelinschicht der Nervenzelle dehnt sich aus und verliert ihre natürliche Konsistenz und Viskosität. Das ist der ganz bestimmte Flüssigkeitsgrad, den das darin enthaltene Cholesterin und die Phosphor- und Eiweißstoffe haben müssen.

Da hat man dann plötzlich die »bloßliegenden«, reizbaren Nerven. Beim kleinsten Wort könnte man an die Decke springen, und man weiß schon beim Aufstehen oft nicht, wie man diesen Tag überstehen soll. Beruhigen Sie Ihre Nerven beispielsweise mit einem morgendlichen Weizenkeimmüsli mit frischem Obst und Milch.

Vitamin B1 (Thiamin) kommt vor allem im Weizenkeim, in Kleie, Bierhefe, Melasse, in Vollkornprodukten und im Naturreis vor. Im Darm wird Vitamin B1 besonders schnell aufgenommen und sofort zur Leber transportiert, wo es zusammen mit anderen Stoffen wichtige Enzyme bildet.

So gelangt Thiamin ins Blut

Dieses Vitamin zählt unter allen Nährstoffen zu den Sprintern, wenn es darum geht, ins Blut und zu den Körperzellen zu gelangen. Weil Kohlenhydrate zuerst verdaut werden, werden die Vitamine z. B. im Korn auch sehr schnell freigesetzt.

Allerdings ist das Thiaminmolekül besonders verletzlich. Es wird durch Lagerung, Hitze und auch durch Gefrieren zerstört, ebenso durch ein Enzym, das im rohen Fisch, in Austern oder anderen Schaltieren enthalten ist. Nikotin, Alkohol und der Genuss von Zucker führen im Körper zu einer Auszehrung an Thiamin.

30 Milligramm Thiamin für jeden

Weil die Menschen in den westlichen Ländern so gern Weißbrot anstatt Vollkornbrot und Nudeln anstatt Kartoffeln oder anderen vernünftigen Lebensmitteln essen, verwundert es nicht, wenn sogar schon Kinder an Thiaminmangel leiden und in der Schule Konzentrationsprobleme haben, also nicht richtig mitkommen. Etwa 30 Milligramm des wertvollen Nervenvitamins sollte jeder Mensch ständig im Körper vorrätig haben. Weil Thiamin nur dann gespeichert werden kann, wenn es an Enzyme gebunden ist, lassen sich auch keine Vorratsdepots anlegen. Werden dann über die tägliche Nahrung weniger als die nötigen 1,0 bis 1,5 Milligramm Thiamin pro Tag zugeführt, sieht es für unsere Nerven bald zappenduster aus.

Diäten führen zu Vitamin-B1-Mangel

Vitamin-B1-Mangel findet sich oft bei Frauen, die um jeden Preis ihre schlanke Linie halten oder wiedergewinnen wollen. »Thiamin kann man natürlich nur aufnehmen, wenn man auch isst«, sagt Dr. Robert E. Keith von der Abteilung für Ernährung an der Auburn Universität in Alabama (USA). »Kalorienreduzierte Diäten führen fast immer zu nervösen Begleiterscheinungen und anderen Symptomen. Viele Frauen, die abspecken wollen, setzen auf Salat, aber der enthält nicht viel Thiamin.« Gerade bei einer Diät ist Vollwertkost besonders wichtig.

Weil viele Kinder lieber Weißbrot als Vollkornbrot und Nudeln lieber als Kartoffeln essen, verwundert es wenig, dass sie in der Schule manchmal nicht gut mitkommen: Mit dieser Nahrung erhalten sie nicht genügend Vitamin B1.

Das Vitamin-B1-Dilemma

- Die Hälfte aller Vitamin-B1-Reserven ist in den Muskeln gespeichert, denn alle Muskelbewegungen werden durch Nerven gesteuert, und dafür ist Thiamin unerlässlich. Wenn z. B. Hochleistungssportler ein Formtief haben, fehlt es nicht selten an Vitamin B1.
- Uns geht es im Alltag nicht anders. Die Nährsubstanz Thiamintriphosphat (TTP) ist ein wichtiges Koenzym für den Magnesiumstoffwechsel. Und der spielt bei allen Muskeln – besonders aber im Herzmuskel – eine ungeheuer wichtige Rolle.
- Das Problem: Vitamin B1 wird schnell abgebaut, kann sich im Körper nur 20 bis 30 Tage lang halten, danach wird es ausgeschwemmt. Gerade wer von früh bis spät durch die Stressmühle gedreht wird – wie häufig Hausfrauen –, muss für eine thiaminreiche Kost sorgen.
- Vitamin C ist der Hauptverbündete dieses B-Vitamins. Auch die Zitronensäure (in allen Südfrüchten) schützt Vitamin B1 vor allzu raschem Abbau zu so genannten Quinonen und anderen nutzlosen Substanzen.
- Weil Vitamin B1 im Darm superschnell absorbiert wird, kann schon eine einzige thiaminreiche Mahlzeit innerhalb weniger Stunden den nervlichen Zustand wesentlich verbessern.
- Wer allerdings unter Eiweiß- oder Folsäuremangel leidet, hat meist auch einen mitleiderregenden Thiaminstatus, denn beide Nährstoffe sind für die Vitamin-B1-Versorgung unerlässlich. Lesen Sie dazu bitte das Kapitel über Folsäure (siehe Seite 81ff.).

Ihr täglicher Bedarf an Thiamin

Der tägliche Bedarf an Thiamin beträgt 0,5 Milligramm pro verbrauchten 1000 Kilokalorien. Daraus ergibt sich folgender Tagesbedarf für:

- Frauen: 1,0 bis 1,1 Milligramm
- Schwangere: 1,5 Milligramm
- Stillende Mütter: 1,6 Milligramm
- Männer: zwischen 1,2 und 1,5 Milligramm

Wer Sport treibt, hat wiederum je nach Kalorienverbrauch einen entsprechend höheren Bedarf.

Thiamin und Cholin

Wer von heute auf morgen viel mehr Spaß am Leben haben möchte, sollte sich für Thiamin interessieren. Dieses Vitamin steuert im Blut zielstrebig alle Zellen an, die große Mengen an Kohlenhydraten verbrauchen, und das sind in erster Linie eben Nervenzellen. In der Zelle ruht sich Thiamin gar nicht erst lange aus, sondern es eilt unverzüglich den Molekülen des B-Vitamins Cholin zu Hilfe, damit diese nicht vorzeitig abgebaut werden.

Auch Cholin gehört zur Gruppe der B-Vitamine. Etwa drei bis vier Gramm täglich sollte man mit der Nahrung aufnehmen – das hält Nerven und Gehirn leistungsfähig.

Cholin entspannt uns und sorgt für geistige Frische (siehe dazu auch Seite 61ff.). Cholin speist nicht nur die schützende Myelinschicht der Nervenzellen, sondern ist gleichzeitig Bestandteil des Nervenreizstoffs Azetylcholin, der unsere 100 Milliarden Gehirnzellen jung erhält und somit Konzentrationsfähigkeit, Optimismus und ein gutes Gedächtnis bis ins hohe Alter vermittelt.

Cholesterin- und Eiweißmüll im Gehirn

Bei einem Mangel an Vitamin B1 bzw. Cholin sterben im Gehirn die cholinergen Neuronen in Massen ab. Zunächst quälen sich die Gedanken noch mühsam von Zelle zu Zelle, und man kann sich keine fünf Telefonnummern mehr merken. Fehlt es dann weiter an Thiamin, verkrusten ganze Kolonien abgestorbener Zellen zu so genannten

Amyloiden, Cholesterin- und Eiweißmüll: Die Gefahr der gefürchteten Alzheimerkrankheit ist da. An seinem weltberühmten Brain Bio Center in Princeton im US-Staat New Jersey hat Dr. Carl C. Pfeiffer die Wirkung von Thiamin an Hunderten von Patienten getestet. »Thiamin hat einen ausgesprochen angstlösenden und beruhigenden Effekt, der sich im Elektroenzephalogramm (EEG) genau nachweisen lässt.«

Thiaminmangel lässt ganze Kolonien von Gehirnzellen absterben: Man wird vergesslich und kann sich nicht mehr richtig konzentrieren. Viele Forscher nehmen an, dass der Beginn der gefürchteten Alzheimerkrankheit durch Thiaminmangel begünstigt wird.

Die Extraportion Thiamin

Folgende Personengruppen brauchen besonders viel Vitamin B1 und sollten sehr genau auf ihre Zufuhr achten:

- Ältere Menschen
- Menschen, die sehr unter Stress stehen
- Menschen, die viel Kaffee oder schwarzen Tee trinken
- Menschen, die häufig unter Durchfall leiden
- Fieberkranke

Wer seinem Stoffwechsel Thiamin zuführen möchte, sollte in der Apotheke nicht Vitamin-B1-Präparate kaufen, sondern lieber zu Bierhefe greifen, die neben Thiamin auch alle anderen B-Vitamine in hoher Konzentration enthält.

Vitamin-B1-Gehalt in Lebensmitteln

Lebensmittel	Milligramm (je 100 Gramm)
Sonnenblumenkerne	1,95
Weizenkeime	1,76
Pistazien	0,74
Schweineschinken	0,68
Buchweizen	0,58
Vollkorngetreide	0,54
Haselnüsse	0,43
Linsen	0,43
Naturreis	0,40
Grüne Erbsen	0,28
Leber	0,26
Kartoffeln	0,12

Thiamin gegen Insektenstiche

Wie alle Pflanzen und Tiere hat auch der Mensch im Lauf seiner Entwicklungsgeschichte Schutzfaktoren gegen Krankheitserreger, aggressive Mikroorganismen oder natürliche Gifte entwickelt. Dazu gehören auch insektenabweisende Substanzen in der Haut. Diese Moleküle stoßen Insekten ab. Thiamin ist am Aufbau solcher Moleküle beteiligt. Menschen mit Thiaminmangel werden besonders häufig Opfer von Mücken und anderen lästigen Blutsaugern.

Wer unter Stress steht, viel Kaffee oder schwarzen Tee trinkt, häufig unter Durchfall leidet oder Fieber hat sowie schon etwas älter ist, braucht wesentlich höhere Mengen Thiamin. Sehr viel Thiamin und alle anderen B-Vitamine sind reichlich z. B. in Bierhefe enthalten.

Wunden heilen mit Thiamin

Wenn bei Ihnen manche Wunden nur sehr langsam und zögerlich verheilen, dann kann dies auch auf einen Thiaminmangel hinweisen. Thiamin fördert die Wundheilung, weil es den Zellstoffwechsel ankurbelt. Außerdem wirkt es schmerzlindernd.

Auch hier können Sie mit einer täglichen Einnahme von Bierhefe schnell Besserung erreichen. Bierhefepräparate erhalten Sie in Ihrer Apotheke oder im Reformhaus.

Thiamin in der Muttermilch

Säuglinge erhalten mit der Muttermilch all ihre Nährstoffe und Vitamine. Bei einem massiven Vitamin-B1-Mangel der Mutter sind Säuglinge besonders gefährdet: Sie können an Beriberi erkranken, einer schweren Mangelkrankheit mit unter Umständen tödlichem Verlauf.

Wenn Sie zurzeit Ihr Baby stillen, dann sollten Sie unbedingt auf eine ausreichende Thiaminversorgung Ihres Körpers achten.

Dafür ist Thiamin wichtig

- Nerven
- Gedächtnisleistung
- Kohlenhydratstoffwechsel
- Zellenergie
- Geistige Frische
- Appetit
- Herzfunktionen
- Magensäure
- Verdauung
- Wundheilung
- Schmerzlinderung

Riboflavin (Vitamin B2) – Motor des Lebens

Von den Billionen Körperzellen gibt es keine einzige, die ohne Vitamin B2 auskommt. Jede einzelne Körperzelle besteht aus mindestens zwei Millionen Einzelteilen wie Rezeptoren, Enzymen, Transportproteinen, Erbgutsubstanzen, Energiesystemen, Immunkörpern, Transportkanälen usw.

Wenn das Leben in der geschäftigen Zelle nicht ständig mit Riboflavinmolekülen gefüttert wird, erlahmt es und bricht zusammen. Riboflavin bildet den wichtigen Teil zweier Enzyme für die Energieproduktion. Aufgrund falscher Ernährung leiden zwei von drei Menschen in der westlichen Welt an Riboflavinmangel. Besonders betroffen sind ältere Menschen, von denen fast jeder zweite zu wenig Riboflavin hat. Enthalten ist das kostbare Vitamin vor allem in Milch und Milchprodukten, Fleisch, Fisch, Geflügel, Vollkornprodukten, dunkelgrünem Blattgemüse und Salat.

Wenn eine Milchflasche dreieinhalb Stunden lang im Licht oder in der Sonne steht, werden bis zu 70 Prozent der in der Milch enthaltenen Riboflavinmoleküle zerstört. Auch beim Haltbarmachen durch Erhitzen oder beim Kondensieren der Milch geht viel Vitamin B2 verloren.

Licht zerstört Riboflavin

Im Gegensatz zu Thiamin (Vitamin B1) ist Riboflavin (Vitamin B2) sehr hitze- und säurebeständig. Dafür ist das Vitamin, ein gelbliches Kristall, aber sehr lichtempfindlich. Wenn eine Milchflasche dreieinhalb Stunden lang im Licht steht, werden bis zu 70 Prozent der Riboflavinmoleküle zerstört. Auch beim Pasteurisieren oder Kondensieren von Milch geht viel vom Vitamin B2 verloren. Bewahren Sie deshalb alle frischen Milchprodukte im Kühlschrank auf. Wenn Käse, Brot oder andere Lebensmittel dem Licht ausgesetzt werden, entwickeln die freien Radikale ihre von UV-Strahlen gespeisten Aggressionen und zerstören mit Vorliebe die empfindlichen Riboflavinmoleküle.

Die richtige Dosierung von Riboflavin

Interessant ist das Zusammenwirken der freien Radikale mit Riboflavin, das die erhöhte Aktivität der Killersubstanzen auch provoziert. Wo Licht und Sauerstoff reichlich vorhanden sind, wirkt Riboflavin wie ein Magnet für die freien Radikale, die sich praktisch am Vitaminmolekül explosiv vermehren. Deshalb gilt Riboflavin als einziges unter den

B-Vitaminen als unter Umständen toxisch (giftig), wenn es in großen Mengen, z. B. als Medikament, eingenommen wird. Der lichtempfindliche Nährstoff kann dann beispielsweise die Entwicklung von grauem Star begünstigen. Deshalb sollten vor allem ältere und alte Menschen Riboflavin vorsichtshalber nicht in Tablettenform zusätzlich zur Nahrung einnehmen.

Riboflavin für die Stresshormone

Wer unter psychischem oder körperlichem Stress steht, braucht besonders viel Riboflavin, das den Ausstoß von Stresshormonen, wie beispielsweise Adrenalin, aus dem Nebennierenmark erst ermöglicht. Viele Menschen, die in Hektik leben und unter beruflichem bzw. privatem Leistungsdruck stehen oder aber Konflikte und Probleme durchstehen müssen, opfern gewissermaßen ihre Reserven an Riboflavin für die Dauerproduktion von Stresshormonen. Das Vitamin fehlt dann im Zellstoffwechsel, und es kommt – jeweils an der schwächsten Stelle im Organismus – zu Beschwerden.

Wer unter psychischem oder körperlichem Stress steht, braucht besonders viel Riboflavin, und Frauen in der Schwangerschaft brauchen extra große Rationen.

Riboflavin in der Schwangerschaft

Extrarationen Riboflavin brauchen auch Frauen in der Schwangerschaft. Ohne den Nährstoff kann sich im heranwachsenden Baby der Zellkernstoffwechsel aus Ribonukleinsäuren nicht entwickeln, der die Erbanlagen trägt. »Es kommt dann«, so die US-Wissenschaftlerin Marianna K. Fordyce von der Florida State University, »zu ungenügendem Wachstum und zu einem Absterben von Nervengewebe.«

So gelangt Riboflavin ins Blut

- Ähnlich wie Thiamin wird auch Riboflavin im oberen Dünndarm aus dem Nahrungsbrei herausgetrennt und an das Blut abgegeben.
- Die besten Nahrungsquellen für Riboflavin sind Leber, Niere, Zunge, Milch und Eier. Der beste Nahrungszusatz ist Bierhefe, die neben viel Riboflavin auch alle anderen B-Vitamine enthält.
- Strikte Vegetarier, die neben Fleisch auch Milch und Eier meiden, sollten ihren Riboflavinbedarf mit Sojaprodukten (z. B. Tofu) decken.
- Wissenschaftler empfehlen, viel Milch zu trinken und möglichst nur frische, vollwertige Kost zu sich zu nehmen, weil diese noch die natürlichen Bestandteile an Riboflavin enthält.

Warnzeichen für Riboflavinmangel

- Entzündete Zunge
- Rissige Mundwinkel und gesprungene Lippen
- Brennende Augen
- Erweiterte Pupillen und Lichtempfindlichkeit
- Hautschuppungen an Nase, Mund, Stirn und Ohren
- Haarausfall
- Ölige Haut
- Gliederzittern und Schwindelgefühle
- Konzentrationsmangel und Schlafstörungen
- Beschwerden beim Harnlassen
- Juckreiz im Vaginalbereich

Wie wirkt Riboflavin?

Vitamin B2 ist praktisch der Motor allen Lebens: Unermüdlich kurbelt es in der Körperzelle die Energieproduktion an. Wird viel Energie verbraucht, dann strömt entsprechend mehr Riboflavin übers Blut zu den Körperzellen. Die Schilddrüse regelt die Bildung von Riboflavinenzymen und deren Fesselung in den Zellen. Das Schilddrüsenhormon Thyroxin wirkt in der Zelle wie das Zündholz, das die Glukose- und Fettmoleküle anzündet. Riboflavin hilft dann mit, die gewonnene Energie in Muskelaktivität umzusetzen. Das Vitamin spielt auch bei allen anabolen (aufbauenden) Prozessen eine Rolle, wenn aus Eiweiß kräftige Muskeln und festes Fleisch wachsen sollen.

Riboflavin ist der Motor des Körpers. Es kurbelt unermüdlich die Energieproduktion in den Körperzellen an. Wenn Sie viel Sport treiben oder körperlich hart arbeiten, dann werden folgerichtig größere Mengen an Riboflavin verbraucht.

Hilfe gegen Migräne

Der belgische Zellforscher Professor Dr. Schoenen von der Universität in Liege fand 1998 heraus, dass Migräne nicht selten dadurch entsteht, dass die Energiebrennkammern (Mitochondrien) in den Zellen nicht ausreichend arbeiten. In einer Studie an 55 Migränepatienten zeigte sich, dass häufig ein Vitamin-B2-Mangel Ursache dieser quälenden Beschwerden ist. 59 Prozent der Betroffenen ging es nach einer Vitamin-B2-Behandlung besser. Schoenen stellte fest, dass Riboflavin insgesamt gut verträglich sei und dass diese Behandlung sehr wenig kostet, so dass sich ein Versuch damit für Migränepatienten lohne.

Wenn viel Energie verbraucht wird, sei es beim Sport oder durch Arbeit, Stress oder Streit, dann benötigt man die doppelte Tagesration an Vitamin B2 als unter normalen Umständen. Mit einer zielgerichteten Ernährung können Sie leicht Ihren erhöhten Vitaminbedarf befriedigen.

Ihr täglicher Bedarf an Riboflavin

- Frauen brauchen in der Regel täglich etwa 1,2 Milligramm Vitamin B2. Wenn sie stark unter Stress stehen, weil sie z.B. Ärger im Büro, Konflikte mit dem Partner oder sehr viel Arbeit haben, brauchen sie bis zu 1,7 Milligramm pro Tag. Während der Schwangerschaft und der Stillzeit benötigen Frauen sogar zwei Milligramm oder mehr.
- Männer brauchen je nach Energieverbrauch zwischen 1,4 und 1,7 Milligramm Riboflavin. Wenn sie von früh bis spät in Stress und Eile sind oder sich sportlich betätigen bzw. schwere körperliche Arbeiten verrichten, benötigen sie bis zu 2,6 Milligramm Vitamin B2.

Vitamin-B2-Gehalt in Lebensmitteln

Lebensmittel	Milligramm (je 100 Gramm)
Leber	2,80
Leberwurst	1,10
Mandeln	0,78
Wildbret	0,45
Käse (fett)	0,44
Pilze	0,42
Lachs	0,37
Edamer	0,37
Käse (mager)	0,34
Aal	0,32
Vollkorngetreide	0,30
Makrelen	0,28
Samen (Sonnenblume, Sesam)	0,25
Hering	0,22
Rindfleisch	0,20
Spinat	0,18
Vollmilch	0,16
Ei, 1 Stück	0,15
Joghurt	0,14
Walnüsse	0,13
Sojabohnen	0,11
Bohnen, Erbsen	0,10
Forelle	0,08

Tipps zur Schonung von Riboflavin

- Lebensmittel sollten nicht offen oder in Glasbehältern gelagert werden und auf diese Weise ständig dem Tages- oder Sonnenlicht ausgesetzt sein.
- Flaschenmilch aus dem Supermarkt hat – ebenso wie alle anderen in weißes Glas oder durchsichtige Folie verpackten Lebensmittel – schon einen gehörigen Teil Riboflavin verloren.
- Wählen Sie deshalb am besten Milch in braunen Glasflaschen, wie sie von einigen Molkereien angeboten wird. Hier haben Sie die geringsten Verluste an Riboflavin.
- Am besten stets frische Lebensmittel kaufen. Alle Nahrungsmittel, die lange Transportwege hinter sich haben oder irgendwie industriell aufbereitet wurden, haben nicht mehr ihre ursprüngliche Konzentration an Riboflavin.
- Lebensmittel lagert man besser in dunklen Behältern. Dies gilt vor allem für Milchprodukte.
- Verwenden Sie kein Backsoda (Natron) in der Küche, denn es ist der größte Feind der empfindlichen Riboflavinmoleküle, die dann schnell zerstört werden.

Nahrungsmittel, die lange Transportwege hinter sich haben oder industriell aufbereitet wurden, haben meist einen erheblichen Teil ihrer Konzentration an Vitamin B2 verloren.

Sport, Gymnastik, Jazztanz, Jogging, Stretching usw. bringen wesentlich mehr Fitness, wenn riboflavinreiche Kost auf dem Speiseplan steht. Oft wird umsonst viel Schweiß vergossen, denn mangels Riboflavin kann das Training nicht anabol bzw. zur Energiegewinnung verwertet werden. Dann macht sportliche Betätigung eher lasch und müde als fit und frisch.

Dafür ist Riboflavin wichtig

- Kohlenhydrat- und Fettstoffwechsel
- Eiweißverwertung
- Zellatmung
- Zellenergie
- Schilddrüse
- Augen, Sehschärfe
- Haut und Haare
- Fingernägel
- Lippen
- Wachstum
- Gewichtszunahme
- Fitness
- Vitalität

Niazin (Vitamin B3) für Haut, Darm und Nerven

Wenn Sie häufig unter Hautkrankheiten leiden, nervös und reizbar sind, wenn Sie zusätzlich oft Durchfall haben, dann fehlt Ihnen meist Vitamin B3. Hier erfahren Sie, was Sie dagegen tun können.

Niazin ist ein Sammelbegriff für zwei natürliche Formen, in denen es das Vitamin gibt:

- Nikotinsäure
- Nikotinamid

Niazin ist eine weiße, wasserlösliche und robuste Substanz. Weder Hitze noch Säuren, weder Laugen noch starke UV-Bestrahlung können dem Molekül etwas anhaben. Dies hängt damit zusammen, dass dieses stickstoffhaltige Molekül ganz simpel in seiner chemischen Struktur ist.

Eine lange Krankheitsgeschichte …

Es gibt Menschen, die unter häufig oder nur sporadisch auftretenden Hautkrankheiten leiden. Außerdem sind sie oft nervös und reizbar oder gar depressiv und haben häufig zusätzlich Durchfall. Nicht selten bekommen solche Patienten beim Arzt ein Rezept, mit dem sie sich dann in der Apotheke drei verschiedene Arzneimittel abholen dürfen: eines gegen Durchfall, eines gegen Hautkrankheiten und eines gegen Nervosität – eine nicht gerade billige Kur.

In den folgenden Wochen oder Monaten kurieren die Patienten dann ihre Leiden oder, genauer gesagt, ihre Symptome, ohne wesentliche Besserung zu erzielen. Irgendwann werden die Kranken dann an Fachärzte überwiesen: an einen Spezialisten für Darmerkrankungen, an einen weiteren Facharzt für Hauterkrankungen und schließlich vielleicht noch an einen Neurologen.

Alle drei Ärzte machen umständliche Untersuchungen und verschreiben jeweils neue Mittel. Die dauernden Wege zum Arzt und die vielen Fläschchen, Tablettenröhrchen und Pillendosen auf dem Nachtkästchen werden dann schon zum traurigen Symbol eines kränklichen Daseins, aus dem es scheinbar keine Rettung gibt. Die Schulmedizin ist in einer Sackgasse angelangt.

… bis zum Vitamin B3

Was solchen Patienten manchmal fehlt, ist aber einzig und allein das Vitamin B3. Früher wurde es Pellagravitamin genannt, weil man damit die kranke Bevölkerung in Ländern behandelte, in denen es fast nichts anderes als Mais zu essen gab, in dem kaum Niazin in verwertbarer Form enthalten ist. Pellagrakranke bekommen Blasen und Pusteln, manchmal auch grünliche Pigmentierungen auf der Haut, außerdem Durchfall, Kopfschmerzen, Depressionen, und sie finden schwer Schlaf. Auch viele Menschen in unseren Ländern sind pellagrakrank – wenn auch nur in latenter oder milder Form. Genug jedenfalls, um ein wenig Lebensfreude zu stehlen. Leider werden die Beschwerden nur selten der richtigen Ursache zugeordnet. Haut, Darm und Nerven sind zuerst von Niazinmangel betroffen.

Vitamin B3 ist hauptsächlich in magerem Fleisch, Leber, Fisch, Geflügel, Eiern, Milch und Gemüse enthalten.

Ein Sprinter unter den Vitaminen

Niazin spielt in allen Körperzellen eines Menschen eine so bedeutende Rolle, dass es besonders schnell den Weg aus dem Nahrungsbrei zu den Zellen finden muss. Und da sind die Kleinen, Flinken, Wendigen oft im Vorteil. Noch einen Zweck erfüllt der simple chemische Aufbau von Niazin: Das Vitamin kann im Blut nicht so leicht von freien Radikalen abgefangen und z. B. zertrennt werden, wie dies bei Großmolekülen oft der Fall ist.

Auf diese günstigen Eigenschaften von Vitamin B3 gründet sich für viele kranke Menschen eine ganz neue Hoffnung. Die Geschwindigkeit, mit der Niazin Beschwerden und Krankheiten heilen kann, ist erstaunlich – und nur vergleichbar mit dem Tempo, das Vitamin C an den Tag legt, wenn es um die Gesundheit geht.

Warnzeichen für Niazinmangel

- Müdigkeit
- Muskelschwäche
- Appetitmangel
- Hautveränderungen
- Hautkrankheiten
- Mundgeruch
- Mundgeschwüre
- Lippengeschwüre
- Kopfschmerzen
- Schlafstörungen
- Zerstreutheit
- Depressive Verstimmungen
- Nervenschwäche
- Überempfindliches Zahnfleisch
- Durchfall und Übelkeit

In welchen Lebensmitteln Niazin enthalten ist

Enthalten ist Niazin hauptsächlich im mageren Fleisch, in Leber, Fisch, Geflügel sowie in Eiern und in geringer Menge in Milch und Gemüse. Auch Vollkorngetreide und Mais enthalten das Vitamin, jedoch in gebundener, nicht verwertbarer Form.

Wo es um wichtige Nährstoffe geht, geht die Natur kein Risiko ein. Sie verlässt sich nicht darauf, dass der Mensch auch ausreichend mageres Fleisch oder Leber zum Verzehr findet. Deshalb hat die Natur dafür gesorgt, dass wir Niazin auch im eigenen Stoffwechsel herstellen können, und zwar aus der Aminosäure (Eiweißbaustein) Tryptophan, die vorwiegend in Fleisch, Fisch, Geflügel sowie Magerkäse enthalten ist. Aus etwa 60 Milligramm Tryptophan kann der Stoffwechsel ein Milligramm Niazin herstellen.

Niazin ist direkt mit der Seelenlage und Stimmung verbunden, denn die Psychohormone sind auf die Mitwirkung dieses Vitamins angewiesen. Die Folgen eines Niazinmangels sind daher auch Depressionen, Angst und Verzagtheit.

Niazin – Vitamin für die Seele

Kein anderes Vitamin und kein anderer Nährstoff wagt sich im Stoffwechsel so weit in den Grenzbereich zur Seele vor wie Niazin. Während andere Vitamine wie C oder B6 den Stoffwechsel von Psychohormonen von außen her aktivieren, ist Niazin selbst Teil der Biosynthese solcher Hormone, wenn auch nur im passiven Sinn. Darin liegt der faszinierende Reiz dieses Vitamins. Aus Tryptophan macht unser Stoffwechsel den Nervenreizstoff Serotonin, der von den so genannten Raphekernen im Hirnstamm aus über unseren Schlaf und unsere Stimmungslage herrscht.

Weil Niazin für die Energieproduktion in den Körperzellen unersetzlich ist, wird bei Niazinmangel zwangsläufig ein hoher Nahrungsanteil Tryptophan zu Niazin umgewandelt. Dies führt zu einem Mangel an Serotonin und somit zu Schlafstörungen, Konzentrationsschwäche, Verzagtheit, Angstgefühlen, nervösen Symptomen bis hin zu Depressionen, Halluzinationen oder gar Schizophrenie – dies umso mehr, als den meisten von uns ohnehin Tryptophan fehlt.

Vor die Frage gestellt, was wichtiger ist, ein klarer Verstand oder ein lebensfähiger Körper, entscheidet sich die Natur in jedem Fall für das letztere. Diese Priorität der Zellatmung ist Gesetz der Natur, sie ist Garant für das Leben schlechthin. In der komplizierten Welt unserer Stimmungs- und Glückshormone gibt es viele Beispiele dafür, dass Überleben mehr als Freude und gute Laune zählt.

Niazin – Energieproduktion in der Zelle

Niazin ist eine der wichtigsten Substanzen für den Transport von Elektronen und für die Energieproduktion in der Zelle. Dabei bilden Niazinenzyme mit Riboflavinenzymen eine Brücke, über die Wasserstoffatome im Verbrennungsvorgang weitergeleitet werden. Ohne Niazin würden sehr schnell große Gewebeteile absterben: Ein Überleben wäre unmöglich. Wenn wir uns aber vernünftig ernähren, dann fluten reichlich Niazinmoleküle zu den Zellen, sorgen für Energie und einen gesunden Kreislauf.

Damit die im Körper unverwertete Glukose nicht zu Fett umgewandelt und als Speckpolster an Bauch, Hüften und Po einlagert wird, brauchen Sie dringend das Spurenelement Chrom. Es findet sich reichlich in Bierhefe.

Bierhefe – Lieferant von Niazin

Wer seinen Nerven und Muskeln ein wenig Kraftfutter bieten möchte, der sollte sich in der Apotheke oder im Reformhaus Bierhefe besorgen. Sie enthält nicht nur viel Niazin und Riboflavin, sondern auch andere B-Vitamine sowie das Spurenelement Chrom in einer Kombination, die für einen ausgeglichenen Blutzuckerspiegel wichtig ist. Blutzucker bzw. Glukose ist die wichtigste Energiequelle und die einzige Form von Kohlenhydraten, die unsere Gehirnzellen akzeptieren. Chrom ebnet dem Bauchspeicheldrüsenhormon Insulin den Weg beim Einbau der Glukose in die Zelle. So tankt der Körper rasch Energie. Ohne Chrom hingegen wird die unverwertete Glukose zu Fett umgewandelt und in die Speckpolster an Bauch, Hüften, Po und Oberschenkeln eingelagert.

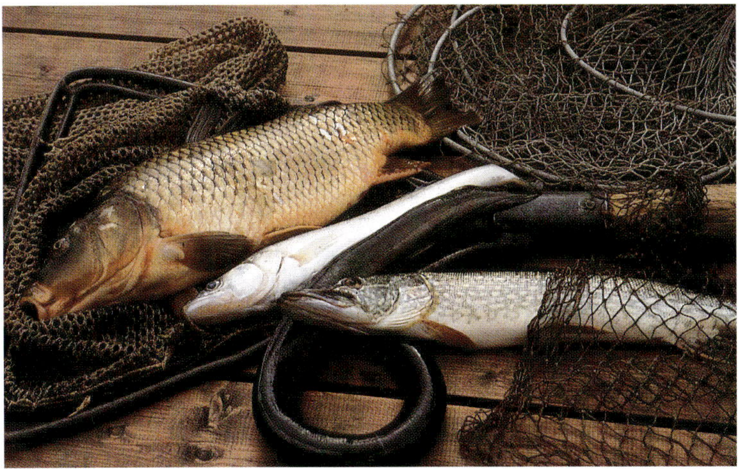

Eine ausreichende Versorgung mit Vitamin B3, dem so genannten Niazin, erhalten Sie, wenn Sie öfter mal eine Fischmahlzeit auf den Tisch bringen.

Reguliert den Cholesterinspiegel

Niazin hat noch eine enorm wichtige Funktion in unserem Stoffwechsel: Als Säure konkurriert das Vitamin mit der Freisetzung von Fettsäuren und senkt auf diese Weise den Cholesterinspiegel. Eine US-Studie hat ergeben, dass allein durch eine Niazinbehandlung der Cholesterinspiegel um 22 Prozent und der Spiegel an Triglyzeriden (Fettmolekülen) um 52 Prozent gesenkt wurde. Niazin erweitert auch die Blutgefäße, was bei Menschen mit zu engen Gefäßen Kreislaufstörungen beseitigen kann. Die Fähigkeit von Niazin, Gefäße zu erweitern, kann auch Menschen helfen, die unter Migräne leiden.

Der Körper kann aus der Aminosäure Tryptophan das Vitamin B3 selbst herstellen. Tryptophan ist vor allem in Fleisch, Fisch, Geflügel sowie Magerkäse enthalten. Wird nun aber zu viel Tryptophan für die Energiegewinnung verbraucht, dann fehlt dieses für die Beruhigung der Nerven und erholsamen Schlaf.

So gelangt Niazin zu Ihren Körperzellen

Wie alle wasserlöslichen Vitamine kann Niazin im Körper nicht gespeichert werden, denn es wird vom Blut mitgeschwemmt und im Ausscheidungsprozess über den Urin ausgespült. Wenn aber die Körperzellen nach Niazin verlangen, sollte der Besitzer dieser Zellen für ausreichend Vitamin B3 in der Nahrung sorgen.

Zum Glück wird das Vitamin B3 schnell über den Darm aufgenommen und dann zumindest kurzfristig auf Abruf in der Leber gehortet, ehe es an die Zellen weiterverschickt wird. Aber besonders hoch sind die Konzentrationen von Niazin in Lebensmitteln nicht. Deshalb nutzt der Stoffwechsel seine Tryptophanrationen, um daraus Niazin zu bauen. Es hat also wenig Sinn, mittels Nahrung seinen Niazinkonsum berechnen zu wollen. Aber egal, ob Niazin direkt aus dem Steak oder über den Umweg aus Tryptophan gewonnen wird – das Vitamin erreicht über das Blut selbst die entlegensten Körperzellen.

Ihr täglicher Bedarf an Niazin

- Kinder und Jugendliche: 5 bis 12 Milligramm
- Erwachsene: pro verbrauchte 1000 Kilokalorien rund 6,6 Milligramm
- Frauen: zwischen 13 und 15 Milligramm
- Männer: zwischen 15 und 20 Milligramm

Wer körperlich hart arbeitet sowie Schwangere und Stillende sollten einige Milligramm täglich zusätzlich zu sich nehmen.

Wofür Niazin wichtig ist

- Zellatmung
- Zellenergie
- Verstoffwechselung von Kohlenhydraten, Fetten und Eiweiß
- Hirnstoffwechsel
- Stimmungslage
- Schlaf
- Herztätigkeit
- Cholesterinkontrolle
- Muskeln
- Bindegewebe
- Tätigkeit des Magen-Darm-Trakts

Wie Niazin wirkt

Vitamin B3 schließt sich an Eiweißstoffe an, macht diese lebendig und bildet mit ihnen mehrere 100 verschiedene Enzyme, die die Billionen »Kachelöfen« in unseren Körperzellen gehörig anfachen. Da werden dann massenweise Kohlenhydrat-, Fett- oder auch Eiweißmoleküle zu Energie verbrannt. Niazin wird direkt aus Lebensmitteln gewonnen, es kann aber auch indirekt aus dem Eiweißstoff Tryptophan hergestellt werden. Tryptophan ist für unsere Psyche, die Ausgeglichenheit und für den Schlaf sehr wichtig.

Der Eiweißstoff Tryptophan ist für die Psyche, für guten Schlaf und die seelische Ausgeglichenheit sehr wichtig. Keine andere Eiweißsubstanz wirkt im Körper beruhigender als Tryptophan.

Tryptophan gegen Schlafstörungen

Viele Menschen klagen über Schlafstörungen. Oft ist die Ursache eine schlechte Ernährung. Wenn Sie spät am Abend noch viel tierisches Eiweiß essen, z. B. Fleisch oder Fisch, dann wird die Aminosäure Tryptophan viel zu schnell abgebaut. Dies bedeutet aber zu wenig Melatonin, jenes Schlafhormon, das zum guten Schlaf benötigt wird, denn Melatonin wird ebenso wie Serotonin aus Tryptophan gebildet.

Was sollten Sie also am Abend essen, wenn Sie trotzdem gut schlafen wollen? Beispielsweise ein Linsengericht. Linsen enthalten große Mengen der wichtigen Aminosäure Tryptophan. Durch den Abbau des in Linsen enthaltenen Eiweißes wird das Vitamin B6 (siehe Seite 72ff.) gefördert. Außerdem sind Linsen sehr sättigend und damit eine gute Alternative zum traditionellen Fleischessen. Nach einem solchen Essen werden Sie mit Sicherheit einen erholsamen Schlaf finden.

Tryptophan beruhigt und besänftigt

Keine andere Eiweißsubstanz wirkt in unserem Körper beruhigender als Tryptophan. Wenn nun zu viel Tryptophan für die Energiegewinnung oder die Niazinbildung abgezapft wird, fehlt die wichtige Eiweißsubstanz natürlich für die Beruhigung der Nerven und für den erholsamen Schlaf. Auf diese Weise entzündet Niazin auf der einen Seite unsere Körperenergie, auf der anderen Seite reguliert der Vitaminspiegel unsere seelische Ruhe.

Niazin kann vom Körper nicht gespeichert werden. Zu viel Niazin wird über den Urin ausgespült. Daher sollten Sie immer für genügend Nachschub sorgen. Dann ist Ihr guter Schlaf gesichert.

Die Feinde von Niazin

Der schlimmste Feind für Niazin ist Zucker. Vermeiden Sie deshalb:

- Bonbons
- Fertigmüslimischungen
- Colagetränke
- Schokoriegel
- Gummibärchen
- Limonaden

Dasselbe gilt, wenn Sie übermäßig viel Ballaststoffe zu sich nehmen. Niazin kann nicht gespeichert werden, Überschüsse werden über den Urin ausgespült.

Niazingehalt in Lebensmitteln

Lebensmittel	Milligramm
Bierhefe, 100 Gramm	35,6
Erdnüsse, 1 Tasse	24,2
Leber, 100 Gramm	12,2
Thunfisch, 100 Gramm	10,3
Geflügel, 100 Gramm	9,6
Getrocknete Pfirsiche,1 Tasse	8,2
Herz, 100 Gramm	7,4
Lachs, 100 Gramm	6,8
Vollkorngetreide, 1 Tasse	5,2
Lammkotelett, 1 Stück	5,1
Mandeln, 1 Tasse	4,7
Grüne Erbsen, 1 Tasse	3,8
Schweinekotelett, 1 Stück	3,6
Sojabohnen, 100 Gramm	2,9

Pantothensäure (Vitamin B5) macht fit und schlank

Der Name dieses B-Vitamins kommt vom griechischen »pantos«, was so viel bedeutet wie überallher. Es findet sich auch überall, nur nicht in der Mahlzeit, die der durchschnittliche Deutsche täglich auf dem Teller hat. Trotzdem hält sich in Kreisen von Stoffwechselexperten hartnäckig die antiquierte Meinung, Pantothensäure sei kein Mangelproblem; jeder komme schon zu diesem Nährstoff.

Wer sich hauptsächlich von Fertiggerichten, Lebensmitteln in Dosen, Pommes frites, Weißbrot, Pizza und Nudeln ernährt, wer viel Zucker und Süßigkeiten zu sich nimmt, dem fehlt das so wichtige Vitamin B5, in der Fachsprache Pantothensäure genannt. Mangelerscheinungen sind so vorprogrammiert.

Vitamin-B5-Mangel durch Fastfood

Die Wahrheit sieht anders aus. Die Stoffwechselarbeit hat sich in den vergangenen 30 Jahren ganz schön verändert, seit Fertiggerichte, Lebensmittel in Dosen, Pommes frites, Pizza, Junkfood, Weißbrot, Nudeln, Zucker, Süßigkeiten und süße Getränke ihren großen Siegeszug in die deutschen Kühlschränke angetreten haben.
In diesem Fastfood haben sich die Anteile an Pantothensäure fast um die Hälfte reduziert (z. B. in allen Weißmehlprodukten). Außerdem fehlt es an allen Ecken und Enden an den »verbündeten« Nährstoffen, die mit Pantothensäure zusammenwirken. So entsteht also ein Dauermangel mit bösen Folgen.

Was ein Mangel bewirkt

Vor allem ältere und alte Menschen sind davon betroffen. Sie sind oft nicht in der Lage, frische Nahrungsmittel zu kaufen, sondern ernähren sich von Lebensmitteln, die sich im Regal, im Kühlschrank oder in der Kühltruhe lange lagern lassen: Gemüse und Obst in Dosen, Fertiggerichte in Dosen oder aus dem Gefrierfach, fertige Pommes frites, Würstchen, Nudeln, polierter Reis, Kuchen usw. Sie essen weniger, nehmen entsprechend geringere Anteile an lebensnotwendigen Nährstoffen auf und lassen nicht selten noch viel auf dem Teller liegen. Deshalb haben rund ein Drittel aller älteren und alten Menschen zu wenig Pantothensäure im Blut.
Wenn Sie morgens steif aus dem Bett steigen, wenn sich Arme und Beine nur mühsam und schmerzhaft bewegen lassen, dann weist einiges auf einen Mangel an Pantothensäure hin.

Wenn die Füße brennen

- Burning-foot-Syndrome nennen Wissenschaftler diese unangenehmen Beschwerden, wenn es in den Füßen kribbelt und brennt. Da kann man die Füße kneten oder mit Salben einreiben, wie man will, das oft recht schmerzhafte Brennen in den Füßen und Zehen hört nicht auf.
- Die neuromotorische Störung als Ursache führen Zellforscher jetzt auf einen Mangel an Vitamin B5 zurück. Für den Aufbau der ölig-feuchten Schutzschicht der Nervenzellen, die unsere Muskelarbeit kontrollieren, wird der Eiweißbaustein Threonin benötigt, der wiederum eng mit dem Vitamin B5 zusammenwirkt.
- Ohne ausreichend Threonin wird die so genannte Myelinschutzschicht, die sich um die Nervenzellen wickelt, immer dünner und dünner. Es kommt schließlich zu Parästhesien (dem besagten Brennen) und zu Muskelschwäche. Am Aufbau der Myelinschicht sind freilich noch weitere Nährstoffe beteiligt.

Arthritis durch zu wenig Pantothensäure

Pantothensäure ist vor allem in Leber, Niere, Eigelb und Vollkorngetreide enthalten. Die höchste Konzentration findet sich in Bierhefe und in Gelée royale, dem Futtersaft der Bienenköniginnen.

Bei klinischen Untersuchungen stellt sich immer wieder heraus, dass Patienten mit Arthritis viel zu niedrige Pantothenwerte haben. Hohe Gaben des Vitamins können Schmerzen und Beschwerden in etwa ein bis zwei Wochen abklingen lassen. Wird dann wieder die übliche Kost eingenommen, stellen sich die Beschwerden nach und nach wieder ein.

Worin Pantothensäure enthalten ist

Pantothensäure ist besonders reichlich enthalten in:

- Leber
- Niere
- Bierhefe
- Eigelb
- Vollkorngetreide
- Gelée royale

Gelée royale, auch Weiselfuttersaft genannt, ist der an Nährstoffen enorm reiche Futtersaft der Bienenköniginnen. Interessant übrigens, dass dieser Supernährsaft eine Substanz mit der Bezeichnung »10-Hydroxidec-2-Enoinsäure« enthält, die feindliche Mikroorganismen bekämpft, Entzündungen unterdrückt und auf diese Weise die Bienenkönigin gesund erhält.

Pantothensäure gegen Entzündungen

Die entzündungshemmende Wirkungsweise von Pantothensäure liegt in ihrer Stoffwechselfunktion in der Nebennierenrinde, wo das Vitamin an der Produktion von Kortikoiden wie z. B. Kortisol beteiligt ist. Kortisol und verwandte Stoffe wie Kortison helfen Stresssituationen meistern und hemmen gleichzeitig Entzündungen im ganzen Körper. Weil die Nebennierenrinde nur sechs Stunden am Tag ihre Hormone ausstoßen kann und 18 Stunden zur Erholung benötigt, muss sie u. a. auch mit Pantothensäure vollgepumpt sein, um Stress zu meistern und Entzündungen vorzubeugen bzw. sie abklingen zu lassen. Weil Kortikoide den Fettabbau aus den Speckpolstern kräftiger als alle anderen Substanzen ankurbeln, hilft Pantothensäure indirekt auch beim Schlankwerden und -bleiben.

Vitamin B5 hilft Ihnen, Stresssituationen besser zu meistern, es hemmt Entzündungen im Körper, und es hilft Ihnen auch beim Schlankwerden und -bleiben.

Das Schlankheits- und Fitnessvitamin

Man kann Pantothensäure überhaupt als Schlankheits- und Fitnessvitamin bezeichnen. Stresshormone wie Kortisol werden ausgeschüttet, um erregend und aufputschend zu wirken, um die Herztätigkeit und Konzentrationsfähigkeit zu erhöhen. Vitamin B5 führt zu Kraft und Vitalität. Es ist zentraler Bestandteil des Koenzyms A, der Urzelle jeglicher Vitalität. Am Pantothensäuremolekül hängt in diesem Enzym das Energieteilchen Adenosintriphosphat (ATP). Dieses ATP ist mit Energie richtig vollgeladen. Man kann es mit einem Luftballon vergleichen, der mit aller Macht an einem Gummifaden zieht. Schneidet man den Faden durch, schnellt der Ballon in die Höhe. Seine Energie wird frei.

Warnzeichen für Vitamin-B5-Mangel

- Gelenkschmerzen
- Gelenksteife
- Haarausfall
- Vorzeitig ergrautes Haar
- Kleine Risse in Mund- und Augenwinkeln
- Taubheit und Krämpfe in Armen und Beinen
- Lernschwäche
- Sehbeschwerden
- Reizbarkeit
- Verstopfung

Folgen des Pantothensäuremangels

Man kann sich ausrechnen, wie verhängnisvoll sich ein Mangel an diesem Vitamin B5 auswirkt. Wer von früh bis spät massiv unter Dauerstress steht, verbraucht seine Pantothenreserven in der Nebennierenrinde und verliert deshalb schnell seine Vitalität.

Wer körperlich ziemlich schuften muss, wie beispielsweise so manche Hausfrau und Mutter von Kindern oder alle sportlich Aktiven, fordert Pantothensäure aus der Nebennierenrinde an. Dies ist auch einer der Gründe, weshalb z. B. Hochleistungssportler nach zermürbenden und anstrengenden Wettkämpfen ziemlich nah an einem Nervenzusammenbruch sind und kaum in der Lage wären, einen Konflikt oder ein anderes Stressproblem durchzustehen.

Vitamin B5 oder Pantothensäure ist eines der besten Fitnessmittel: Es unterstützt das Herz und erhöht die Konzentration. Darüber hinaus wirkt es gegen vorzeitiges Altern und Faltenbildung.

Was Vitamin B5 sonst noch leistet

Das Vitamin zählt zu den »Ankurblern« der Lipolyse, der Fettfreisetzung aus den Adipozyten (Fettzellen). In der Körperzelle findet es sich dann wieder, um bei der Fettverbrennung mitzuhelfen. So entsteht die zusätzliche Energie, die bei Stress immer benötigt wird.

Als Triebfeder im Stoffwechsel ist das Vitamin auch am Gewebeaufbau, speziell von Haut und Schleimhäuten, beteiligt. Damit schützt es uns bzw. die Schleimhäute vor Infektionen. Sogar das Wachstum der Haare und ihre Pigmentierung, also die Anreicherung mit Farbe, wird durch Pantothensäure gefördert. Das Vitamin beugt auch vorzeitigem Altern und Faltenbildung vor.

Wie der Darm Vitamin B5 produziert

Das Vitamin wird im Darm aus der Nahrung gewonnen. Es wird aber auch im Darm durch Mikroorganismen selbst hergestellt – vorausgesetzt, die empfindliche Darmflora ist nicht in irgendeiner Weise beschädigt oder in ihrem Gleichgewicht gestört. Normalerweise ersetzen die selbst hergestellten Vitaminmoleküle einen Mangel an Pantothenmolekülen in der Nahrung und umgekehrt. Diese Balance funktioniert jedoch nur, solange man sich einigermaßen gesund ernährt. Ist dies nicht der Fall, dann brechen beide Vitaminquellen zusammen, und es kommt zu den erwähnten Mangelerscheinungen. Weil unser Gehirn bis zu einem Viertel aller Nährstoffe beansprucht, zeigt sich der Vitaminmangel zuallererst in nervösen Symptomen.

So gelangt Pantothensäure zu den Zellen

Die Hälfte des B-Vitamins wird beim Verfeinern von Getreide zu Weißmehl oder von Naturreis zu poliertem Reis abgetrennt. Beim Braten oder Garen von Fleisch gehen 35 Prozent Pantothensäure verloren. Sehr empfindlich ist das Vitamin außerdem gegenüber Säure. Speisen, die mit viel Essig angemacht und dann auch noch eine Weile gelagert werden, enthalten fast überhaupt kein Vitamin B5 mehr. Tiere in freier Natur fressen lieber das volle Getreidekorn, und sie braten auch keine Schnitzel in der Pfanne. Ebensowenig kämen sie auf die Idee, das wundervolle Grün junger Salatblätter mit Essig schmackhafter zu machen. Tiere ernähren sich meist richtig. Und die Konzentration an Pantothensäure in ihrem Blut ist stets gleich hoch.

In der Nahrung ist das Vitamin in Form eines Koenzyms enthalten. Es wird aus dem Koenzym herausgetrennt und ins Blutplasma überführt, von wo aus es für alle Körperzellen zugänglich ist, denn jede Zelle wird vom Blut in mikroskopisch winzigen Gefäßen umspült. Über bestimmte Anlegeplätze (Rezeptoren) dringt das Vitaminmolekül in die Zelle ein und bildet dort u. a. sofort das für die Körperenergie wichtige Koenzym A. Überschüssige Pantothensäure wird über den Urin ausgeschwemmt, weshalb ständig für Nachschub gesorgt werden muss.

Weil das Gehirn bis zu einem Viertel aller Nährstoffe beansprucht, zeigt sich der Vitaminmangel zuallererst in nervösen Symptomen. Vitamin-B5-Nachschub kann innerhalb eines Tages das Gehirn regelrecht auffrischen.

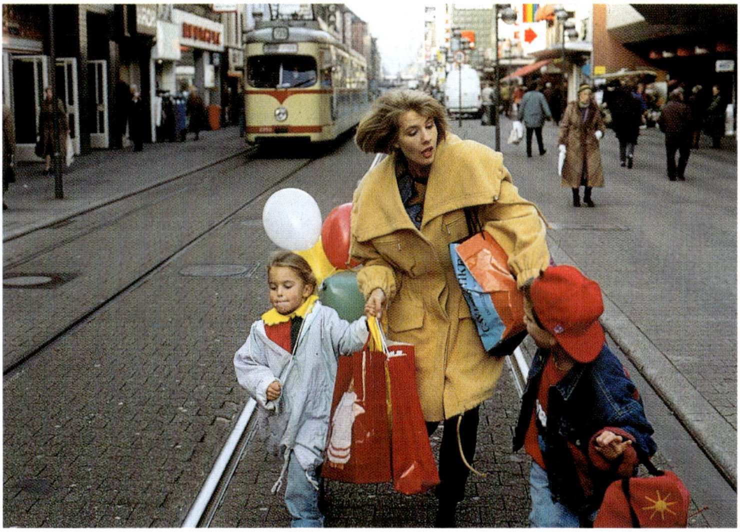

Gerade Frauen mit kleinen Kindern stehen oft beträchtlich unter Stress. Deshalb brauchen sie immer ausreichend Pantothensäure – das Vitamin B5.

Pantothensäure und Enzyme

Das Vitamin B5 ist in Körperzellen am Bau von Hunderten von Enzymen beteiligt. Diese Enzyme verbinden sich mit einem so genannten Apoenzym, einem Eiweißteil. Dadurch gewinnen sie eine enorme Explosivität, vergleichbar einem vorher leblosen Stück Holz, das jetzt entzündet wird.

Eine gleichbleibende Versorgung mit Vitamin B5 erreichen Sie, wenn Sie sich durch eine vollwertige Kost mit hoher Nährstoffdichte ernähren und weitgehend auf Zucker, Süßigkeiten und Fastfood verzichten.

Prima Laune durch genug Vitamin B5

Eine dieser durch Pantothensäure ermöglichten Enzymreaktionen ist z. B. der Umbau des B-Vitamins Cholin im Gehirn zu dem stimmungsaufhellenden und gute Laune schaffenden Neurotransmitter (Nervenreizstoff) Azetylcholin.

Diese Neurotransmitter spielen deshalb eine so wichtige Rolle im Gehirn und Nervensystem, weil über sie alle Denksignale und Gefühlsempfindungen verlaufen. Zu diesem Zweck ist die Konzentration von Vitamin B5 gerade in Gehirnzellen sehr hoch. Innerhalb von 24 Stunden kann Pantothensäure das Gehirn regelrecht auffrischen.

Pantothensäure wirkt gegen:

- Zerstreutheit
- Zweifel
- Gedächtnisschwäche
- Konzentrationsmangel
- Lernschwäche
- Depressive Verstimmungen

Ihr täglicher Bedarf an Pantothensäure

- Der tägliche Bedarf an Pantothensäure (Vitamin B5) beträgt im Allgemeinen für gesunde Kinder, Jugendliche und Erwachsene zwischen fünf und zehn Milligramm.
- Schwangere und Frauen in der Stillzeit haben einen höheren Bedarf; sie benötigen bis zu 15 Milligramm pro Tag.
- Zur Deckung des Vitaminbedarfs des Neugeborenen für die Gehirn- und Gewebebildung enthält Muttermilch ausgesprochen hohe Konzentrationen an Pantothensäure, nämlich bis zu fünf Milligramm pro Liter.
- Wer unter Stress steht oder sich körperlich sehr viel bewegt, braucht auf jeden Fall mehr Pantothensäure als Menschen mit einem ruhigen, geordneten Tagesablauf.

Vitamin-B5-Gehalt in Lebensmitteln

Lebensmittel	Milligramm (je 100 Gramm)	Lebensmittel	Milligramm (je 100 Gramm)
Leber	7,70	Walnüsse	0,90
Weizenkleie	2,85	Vollkorngetreide	0,78
Forelle	1,82	Eigelb (von 1 Ei)	0,75
Sonnenblumenkerne	1,40	Krabben	0,63
Hering, Makrele	1,35	Wildbret	0,57
Camembert, Limburger, Roquefort	1,10	Muskelfleisch	0,40
		Vollmilch	0,31

Vitamin B5 in der Nahrung bewahren

Verfeinerte Lebensmittel wie polierter Reis, Nudeln, Weißbrot usw. enthalten nur noch geringe Mengen an Pantothensäure.

Hitze zerstört das Vitamin B5, z. B. durch Braten, Garen, Kochen usw. Auch Säuren, wie z. B. im Essig, in allen essigscharfen Gewürzen, Essiggurken, Mixed Pickles, scharfem Senf usw., zersetzen das Vitaminmolekül, vor allem dann, wenn die Speisen lange Zeit mit Essig in Berührung kommen.

Stark alkalische Lebensmittel (Alkalien sind Laugen, das Gegenteil von Säuren) schaden dem Vitamin, wie z. B. Natron (Backsoda).

Mit zu viel Säure, z. B. Essig, zerstören Sie Vitamin B5. Auch die industrielle Zubereitung von Speisen sowie (zu) lange Lagerung schaden diesem wertvollen Vitamin massiv. Bevorzugen Sie daher frische Nahrung, die Sie schonend zubereiten.

Die Aufgaben von Vitamin B5

Pantothensäure (Vitamin B5) ist besonders wichtig für

- Energieproduktion, Vitalität
- Vorbeugung gegen Entzündungen und Stressabwehr
- Fettabbau, Fettverwertung
- Geistige Frische, Konzentrationsfähigkeit
- Durchblutung und Nervenversorgung der Gliedmaßen
- Gesunde Haut und fülliges Haar

Biotin – Vitamin für Haut und Haare

Schöne, glatte Haut und fülliges, glänzendes Haar entstehen zuallererst im Darm – und das Vitamin Biotin kann dabei mehr helfen als alle Kosmetikinstitute der Welt. Dies ist umso erstaunlicher, als nur ein tausendstel Gramm dieses Vitamins als ständige Reserve in der Leber enthalten sein muss, um nicht nur alle Haut- und Haarzellen, sondern auch alle anderen Körperzellen ausreichend mit diesem faszinierenden Nährstoff zu füttern.

Schöne, glatte Haut und fülliges, glänzendes Haar brauchen Hilfe durch den Darm. Denn dort wird Biotin durch Bakterien produziert. Gute Quellen sind außerdem Hefe, Leber, Eigelb, Tomaten, Sojabohnen, Naturreis und Kleie.

Körpereigene Produktion im Darm

Auch Tiere und Pflanzen brauchen Biotin, deshalb nehmen wir mit unserer Nahrung auch Biotin auf, vorwiegend in Hefe, Leber, Eigelb, Tomaten, Sojabohnen, Naturreis und Kleie. Das Biotin, das unsere Zellen brauchen, wird aber vorwiegend in unserem Darm durch Bakterien produziert. In diesem Fall stellen wir also unser Vitamin selbst her. Dies ist allerdings nur möglich, wenn die äußerst komplizierte, hochsensible und geordnete Welt der Darmmikroben nicht gestört wird. Die wollen in den gewundenen, rund acht Meter langen Darmschlingen nichts anderes als gesunde, vollwertige Kost, um fleißig ihre Arbeit zu verrichten. Schon die geringste Störung, z. B. ein Glas scharfer Schnaps, ein Stück Würfelzucker oder eine Tablette eines Antibiotikums, kann diese Ordnung empfindlich stören. Dann funktioniert die Biotinproduktion schon nicht mehr ganz so perfekt.

Warnzeichen für einen Biotinmangel

- Abgespanntheit
- Depressive Verstimmungen
- Graue Mund- und Rachenschleimhäute
- Hautprobleme, Haarausfall
- Mattigkeit
- Müdigkeit
- Muskelschmerzen
- Nervosität, Gereiztheit
- Schuppen

Eine gesunde Darmflora dank Biotin

Wer sich mit Vorliebe von Currywurst mit Pommes frites, Cremespeisen, Dosengerichten, Kuchen, fettem Fleisch mit Klößen oder Knabbergebäck ernährt, richtet seine Darmflora innerhalb von sechs Wochen zugrunde. Alkohol-, Nikotin- und Tablettenmissbrauch geben dem Darm dann noch den Rest.
Die von der Natur so faszinierend komponierte Welt Tausender von Mikroorganismentypen ist vernichtet. Es ist nicht anders, als würde man dem prachtvollen Biotop eines Waldes, mit all seinen unterschiedlichen Bäumen, Sträuchern, Kräutern, Blumen, dem Moos und den vielen winzigen, kleineren und großen Tieren, sechs Wochen lang alle Nährstoffe entziehen und noch mit ätzender Säure übergießen. Was übrig bleibt, kann sich jeder selbst ausmalen.
Eine zerstörte Darmflora erkennt man am besten an Verdauungsproblemen wie Durchfall oder Verstopfung, Blähungen, Mundgeruch, Haarausfall, Hautproblemen und einem üblen Stuhlgeruch. Die Biotinmoleküle, die aus einer solchen Darmschlinge noch ins Blut gelangen, muss man sozusagen mit der Lupe suchen.

Bereits ein Glas Schnaps, ein Stück Würfelzucker oder eine Tablette eines Antibiotikums können die Darmflora und damit die Produktion von Biotin empfindlich stören. Hinweis auf eine zerstörte Darmflora sind Verdauungsprobleme, Blähungen, Mundgeruch, Haarausfall und Hautprobleme.

Feinde des Biotins

Weil ein kaputter Darm und schlechte Ernährungsgewohnheiten dick machen, flüchten viele Frauen und Männer in eine Schlankheitskur mit der Folge, dass sich nun nicht mal mehr in der Nahrung das wichtige Biotin findet. Eine reine Obstdiät enthält oft überhaupt kein Biotin, eine Kartoffel- oder Fleischdiät ebenso wenig.
Wer einer speziellen Eidiät folgt und drei Tage lang nur das Weiße vom Ei in roher Form isst, verliert schlagartig alles Biotin im Darm, weil das im Eiklar enthaltene Avidin (eine aus Eiweiß und Kohlenhydraten bestehende Schutzsubstanz) die jeweils vierfache Menge Biotin zerstört.
Biotin ist sehr empfindlich und wird vor allem durch Hitze rasch zerstört. Fertig- oder Dosengerichte, die für eine längere Haltbarkeit erhitzt wurden, enthalten oft fast kein Biotin mehr.
Auch wer pflanzliche Öle im Übermaß verwendet, schadet seinem Biotinhaushalt. Die ungesättigten Fettsäuren solcher Öle oxidieren nämlich im Körper leicht, wobei gleichzeitig Biotin zerstört wird. Die Vitamine C und E können Biotin aber vor einem solchen Abbau durch freie Radikale schützen.

Wofür Biotin wichtig ist

- Fettstoffwechsel
- Kohlenhydratstoffwechsel
- Gesunde, schöne Haut, Haare und Fingernägel
- Muskelzellen
- Blutzuckerspiegel
- Energie für Gehirn- und Nervenzellen

Arbeitspartner für Insulin

Biotin arbeitet nach neuen Erkenntnissen mit dem Bauchspeicheldrüsenhormon Insulin zusammen. Biotin kurbelt die Glukokinase an, sie ist der Anlasser für den Glukosestoffwechselmotor. Glukokinase entsteht in der Leber, dem Lagerplatz von Biotin. Dies ist besonders für Diabetiker wichtig und interessant, deren Konzentration von Glukokinase in der Leber niedrig ist. Wissenschaftler konnten durch Extragaben von Biotin (16 Milligramm pro Tag) den Glukosestoffwechsel von Zuckerkranken erheblich verbessern.

Weil Frauen nur rund 300 Gramm Glukose speichern können, Männer dagegen rund 400 Gramm, werden Frauen schneller nervös oder auch depressiv und leiden häufiger unter Schlafstörungen als Männer.

Biotin stabilisiert den Blutzuckerspiegel

Biotin ist maßgeblich am Aufbau von Glykogen beteiligt, der Speicherform von Glukose in Leber und Muskeln; außerdem am Abbau dieser Speicherdepots und an der so genannten Glukoneogenese, bei der 16 der insgesamt 22 Aminosäuren (Eiweißbausteine) zu Glukose umgewandelt werden können. Dieser Vorgang ist für einen stabilen Blutzuckerspiegel außerordentlich wichtig.

Biotin gibt Durchsetzungskraft …

Ein zu niedriger Blutzuckerspiegel, Mediziner sagen dazu Hypoglykämie, ist die neue Volkskrankheit, von der fast schon jeder Zweite von uns betroffen ist. Unsere Gehirn- und Nervenzellen akzeptieren nur Glukose, also Blutzucker, als Energienahrung. Deshalb muss der Blutzuckerspiegel ständig auf einem bestimmten Niveau bleiben, am besten zwischen 80 und 100 Milligramm Glukose pro 100 Milliliter Blut.

- Bei nur noch 60 Milligramm werden wir bereits nervös, gereizt, ängstlich und müde.
- Bei 40 Milligramm quält uns morgens beim Aufstehen nur noch die Frage, wie man diesen Tag überstehen kann.

- Bei einem Spiegel von 30 Milligramm sind wir unfähig, die Herausforderungen des Alltags zu meistern. Ein einziger, eigentlich harmloser Konflikt, ein einziges Nein kann zum Nervenzusammenbruch führen.

… und hilft gegen Depressionen

Weil Frauen nur rund 300 Gramm Glukose speichern können – bei Männern sind es 400 Gramm –, sind die Reserven bei Frauen schneller erschöpft. Der Blutzuckerspiegel sinkt rascher, und Frauen werden deshalb schneller nervös oder auch depressiv und leiden öfter unter Schlafstörungen als Männer. Dies alles sind Gründe, auf ausreichende Zufuhr von Biotin zu achten. Das Vitamin hat übrigens noch etliche andere Aufgaben. Es hilft bei der Verwertung von Eiweiß und ist im Stoffwechsel ein wichtiger Verbündeter anderer B-Vitamine. Außerdem hilft es beim Fettstoffwechsel mit.

Wenn Biotin fehlt, kommt es schnell zu krankhaft veränderter Absonderung der Talgdrüsen oder zu Haarausfall und Schuppen. Auch die Fingernägel splittern schneller. Mit ausreichend Biotin können Sie dem vorbeugen.

Schönheit für Haut, Haare und Fingernägel

Weil Biotin Schwefel enthält, könnte man es auch als Schönheitsvitamin für Haut, Haare und Fingernägel bezeichnen. Mit anderen Worten: Wer schön sein und andere Leute durch sein Äußeres bezaubern möchte, kommt an Biotin nicht vorbei. Schließlich enthalten Haut, Haare und Fingernägel viel Schwefel, der ja in die jeweiligen Zellen transportiert werden muss. Da bietet sich Biotin als der ideale Spediteur an.

Biotin im Test

Weil Biotin aktiv den Stoffwechsel von Fett kontrolliert und sich gleichzeitig gern in Haut- und Haarzellen aufhält, beeinflusst es auch den Fettgehalt der Haut. Wo das Vitamin fehlt, kommt es schnell zu Seborrhö, einer krankhaft gesteigerten Absonderung der Talgdrüsen. Da wird dann zu viel Fett auf Haut und Kopfhaut ausgeschüttet. Die Folgen sind u. a. Haarausfall und Schuppen. Weil Schwefel der Haut und dem Haar seine ölige Schutzfunktion verleiht, wird die Haut grau und das Haar glanzlos, wenn ein Mangel an Biotin vorhanden ist. Auch die Fingernägel können dann schnell splittern. Schweizer Biotinexperten haben 1991 einen interessanten Test gemacht: Sie gaben 32 Versuchspersonen mit brüchigen Fingernägeln sechs bis neun Monate lang täglich 25 Milligramm Biotin. Das Ergebnis überrascht nicht: In dieser Zeit nahm die Dicke der Fingernägel bei den Probanden um ein Viertel zu.

Biotin hilft dem Hämoglobin

Eine weitere Aufgabe des Vitamins Biotin ist der Einbau von Kohlendioxiden in die Purine, die Teil bestimmter Eiweißstoffe sind, in denen auch unsere Erbanlagen gespeichert sind. Auch für den Bau des Hämoglobins, des Farbstoffs der roten Blutkörperchen, wird Biotin benötigt. Dieser Biostoff ist also sehr vielseitig und wird in unserem Körper praktisch überall benötigt.

So gelangt Biotin zu den Körperzellen

Das Vitamin wird während der Verdauung aus dem Nahrungseiweiß herausgelöst und entweder an das Blut abgegeben, oder aber auch in der Darmwand selbst synthetisiert. Dabei wirkt ein bestimmtes Enzym, die so genannte Biotonidase, mit. Dieses Protein bringt das Vitamin dann wahrscheinlich auch als Trägerstoff ins Blut und zu den Zellen. Interessant sind neue Erkenntnisse, wonach Neugeborenen mitunter dieses bestimmte Enzym fehlt.

Viele Neugeborene leiden unter Biotinmangel. Sogar beim plötzlichen Kindstod, dem immer wieder Babys zum Opfer fallen, spielt nach Erkenntnis von Physiologen ein Mangel an Biotin eine Rolle.

Immer wieder werden Babys mit zu niedrigem Blutzucker und zu hohen Werten an Ammoniak und Milchsäure geboren. Manchmal entwickeln Babys im Alter von zwei oder drei Monaten Hautentzündungen, oder sie verlieren ihre Haare, sogar Augenwimpern oder Augenbrauen. Bluttests ergeben einen rätselhaften Mangel an Biotin.

Plötzlicher Kindstod durch Biotinmangel

Die Ärzte verabreichen das Vitamin, und die Beschwerden verschwinden. Beim so genannten plötzlichen Kindstod, dem immer wieder Babys zum Opfer fallen, spielt nach Erkenntnissen von Physiologen ein Mangel an Biotin ebenfalls eine Rolle.

Ursache scheint ein genetisch bedingter Mangel bei der Biotinverwertung zu sein. Nun gibt es neuerdings Bestrebungen, wonach grundsätzlich bei allen Neugeborenen die Biotinkonzentration im Blut festgestellt werden soll, um dieses Risiko zu mindern.

Das Vitamin für die Muskeln

Biotin ist das Vitamin für Aminosäuren (Eiweißbausteine) wie Valin, Leuzin oder Isoleuzin. Dies sind Eiweißstoffe, die eher in den Muskeln als in der Leber aktiv werden und vorwiegend in Nüssen und Samen enthalten sind.

Biotin ist also für die Energieversorgung der Nerven wichtig, weil es den Blutzuckerspiegel anhebt. Aber im faszinierenden Zusammenspiel von Gedanken, Empfindungen, Hormonen und Nervenpeptiden spielt das Vitamin kaum eine Rolle.

Ihr täglicher Bedarf an Biotin

- Als Richtwert gilt: Pro 1000 verbrauchte Kilokalorien benötigen wir etwa 100 Mikrogramm Biotin.
- Frauen brauchen also täglich etwa 250 Mikrogramm des Vitamins, Männer etwa 300 Mikrogramm.
- Bei normaler Darmtätigkeit reicht jeweils etwa ein Fünftel davon als Nahrungsvitamin aus, um den Bedarf zu decken.
- Bei diesem Vitamin spielt die Resorption, die direkte Aufnahme des Vitamins in die Blut- oder Lymphbahn, keine Rolle.

Entscheidend für die Biotinversorgung ist eine gesunde Darmflora, in der durch Mikrobakterien ausreichend Biotinmoleküle hergestellt werden, die ihre Aufgaben in der Verdauung erfüllen.

Gesunde Ernährung erfordert Lebensmittel von hoher Nährstoffdichte, wie beispielsweise

- Vollkorngetreide
- Naturreis
- Kartoffeln und Gemüse
- Salat und Obst
- Milch, Käse und Eier
- Mageres Fleisch und Geflügel
- Frischer Fisch und Meeresfrüchte

Ideale Zusätze zur gesunden Ernährung

- Bierhefe
- Melasse
- Kleie
- Lebertran

Biotin ist das Vitamin für Eiweißbausteine wie Valin, Leuzin oder Isoleuzin, die eher in den Muskeln als in der Leber aktiv werden. Es findet sich vorwiegend in Leber, Nüssen und Samen.

Der Biotingehalt in Lebensmitteln			
Lebensmittel	**Milligramm (je 100 Gramm)**	**Lebensmittel**	**Milligramm (je 100 Gramm)**
Rinderleber	102	Spinat	6
Kalbsleber	75	Krabben	6
Sojamehl	63	Hammelfleisch	6
Eigelb	54	Rahmbrie	6
Walnüsse	37	Makrele	5
Erdnüsse	31	Schinken	5
Sardinen	21	Camembert	4
Mandeln	17	Emmentaler	3
Pilze	15	Möhren	3
Naturreis	9	Tomaten	2
Vollkorngetreide	7	Hüttenkäse (mager)	2

Wie Biotin wirkt

Wie in einem Rucksack schleppt das Molekül sein Schwefelpäckchen zu allen Körperzellen. Im Konzert mit vielen anderen Biostoffen erfüllt es dann seine Aufgaben im Stoffwechsel. Kaum ein anderes Vitamin ist dabei so einseitig auf den somatischen, also körperlichen Teil des Organismus spezialisiert.

Mit Hilfe seines Schwefelanteils sorgt das Schönheitsvitamin Biotin für glatte Haut, füllige, glänzende Haare und feste Fingernägel.

Biotinkur mit Gelée royale

Ganz besonders wichtig für die Versorgung unseres Stoffwechsels mit Biotin ist eine gesunde Darmflora, die dann bereits ausreichende Mengen dieses Vitamins produziert. Ist die Biosynthese im Darm jedoch gestört, z. B. durch Fehlernährung, Alkohol oder Nikotin, dann gewinnt die Nahrungszufuhr durch biotinreiche Lebensmittel besondere Bedeutung. Die höchsten Konzentrationen an Biotin enthält Gelée royale, der Futtersaft der Bienenköniginnen. In 100 Gramm dieses Nährsafts stecken 400 Mikrogramm des Vitamins. Eine Gelée-royale-Kur – über eine Woche oder zehn Tage – eignet sich deshalb ideal, um ein Biotindefizit abzubauen. Haare, Haut und Fingernägel können davon am meisten profitieren. Sorgen Sie auch für genügend Biotinzufuhr mit der Nahrung, indem Sie einmal wöchentlich ein Lebergericht essen.

Cholin bringt das Gehirn in Schwung

Wer sich keine Namen und Telefonnummern merken kann und außerdem einen zu hohen Cholesterinspiegel hat, sollte sich für dieses B-Vitamin interessieren. Es ist vorwiegend in Eigelb, Leber, Bierhefe und Weizenkeimen enthalten. Unsere Leber stellt es aber auch selbst aus den Aminosäuren (Eiweißbausteinen) Methionin und Serin her, die wiederum hauptsächlich in Fleisch, Eiern und Käse enthalten sind.

Wer unter Gedächtnisstörungen oder auch unter einem zu hohen Cholesterinspiegel leidet, dem fehlt häufig Cholin. Es ist vorwiegend in Eigelb, Leber, Bierhefe und Weizenkeimen enthalten.

Der tägliche Cholinbedarf

Bis zu Beginn der neunziger Jahre des 20. Jahrhunderts glaubte man, dass Cholin kein essenzieller Nährstoff sei, dass der Bedarf also durch die Eigenproduktion im Stoffwechsel gedeckt werde. Studien des US-Cholinexperten Dr. S. H. Ziesel aus dem Jahr 1993 belegen, dass Menschen Cholin doch unbedingt mit der täglichen Nahrung aufnehmen müssen. Der tägliche Bedarf liegt bei drei bis vier Gramm! Wer unter massivem psychischem Stress steht (Konflikte, Probleme, Kummer, Sorgen, Leistungsdruck usw.), braucht möglicherweise bis zum Doppelten dieser Werte, um Gehirn und Nerven leistungsfähig zu halten.

Cholin ist eine der wichtigsten so genannten lipotropen Substanzen. Es sorgt in der Leber für die Verarbeitung, die Verflüssigung und den Transport von Fettmolekülen. Ohne Cholin kommt es in der Leber zu gefährlichen Anhäufungen von Fett, zur Fettleber, weil Fettmoleküle weder verarbeitet noch abtransportiert werden können.

Antrieb für das Cholesterin

Die Leber exportiert Fett vorwiegend in Form bestimmter Lipoproteine vom Typ VLDL (Very Low Density Lipoprotein, zu deutsch: Fettprotein mit sehr geringer Dichte, also mit hohem Fettanteil). Dazu müssen diese Fettstoffe in einen Eiweißmantel eingeschlossen sein, denn Fett ist in wässrigem Blut nicht transportfähig, es würde sich an den Gefäßwänden ablagern. Cholin ist wichtigster Bestandteil dieser Eiweißhülle. Ohne dieses B-Vitamin häufen sich extreme Mengen von Fettmolekülen in der Leber, bis die Hepatozyten (Leberzellen) schließlich nur noch aus Fett bestehen – die gefürchtete Fettleber ist da.

Ohne Cholin sterben die Gehirnzellen

Unsere Zellen sind dringend auf Cholesterin angewiesen. Die Fettsubstanz ist Teil der schützenden Zellmembran, bei Nervenzellen macht sie 50 Prozent der empfindlichen so genannten Myelinschicht, der Nervenhülle, aus. Die Schutzschicht der Gehirn- und Nervenzellen ist öligfeucht. Cholin und andere Substanzen, wie z. B. Vitamin C, sorgen für ihre stets gleichbleibende Viskosität, den Flüssigkeitsgrad. Ohne Cholin wird Cholesterin ranzig, es verklebt und bildet zusammen mit totem Eiweißabfall Verkrustungen. Dadurch können Nährstoffe nicht mehr flüssig genug oder überhaupt nicht mehr ins Innere der Zelle transportiert werden: Die Zelle beginnt abzusterben.

Verhängnisvoll wirkt sich aus, dass die mikroskopisch winzigen Kanälchen verstopft werden, über die Gedanken, Empfindungen und andere Gehirnsignale übertragen werden. Man kann keinen klaren Gedanken mehr fassen, ist geistig müde, vergesslich, verzagt oder depressiv. Trotz ständiger Müdigkeit kann man nur schwer einschlafen. Im gleichen Maß, wie jetzt die Cholesterinwerte im Blut ansteigen, sterben Gehirn- und Nervenzellen ab.

Lange glaubten Wissenschaftler, dass der Körper selbst genügend Cholin produzieren könne. Jetzt ist erwiesen, dass es mit der täglichen Nahrung aufgenommen werden muss.

Gute Ideen durch genug Cholin

Cholin hat in Gehirn- und Nervenzellen noch eine weitere wichtige Funktion. Aus Cholin wird vom Hirnstoffwechsel der Neurotransmitter (Nervenübertragungsstoff) Azetylcholin hergestellt, in so genannten cholinergen Fasern.

Bei Bedarf, z. B. bei einer konzentrierten Tätigkeit, wird das gespeicherte Cholin in Azetylcholin umgewandelt, das kreuz und quer durch das Gehirn die Ideen und Gedanken nur so sprudeln lässt. Die Wirkung ist aber oft nur kurz, wenn es am Rohstoff Cholin fehlt. Dies ist typisch für alle Menschen, die sich nur kurzfristig konzentrieren können.

Die Folgen von Cholinmangel

Weil bei Cholinmangel ganze Kolonien cholinerger Neuronen und Zellen absterben, kommt es irgendwann zur gefürchteten Alzheimerkrankheit mit totaler Vergesslichkeit und Zerfall der Persönlichkeit. Moderne Neurophysiologen sind der Meinung, dass ein erheblicher Teil der Menschen über 40 Jahre in den westlichen Ländern bereits im Grenzbereich dieser Krankheit lebt – aus Mangel an Cholin.

Warnzeichen für Cholinmangel

- Vergesslichkeit, Konzentrationsschwäche
- Verzagtheit, Angstzustände
- Gereiztheit
- Schlafstörungen
- Herzbeschwerden
- Kreislaufbeschwerden
- Kopfschmerzen
- Ohrensausen
- Verstopfung

Direkte Nahrung für das Gehirn

Dr. Richard Wurtman vom Massachusetts Institute of Technology (USA), einer der weltweit renommiertesten Stoffwechselphysiologen, sagt: »Cholin in der Nahrung geht direkt ins Gehirn, das daraus Azetylcholin macht. Je nachdem, wie viel Cholin ein Mensch gerade mit der Nahrung zu sich genommen hat, lässt sich die Aktivität des Nervenreizstoffs im Gehirn Stunde für Stunde ermitteln.«

Weil sich das Gehirn Neugeborener enorm schnell entwickelt, enthält die täglich vom Baby eingenommene Muttermilch etwa so viel Cholin, wie ein Erwachsener pro Tag zu sich nimmt bzw. verbraucht. Ursache sind beim Neugeborenen die Entwicklung und Verästelung feinster Neuriten und Dendriten; das sind die Nervenfortsätze, die die rund 100 Milliarden Gehirnzellen wie in riesigen Kommunikationssystemen miteinander vernetzen. Für den Aufbau und Erhalt der Zellen sowie ihrer Fortsätze werden große Mengen Cholin verwertet.

Gute Nachricht für Menschen mit Gedächtnisschwäche: Cholin repariert beschädigte Gehirnzellen und verbessert damit das Gedächtnis.

Auch Gehirnzellen können wieder wachsen

Bis vor wenigen Jahren gingen Wissenschaftler davon aus, dass Dendriten im Gehirn von Erwachsenen, die aufgrund von Mangelernährung absterben, nicht wieder nachwachsen können. Neue Studien geben jetzt Menschen Hoffnung, die an scheinbar untherapierbaren Konzentrationsmängeln und Gedächtnisschwäche leiden.

Nährstoffreiche Kost mit viel Cholin und anderen Biostoffen kann anscheinend doch zerstörte Dendritennetze wieder aufbauen. Hilfreich sind dabei gleichzeitig Konzentrationsübungen, z. B. Schachspielen, die die verkümmerten Fähigkeiten wieder trainieren.

Ihr täglicher Bedarf an Cholin

Das B-Vitamin wird im Darm unter Beteiligung der Eiweißstoffe Methionin, Serin sowie der Vitamine B12 und Folsäure hergestellt.

- Methionin und Serin sind reich in Fleisch, Fisch, Geflügel, Eiern und Käse enthalten; Vitamin B12 in Leber, Muskelfleisch, Fisch und Milchprodukten; Folsäure in grünem Blattgemüse und Bierhefe.
- Das fertige Vitamin Cholin findet sich in hoher Konzentration in Leber, Eigelb, Bierhefe und Weizenkeimen.
- Ideal für eine Cholinkur ist Sojalezithin, in dem Cholin neben dem B-Vitamin Inositol Hauptbestandteil ist. Achtung: Lezithin darf nicht längere Zeit in hohen Dosen eingenommen werden!
- Weil Cholin vorwiegend im eigenen Stoffwechsel synthetisiert wird, werden für dieses Vitamin keine auf Lebensmittel bezogenen Mengenangaben gemacht. Ebensowenig gibt es mengenmäßige Empfehlungen für Bedarf oder Verbrauch.

So gelangt Cholin zu den Körperzellen

Cholin wird im gesamten Darm, sogar im Dickdarm, aufgenommen und gelangt dann selbstständig oder mit Hilfe von Trägerstoffen (wie z. B. Lezithin) ins Blut und zur Leber. Aus Eiweißbausteinen, die in pflanzlicher Kost nur geringfügig vorkommen, wird es auch vom Stoffwechsel selbst hergestellt. In der Leber wird Cholin in Fetteiweißstoffe eingebaut und über das reich verästelte Netz der Blutgefäße zu allen Zellen gebracht. Durch die poröse Wand der dünnen Blutkapillaren erreicht Cholin in seinem Trägerprotein die Schutzschicht der Zelle. Strenge Vegetarier (Veganer), die auf Eier, Milch und Milchprodukte verzichten, leiden oft an Cholinmangel. Sie sollten daher zum Ausgleich cholinreiche Sojaprodukte wie Tofu essen.

In den zivilisierten westlichen Ländern leiden viele Menschen über 40 Jahre an Cholinmangel, einem gefährlichen Risikofaktor für die Alzheimerkrankheit, die mit totaler Vergesslichkeit und Persönlichkeitsverlust endet.

Für die Nerven und das Gehirn

Das Faszinierende an Cholin ist seine positive Wirkung auf die Gehirn- und Nervenzellen. Im Gehirn ist es vorwiegend im zerebralen Kortex, der Großhirnrinde, zu Hause, wo es Milliarden Zellen und deren Fortsätze am Leben erhält. Bei einem Mangel an Cholin sterben die so genannten cholinergen Neurone in Massen ab, und es bilden sich

Plaques, Ablagerungen von Cholesterin- und Eiweißmüll. Dieser durch Cholinmangel verursachte geistige Zerfall setzt aufgrund falscher Kost bei vielen Menschen schon ab dem 40. Lebensjahr oder sogar früher ein. Er macht sich vor allem durch Vergesslichkeit und Konzentrationsschwäche bemerkbar. Im Nervensystem fühlen sich die Cholinmoleküle im Parasympathikus am wohlsten, dem Teil des vegetativen Nervensystems, der beruhigt und entspannt, die Herz- und Schilddrüsentätigkeit verlangsamt, die Magen- und Darmtätigkeit aber anregt. Cholin ist deshalb eines der besten natürlichen Beruhigungsmittel.

Neueste Studien belegen, dass sogar scheinbar nicht behandelbare Konzentrationsmängel und Gedächtnisschwächen durch eine nährstoffreiche Kost mit viel Cholin und anderen Biostoffen behoben werden können.

Cholin macht jung

Das Jahr 2000 als Jahr ewiger Jugend? Gerade rechtzeitig zur Jahrtausendwende kommt die Nachricht, dass der Eiweißbaustein Methionin die biologische Uhr anhalten oder gar zurückdrehen kann. Ähnlich der Lokomotive vor einem langen Zug ist Methionin jeweils so genanntes Startkodon beim täglichen Bau von Trillionen Proteinen in unserem Körper. Die schlichte Jugendformel lautet: Je mehr Methionin, desto frischer und ungestümer läuft unser Zellstoffwechsel.
Methionin nehmen wir zwar mit der Nahrung auf, die Leber baut diese Aminosäure jedoch erst einmal in eine Substanz mit der Bezeichnung »Homozystein« ein. Daraus muss das Methionin unbedingt wieder befreit werden. Denn Homozystein macht alt und krank, während Methionin das Gegenteil bewirkt. Das B-Vitamin Cholin ist nun (als so genannter Methylspender) ein wichtiger Stoff für die Umwandlung in das segensreiche Methionin. Auch andere B-Vitamine – B6, Folsäure und B12 – spielen bei diesem Verjüngungsprozess eine Rolle.

Wofür Cholin wichtig ist

- Fettverwertung
- Leberfunktion
- Gallenblasenfunktion
- Cholesterinspiegel
- Konzentrationsfähigkeit
- Geistige Frische
- Herztätigkeit
- Entspannung, Beruhigung
- Vorbeugung gegen vorzeitiges Altern

Inositol befreit von Kummer und Angst

Das Schlafvitamin ist entdeckt! So könnte man die neuen wissenschaftlichen Erkenntnisse rund um das B-Vitamin Inositol zusammenfassen. Der berühmte US-Physiologe Dr. Robert Atkins schwärmt: »Inositol ist mein bervorzugtes Schlafmittel für meine Patienten.«

Der inzwischen verstorbene Dr. Carl C. Pfeiffer, Chef des Brain Bio Center in Princeton (US-Staat New Jersey), zeigte sich begeistert: »Wir geben unseren Patienten Inositol und befreien sie damit von Angst und Anspannung, sogar von erhöhtem Blutdruck.« Laut Dr. Pfeiffer wirkt das B-Vitamin ähnlich wie Valium, kann dieses sogar ersetzen. »Die entspannende Wirkung lässt sich am Elektroenzephalogramm (EEG) anhand der Hirnwellen genau nachweisen.«

Inositol ist ein vorzügliches Schlafmittel, es befreit von Angst und Anspannung und wirkt sogar gegen einen erhöhten Blutdruck. Manche Forscher schreiben dem Vitamin ähnliche Wirkung zu wie einem Beruhigungsmittel.

Ein völlig natürliches Schlafmittel

Neben Niazin (Vitamin B3) enthält und braucht unser Körper von keinem Vitamin mehr als von Inositol. Der Biostoff ist in extrem hoher Konzentration im Rückenmark, im Gehirn und in der Hirnflüssigkeit eingelagert – in vierfach höherer Konzentration als im Blut. Damit hat die Natur einen Reservespeicher geschaffen, für den Fall, dass uns Stress zu viel von diesem kostbaren Stoff entzieht.

Das Gute am Inositol: Es ist, genau wie Cholin, ein reiner Biostoff, wirkt aber ebenso sicher wie viele chemische Schlaf- und Beruhigungsmittel, die viel eher schädlich als nützlich sind.

Inositol in der Nahrung

Inositol ist sowohl in tierischer als auch in pflanzlicher Nahrung enthalten: in tierischem Gewebe als Teil der Phospholipide, die Phosphor, Fettsäure und Stickstoff enthalten; in pflanzlichen Zellen ist es Teil der Phytinsäure, die Mineralien wie Kalzium, Magnesium, Eisen oder Zink zu unverwertbaren Salzen binden kann, so dass sie dem Stoffwechsel nicht mehr zur Verfügung stehen. Inositol findet sich vorwiegend in Fleisch, Milch, Früchten, Nüssen, Getreide und Gemüse. Das Vitamin wird aber auch im Gehirn, teilweise in der Leber und wahrscheinlich auch in allen Geweben synthetisiert, die reich an Inositol sind.

Warnzeichen für Inositolmangel

- Nervenschwäche
- Angstzustände
- Schlafstörungen
- Kreislaufstörungen
- Augenbeschwerden
- Verstopfung
- Ekzeme
- Haarausfall

Vorsicht bei Fertiggerichten

Jeder Mensch braucht täglich etwa drei bis fünf Gramm dieses Vitamins, bei Stress bis zum Doppelten. Aber nur ein intakter Darm kann Inositol aus der Nahrung »befreien«. Dazu ist viel von dem Enzym Phytase nötig, das im Verdauungssaft oder in den Darmzotten angereichert wird. Fehlernährung führt bei vielen Menschen zu einem gestörten Darmmilieu und damit u. a. zu Inositolmangel. Dies ist umso verhängnisvoller, wenn sich Menschen mit Vorliebe von vorfabrizierter Kantinen- und Mikrowellenkost ernähren, in denen nur noch wenige Biostoffe enthalten sind. Dann fehlt das Inositol völlig.

Inositol reguliert die Balance von Kupfer und Zink in den Gehirnzellen. Zu hohe Kupferkonzentrationen führen zu Nervosität, Aggressivität, Gereiztheit und psychischen Ausfallerscheinungen.

Inositol gegen Arteriosklerose

Neben Cholin ist Inositol einer der beiden Hauptbestandteile von Lezithin, das wiederum Teil sämtlicher Körperzellen ist. Wenn man einen Teil Lezithin mit einem Teil Cholesterin zusammenbringt, wird das Cholesterin aufgelöst und verflüssigt, wodurch es harmlos wird und im Körper viel Gutes tun kann. Damit ist Inositol neben Cholin eine der wichtigsten natürlichen Waffen gegen Arteriosklerose.

Lezithin ist reichlich in Erdnüssen, Sojabohnen, Erbsen, Linsen, Nüssen, Vollkorn, Samen, Sprösslingen oder Schösslingen enthalten.

Inositol bei Diabetes mellitus

Diabetiker haben einen erhöhten Blutzuckerspiegel, der die Aufnahme von Inositol in Gehirn- und Nervenzellen unterdrückt. Dadurch kommt es auch zu einem Mangel an Muskelinositol und zwangsläufig zu den für Diabetiker typischen motorischen Störungen. Verursacht werden sie durch eine Anhäufung von Sorbit in den Muskelzellen, einem Zwischenprodukt des Glukoseabbaus. Ein Mangel an Muskelinositol kann seine Ursache aber auch in falscher Kost haben. Die Symptome sind dann ähnlich. Inositol wird auch für die Spermienbildung benötigt: 100 Gramm Sperma enthalten 53 Milligramm Inositol. Inositolmangel kann zur Zeugungsunfähigkeit führen. Das B-Vitamin wird außerdem dringend für das Wachstum und die Lebensfähigkeit aller Zellen im Knochenmark gebraucht. Es lässt die Haare wachsen und kann Haarausfall und Glatzenbildung verhindern.

Mit einer Zinkkur können Sie schädlich hohe Kupferkonzentrationen in Ihrem Körper abbauen. Inositol hilft dabei kräftig mit.

Die Vorteile einer Zinkkur

Inositol beseitigt Verstopfungen und senkt den stressbedingten, leicht erhöhten Blutdruck. Nach neuen Erkenntnissen reguliert Inositol die Balance von Kupfer und Zink, insbesondere in den Gehirnzellen. Zink ist der Gegenspieler von Kupfer in unserem Stoffwechsel.

Zu hohe Kupferkonzentrationen in Gehirnzellen führen zu quälender Dauernervosität, Aggressivität, Gereiztheit bis hin zu psychischen Ausfallerscheinungen. Eine Zinkkur beispielsweise mit viel Müsli aus selbst gemahlenem Getreide korrigiert den Überschuss und beruhigt und entspannt innerhalb von 48 Stunden Gehirn und Nerven. Bei diesem Regulativ wirkt Inositol fleißig mit. Weil unsere ohnehin zinkarmen Ackerböden nach Hunderten von Ernten kaum noch das rare Spurenelement Zink enthalten, sind Inositolanreicherungen in Gehirn- und Nervenzellen besonders wichtig.

Warum ein Sonnenbad so gut tut

Wir alle haben es schon erlebt, dass ein erstes Sonnenbad in der Frühlings- oder Frühsommersonne deutlich aufbaut. Man fühlt sich wie neugeboren, unternehmungslustig, optimistisch, ist von den Zehen- bis in die Haarspitzen mit neuer Lebenskraft erfüllt.

Ursache ist die Hautbräunung durch das kupferhaltige Enzym Tyrosinase, das das Haut- und auch Haarpigment Melanin herstellt. Da wird innerhalb einer oder mehrerer Stunden das nervenquälende Kupfer aus Gehirn- und Nervenzellen abgezogen und in der Haut konzentriert. Deshalb fühlt man sich nach dem ersten Sonnenbad so wohl.

Aber Sie sollten das Sonnenbad nicht gleich am Anfang übertreiben: Starten Sie mit 15 Minuten und einer guten Sonnencreme mit einem für Ihren Hauttyp passenden Lichtschutzfaktor.

Speicherplätze für Inositol

Das erstaunliche B-Vitamin Inositol wird in unserem Gewebe, z. B. in Herz, Leber, Nieren, aus Glukose, also aus Kohlenhydraten, hergestellt. Es gelangt über das Blut zu allen Zellen, in besonders hoher Konzentration in Gehirnzellen, wo es in die Membran, die Schutzschicht, eingespeichert wird.

Freies Inositol (so genannte Inositide) ist aber auch im Blut enthalten, in einer Konzentration von etwa 4,5 millionstel Gramm pro Milliliter. Aus dieser Reserve holen sich diejenigen Zellen ihren Bedarf an Inositol, die den wertvollen Biostoff nicht selbst herstellen können.

Die Augenlinsen, der Augenhintergrund und die Tränenflüssigkeit speichern besonders viel Inositol, weil die Augen große Mengen dieses Vitamins brauchen. Deshalb kann ein Mangel an Inositol schnell zu Augenerkrankungen führen.

Unerlässlich für die Augen

Interessant ist, dass auch unsere Augenlinsen, der Augenhintergrund und die Tränenflüssigkeit besonders viel Inositol horten und dass ein Mangel an diesem Vitamin zu verschiedenen Augenerkrankungen führen kann. Möglicherweise wirkt hier Inositol ebenfalls eng mit dem Biostoff Zink zusammen.

Linse, Netzhaut und Augenhintergrund sind regelrecht vollgepumpt mit Zink, das in der Nacht die Augen von Wildtieren grün und goldfarben im Scheinwerferlicht glühen lässt.

Inositol – Nervenstoff des Jahres 2000

- Seit Mitte der neunziger Jahre des 20. Jahrhunderts ereignet sich Erstaunliches: Immer mehr Zellbiochemiker widmen ihr ganzes Leben, ihre ganze Arbeit einem einzigen Vitamin: Inositol.

- Ursache ist die Entdeckung dieses Wundermoleküls als so genannter Second Messenger (zu deutsch: zweiter Bote) im Nervensystem. Diese Botenstoffe machen es möglich, dass Hormone oder Nervensignale quer durch das bizarr verästelte Nervenlabyrinth und auch in Nerven- und Gehirnzellen hinein weitergeleitet werden können.

- Inositoltriphosphat – so lautet die wissenschaftliche Bezeichnung dieser Vitaminform. Der Stoff ist unerlässlich für ruhige, entspannte Nerven, eine ausgeglichene Herz- und Muskeltätigkeit, geistige Konzentrationsfähigkeit, Stressbewältigung im Alltag und eine optimale physische und psychische Leistungsfähigkeit.

Wie Inositol wirkt

Solange das Inositolmolekül vom Blut mitgetragen wird, verhält es sich ruhig, wirkt fast tot. Doch in dem Augenblick, in dem es in der Nervenzelle landet, verändert es sich auf höchst überraschende Weise: Es entfaltet eine unglaubliche Dynamik und Lebendigkeit.

Inositol ist nach den Erkenntnissen neuester Forschungen eine der wichtigsten Substanzen für das Funktionieren und das Wachstum von Nervenzellen.

Diese Eigenschaft der Vitamine findet sich in ähnlicher Weise bei Viren wieder, von denen man oft nicht weiß, ob sie nun eigentlich tot oder lebendig sind. Leben vermittelt den Vitaminen erst das Substrat, mit dem sie »anbandeln«. Im Unterschied zu so manchem heimtückischen Virus entfalten Vitamine aber bei ihrem plötzlichen Energieschub nicht zerstörerische, sondern lebenswichtige Aktivitäten.

Der Nervenstoffwechsel wird stimuliert

An der Zellmembran werden aus den Inositolmolekülen zunächst einmal verschiedene Inositolphosphate hergestellt.

Das sind hochaktive Salze der Phosphorsäure, die sofort viele Milliarden Kalziumionen aufwecken, damit diese die Nervenübertragungen in Gang setzen. Die unterschiedlichen Zellen der glatten Muskulatur von Gehirn, Leber, Bauchspeicheldrüse, Nieren, Schilddrüse, Zirbeldrüse, Zwischenhirn, Blutplättchen und anderen Organen reagieren dabei unterschiedlich. In jedem Fall aber ist Inositol an ihrer Stimulierung beteiligt. Dies kennzeichnet die überragende Bedeutung dieses B-Vitamins in unserem Nervenstoffwechsel. Deswegen benötigen wir so viel von diesem Biostoff.

Wofür Inositol wichtig ist

- Schlaf
- Entspannung
- Beruhigung
- Positive Stimmungslage
- Verdauung
- Kreislauf
- Haarwuchs
- Gesunde Haut
- Augenfunktionen
- Zeugungsfähigkeit
- Knochenmark
- Muskeltätigkeit
- Nervenstoffwechsel
- Nervenwachstum

Geheimtipp moderner Nervenforscher

Inositol galt lange Jahre als uninteressantes Molekül. Für Biochemiker und Physiologen war es zu langweilig.

Heute jedoch, da abenteuerliche Entdeckungsreisen bis in den Femtogrammbereich möglich sind – das sind billiardstel Gramm von Blut- oder Gewebeteilchen –, demonstriert das B-Vitamin Inositol seine mannigfaltigen Wirkungsweisen im empfindsamsten Bereich unseres Körpers, dem Gehirn und den Nerven. Als eine der wichtigsten Substanzen bei der Nervenzellfunktion und beim Wachstum von Nervenzellen ist es neuerdings zum Liebling und Geheimtipp moderner Nervenforscher geworden.

Gehirn, Leber, Bauchspeicheldrüse, Magen, Schilddrüse, Zirbeldrüse, Zwischenhirn und Blutplättchen könnten ohne Inositol nicht arbeiten. Da der Körper nicht genügend Inositol produzieren kann, sollte die Nahrung dieses wichtige B-Vitamin immer ausreichend enthalten.

Das zerstört Inositol

Genauso wie für die »Brudersubstanz« Cholin gibt es auch für Inositol (noch) keine mengenmäßigen Empfehlungen für die Einnahme.

- Der Tagesbedarf liegt je nach Stress und Leistungsdruck zwischen vier und acht Gramm. Etwa drei Viertel dieser Menge werden im Stoffwechsel selbst synthetisiert; das ist jedoch nur der Fall, wenn Magenschleimhäute, Nieren, Leber, Nerven- und Gehirnzellen gesund und mit allen Nährstoffen in ausreichendem Maß versorgt sind.
- Fehlt es aber an allen Ecken und Enden an Vitaminen, Spurenelementen, Eiweiß oder hochwertigen Fettsäuren, dann wird auch die Inositolsynthese im Körper blockiert.
- Koffein ist ein großer Feind von Inositol: Koffein zerstört das Inositol. Die erste Tasse starker Kaffee am Morgen oder Nachmittag wird von den Immunkräften im Darmtrakt oder in den Zellen noch neutralisiert. Gefährlich ist die zweite oder gar dritte und vierte Tasse. Sie kann eine viertel Tagesportion Inositol zersetzen.
- Auch wer übermäßig viel Wasser trinkt (mehr als 2,5 Liter pro Tag), verliert Inositol, das ausgeschwemmt wird.
- Medikamente, ganz besonders Sulfonamide, zerstören Inositol im Körper. Dadurch kann die Konzentration von Inositol im Blut vom Normalwert (0,7 Milligramm pro Milliliter) um die Hälfte absinken.
- Auch der wichtige Pegel von Inositol in der Hirnflüssigkeit von 2,7 Milligramm pro 100 Milliliter sinkt dadurch entscheidend ab. Aus dieser Flüssigkeit bezieht der Stoffwechsel der Gehirnzellen zahlreiche wichtige Nährstoffe.

Pyridoxin (Vitamin B6) – das Naturwunder

Jeder sechste von uns ist nur deshalb krank und hat nur deshalb Beschwerden, weil ihm Vitamin B6 fehlt. Davon sind moderne Stoffwechselbiochemiker überzeugt. Rund 110 verschiedene Befindlichkeitsstörungen, Beschwerden und ernste Erkrankungen – so meinen die auf den Stoffwechsel spezialisierten Biochemiker – sind auf einen Mangel an Pyridoxin zurückzuführen.

Eine Überraschung für die Forschung

Vitamin B6 wirkt sich vor allem auf den Stoffwechsel der Aminosäuren, der Eiweißbausteine, aus. Sehr viele Befindlichkeitsstörungen, Beschwerden und ernste Erkrankungen sind auf einen Mangel an Vitamin B6 zurückzuführen.

Ähnlich wie Inositol war auch dieses B-Vitamin bis vor wenigen Jahren ein Stiefkind der Vitaminforschung. Niemand wollte mehr etwas mit ihm zu tun haben. »Das Vitamin gibt wissenschaftlich keine neuen Erkenntnisse mehr her.« Wie haben sich diese Experten getäuscht! In den letzten drei Jahren wurden über dieses Vitamin zwölfmal mehr Erkenntnisse gewonnen als in den rund 60 Jahren seit seiner Entdeckung im Jahr 1934. Geholfen haben dabei ultramoderne Analysegeräte. Jetzt werden viele Menschen im Handumdrehen ihre Beschwerden los, indem sie lediglich die Pyridoxinkonzentrationen in ihrem Blut und in ihren Körperzellen korrigieren.

Folgen des Pyridoxinmangels

Pyridoxin ist in unserem Körper an allen Ecken und Enden zu finden, es erfüllt eine Menge unterschiedlicher Aufgaben im Organismus. Seine wohl bedeutendste Leistung liegt aber im Stoffwechsel der Aminosäuren, der Eiweißbausteine. Genau da liegt auch der Knackpunkt vieler Beschwerden, unter denen wir leiden.

- Wenn wir wenig Eiweiß zu uns nehmen, leiden wir an Eiweißmangel mit all seinen verheerenden Folgen.
- Wenn wir zwar ausreichend Eiweiß haben, jedoch an einem Mangel an Magensalzsäure leiden, kommt es ebenfalls zu Eiweißmangel, weil Eiweiß für die Aufspaltung in seine Aminosäuren dringend ein saures Verdauungsmittel benötigt.
- Fehlt Vitamin B6, können die Aminosäuren nicht weiter verarbeitet werden – und es kommt zu Eiweißmangel.

- Wenn wir zu viel Eiweiß zu uns nehmen, z. B. dreimal am Tag viel Fleisch essen, wird für seine Verwertung das ganze Pyridoxin aus dem Darm, der Leber und den Zellen gesogen – und das kostbare Vitamin fehlt dann an anderen Stellen.
- Wenn wir unter seelischem oder körperlichem Dauerstress stehen (was ja leider auf fast jeden von uns zutrifft), stoßen unsere Nebennierenrinden Stresshormone aus (so genannte Glukokortikoide), die wie verrückt den Eiweißstoffwechsel ankurbeln, damit mit frischen Kräften dem Stress begegnet werden kann. Da werden dann auch oft die allerletzten Vitamin-B6-Reserven verschlissen. Und für die rund 120 anderen Enzymaufgaben des kostbaren Naturrohstoffs bleiben nur noch ein paar Krümel übrig.

Steuerung des Eiweißhaushalts

Die Interaktion zwischen Eiweißverwertung und Pyridoxin, das von der Natur fein und sinnvoll ausbalancierte Wechsel- und Zusammenspiel, ist also sehr sensibel und bricht schnell zusammen. Dann sieht es ziemlich düster aus.

Wir dürfen nie außer Acht lassen, dass der Mensch eine Festung ist, die sein Leben lang von tausenderlei Krankheiten belagert wird. Bei der geringsten Schwäche brechen die Belagerer die Festungstore auf und stürmen erfolgreich ins Innere.

Eiweißmangel generell gibt es nicht. Es gibt nur einen Mangel an einer oder mehreren Aminosäuren. Hier finden Sie die verschiedenen Typen von Aminosäuren aufgelistet.

Typen von Aminosäuren

Es wird höchste Zeit, dass unsere Ärzte nicht immer nur pauschal von Eiweiß reden, sondern zwischen den einzelnen Aminosäuren unterscheiden, die in unserem Organismus alle unterschiedliche Aufgaben erfüllen. Eiweißmangel generell gibt es nicht. Es gibt nur einen Mangel an verschiedenen Aminosäuren.

Dabei müssen wir unterscheiden zwischen:

- Aminosäuren, die, wie beispielsweise Prolin oder Zystein, für das Bindegewebe wichtig sind
- Muskelaminosäuren wie Valin, Isoleuzin oder Leuzin
- Aminosäuren, die für Gehirn und Nerven unerlässlich sind wie Phenylalanin, Tyrosin, Tryptophan, Methionin oder Histamin

Es gibt Menschen, die über ausreichend Muskeleiweiß verfügen, aber zu wenig Nerveneiweiß haben und deshalb unglücklich sind.

Die heutigen Menschen haben bis zu 70-mal mehr seelischen Stress in Form von Konflikten, Leistungsdruck, Existenzsorgen, Angst, Depressionen als frühere Generationen. Deshalb brauchen sie auch verstärkt Vitamin B6 – Pyridoxin, wie die Fachleute es nennen.

Wirkungen von Pyridoxin

Pyridoxin liefert in der Leber die Transaminasen (Enzyme), die Aminosäuren weiterverwerten. Diese Enzyme regulieren dabei die Stoffwechselverwertung von Eiweiß.

Folgen des hektischen Lebens

Je mehr Stress, desto mehr und schneller liefern sie die so genannten biogenen Amine aus den Eiweißbausteinen, das ist praktisch das aktive, »geladene« Eiweiß.

Weil wir modernen Menschen uns viel weniger bewegen als unsere Vorfahren vor Tausenden von Jahren, reichen die Muskelaminosäuren in unserem Nahrungseiweiß meistens aus (es sei denn, Sie wären fanatischer Bodybuilder und Hantelschwinger). Aber wir haben bis zu 70-mal mehr seelischen und nervlichen Stress als unsere Vorfahren, in Form von beruflichem Stress, Leistungsdruck, Existenzsorgen, Problemen, Konflikten, Angst, Depressionen usw. Dafür reicht vielleicht an manchen Tagen das Eiweiß, äußerst selten aber das Vitamin B6 für die Eiweißverwertung.

Pyridoxin gegen Stress

Deshalb der brandheiße Supertipp von US-Nervenphysiologen an alle Stressopfer: Vitamin B6, Pyridoxin, zu sich nehmen. Das macht Aminosäuren lebendig, Nerven glücklich und Menschen froh.

Allerdings darf man nicht den Fehler begehen, sich das Pyridoxin solo in der Apotheke zu besorgen. Ohne Vitamin B2 (Riboflavin) ist Vitamin B6 nicht einmal ein Viertel wert.

Müsli baut den Stress ab

Wichtig sind alle B-Vitamine in ihrer von der Natur ersonnenen Kombination. Die sind z. B. reich in Bierhefe, Melasse, vor allem auch im vollen, möglichst selbst gemahlenen Getreidekorn enthalten. Weil bei der Mehlherstellung praktisch alles Pyridoxin entfernt wird, leiden wir Mitteleuropäer eigentlich alle mehr oder weniger unter Pyridoxinmangel. Weil das Vitamin in der Leber nicht gespeichert und schon acht Stunden nach der Einnahme über den Urin wieder ausgeschieden wird, ist zweimal am Tag ein Müsli aus (selbst) gemahlenem Getreide (vormittags und nachmittags) das allerbeste Nervenmittel, das es gibt.

Pyridoxin und Immunsystem

Eine wichtige Rolle spielt Pyridoxin in unserem Immunsystem. Ein Mangel führt zur Abnahme und zu einer viel schlechteren Qualität unserer Antikörper gegen Krankheitserreger aller Art. Das wäre, als wenn die Polizei mit Maulesel und Lasso auf Gangsterjagd ginge.

Bei Pyridoxinmangel schrumpft unsere Thymusdrüse, das Hauptquartier unseres Immunsystems, noch schneller, als sie es ohnehin bei vielen Menschen tut. Dabei nutzt es oft gar nichts, wenn man sich – laut den Richtlinien der Deutschen Gesellschaft für Ernährung – scheinbar ausreichend mit Pyridoxin ernährt. Man hat trotzdem viel zu wenig Pyridoxin im Blut, weil diese inzwischen antiquierten Maßstäbe nicht mehr stimmen. »In der berühmten Tufts-Universität«, berichtet die US-Biochemikerin Andrea Kott, »gaben wir älteren Menschen aufgrund offizieller Nährstoffempfehlungen wochen- und monatelang scheinbar ausreichend Vitamin B6. Sie litten hinterher trotzdem alle an einem Mangel an diesem wertvollen Biostoff.«

Frauen in und nach der Menopause sollten ganz besonders auf eine ausreichende Zufuhr von Pyridoxin achten, um einem rasch fortschreitenden Knochenabbau entgegenzuwirken.

Frauen nach der Menopause

Frauen nach der Menopause müssen ganz besonders auf eine ausreichende Zufuhr an Pyridoxin achten, um einem zu rasch fortschreitenden Knochenabbau, der so genannten Osteoporose, durch die verringerte Hormonproduktion entgegenzuwirken. Zusammen mit Folsäure und Vitamin B12 kurbelt Pyridoxin normalerweise die Umwandlung des Eiweißbausteins Methionin in Zystein an, einer der für

Warnzeichen für Pyridoxinmangel

- Müdigkeit
- Depressive Verstimmungen, Angstzustände
- Nervosität, Gereiztheit
- Haarausfall
- Gesprungene Mund- und Augenwinkel
- Kreislaufstörungen
- Konzentrationsschwäche
- Taubheitsgefühl in Armen und Beinen
- Arthritis
- Muskelschwäche
- Immunschwäche

das Bindegewebe wichtigen Aminosäuren. Ohne Vitamin B6, B12 und Folsäure wird aus den vorhandenen Rohstoffen statt der Aminosäuren Methionin und Zystein eine Substanz mit der Bezeichnung »Homozystein« hergestellt, und die ist gefährlich. Homozystein unterbindet das gesunde Verschweißen von robustem Kollagen und führt damit zu einer kränklichen Knochenstruktur, zu der gefürchteten Osteoporose, und begünstigt zusätzlich eine Arteriosklerose. Außerdem macht uns Homozystein alt.

Pyridoxin ist am Einbau des Erbguts in Zellkerne beteiligt. Es hilft zusätzlich bei der Produktion der roten Blutkörperchen und des Hämoglobins mit.

Wichtig auch für die Psyche

»Weil ein Dauermangel von Pyridoxin nicht spontan erkannt wird, wie z. B. Skorbut bei Vitamin-C-Mangel«, sagt Dr. Abram Hoffer, kanadischer Psychiater und international bekannter Stoffwechselexperte, »hat man sich jahrzehntelang viel zu wenig um dieses Vitamin gekümmert.« Nach Dr. Hoffers Meinung brauchen drei Viertel aller Menschen mit mentalen Beschwerden mehr Vitamin B6. »Dazu zählt ein Drittel aller Schizophreniepatienten.«

Multitalent Pyridoxin

Pyridoxin ist ein sehr vielseitiger Biostoff. Die Natur ist eben so mannigfaltig, dass sie eigentlich Tausende oder Zehntausende von Vitaminen benötigt. So muss jedes Vitamin mehr als nur einen Job in unserem Körper übernehmen. Pyridoxin sorgt neben seinen anderen Aufgaben auch für die Balance von Natrium und Kalium in unseren Körperflüssigkeiten. Dies ist vor allem für unser Nervensystem sehr wichtig, denn Natriumionen steuern z. B. in den Nervenzellen der Muskeln die Impulse. Natrium ist Teil des Kochsalzes, es sammelt in der Körperzelle Wasser an. Wenn wir zu salzig essen oder zu wenig Vitamin B6 zu uns nehmen, führt dies zu erheblichen Wasseransammlungen (Ödemen), z. B. in den Beinen, im Gesicht oder an den Händen.

Viele Menschen haben nur deshalb einen dicken Bauch, weil sie zu wenig Pyridoxin im Blut haben. Im Darm gibt es eine Ansammlung von Milliarden allerfeinster Kanälchen, in denen Natrium den Übertritt von Nährstoffen ins Blut steuert. Bei einem zu salzigen Essen oder bei Pyridoxinmangel sammeln sich zahllose Wassermoleküle an. Ein einziges zu salziges Essen kann einen Liter Wasser in das Bauchgewebe ziehen und dort halten.

Ihr täglicher Bedarf an Pyridoxin

- Normalerweise braucht der Mensch pro Tag zwei bis drei Milligramm Pyridoxin. Beispielsweise bei Stress, vor jeder Regelblutung, in der Schwangerschaft, bei Herzbeschwerden oder Krankheiten im Alter, bei zu niedrigem Blutzuckerspiegel oder bei Einnahme der Antibabypille erhöht sich der tägliche Bedarf jedoch ganz erheblich.

- Die biologische Verwertbarkeit von Pyridoxin ist von Person zu Person verschieden: Es gibt Menschen, die das lebenswichtige Vitamin, bedingt durch Fehlernährung, im Stoffwechsel lediglich zu 60 Prozent verwerten können und deshalb wesentlich höhere Mengen davon brauchen, weil ohnehin nur rund 70 Prozent des vorhandenen Vitamins im Stoffwechsel genutzt werden.

Salz bindet viel Wasser. Wenn Sie zu viel Salz zu sich nehmen, dann werden Sie schnell dick. Mit wenig Salz und viel Pyridoxin geht überschüssiges Wasser und Fett viel leichter weg.

Zu viel Salz macht viele Probleme

Es gibt Hochleistungssportler, die schier verzweifeln, weil sie trotz quälendster Schwitzkuren beim Training ihren Bauch nicht wegkriegen. Was sie für Fett halten, das sich nicht abschmelzen lässt, ist in Wirklichkeit Wasser. Diese Leute essen zu salzhaltig.
Pyridoxin ist auch am Einbau des Erbguts in Zellkerne beteiligt und damit für die Reparatur beschädigter Zellen, für das Wachstum und die gesunde Teilung der Zellen verantwortlich. Es hilft zusätzlich bei der Produktion der roten Blutkörperchen und des Hämoglobins, ihres Farbstoffs, mit.

Pyridoxin mit und ohne Phosphor

Vom Vitamin B6 gibt es drei Arten: das Pflanzenvitamin Pyridoxin und die beiden an Phosphor gebundenen Formen Pyridoxal und Pyridoxamin in tierischem Gewebe. Im Stoffwechsel von uns Menschen wird das Vitamin hauptsächlich in der phosphorfreien Version aufgenommen und beim Eintritt in die Leber bzw. in Körperzellen phosphoriliert, wodurch es für die Produktion von Enzymen »eingeschaltet« bzw. aufgeladen wird.
Tierisches Vitamin B6 wird im Darm erst einmal vom Phosphor befreit und dann weitergeleitet. Nach neuen Erkenntnissen wird ein Teil Vitamin B6 im Darm durch Bakterien hergestellt.

Raffinierte Strategien von Vitamin B6

Weil die 20 Aminosäuren (Eiweißbausteine) so völlig verschiedenartige Stoffwechselaufgaben bewältigen müssen, würde ein Fremder sie niemals als Geschwister erkennen. Dementsprechend beanspruchen sie eine unterschiedliche chemische Behandlung, damit sie sich bereit erklären, in der großen Stoffwechselfabrik mitzuarbeiten.

Pyridoxin kennt jede Aminosäure ganz genau und beherrscht für jede den Trick für ihren Eintritt in die Maschinerie der Trilliarden von chemischen Reaktionen, aus denen unser Körper besteht. Darüber hinaus spielt Pyridoxin eine wichtige Rolle beim Fett- und auch beim Kohlenhydratstoffwechsel.

Wenn Eiweiß zu Abfall verkommt

Pyridoxin ist an der gleichmäßigen Versorgung mit Glukose (Blutzucker) beteiligt. Drei Viertel aller Menschen in den westlichen Ländern leiden zeitweise an Glukosemangel. Die Folgen sind Müdigkeit, Nervenschwäche, Mutlosigkeit, Schlafstörungen.

Wenn Pyridoxin fehlt, weil die Ernährung vorwiegend aus Weißbrot, fetter Wurst, Pommes frites, Teigwaren, poliertem Reis, ausgelaugtem Gemüse und Süßspeisen besteht, werden große Mengen nur teilweise verwerteter Aminosäurenprodukte aus dem Körper ausgeschieden. Das ist schade, denn dies bedeutet, dass Eiweiß in seiner aktivsten Form plötzlich nichts mehr wert ist, sondern dem Körper als Abfall eher noch schadet. Speziell gilt dies für die Eiweißbausteine Tryptophan, Methionin und Glyzin, die im Hirn-, Nerven- und Hormonstoffwechsel über unser Lebensglück, über Enthusiasmus, Liebesfähigkeit, Optimismus und Tatkraft bestimmen.

Bedeutende Umbauleistungen

Bei der Umwandlung von Tryptophan zu dem Nervenstoff Serotonin, der für Entspanntheit und Schlaf sorgt, von Methionin beim Bau des Nervenstoffs Dopamin oder des euphorisierenden Stresshormons Noradrenalin und von Glyzin für den Nervenzellschutz steht Pyridoxin unter allen Substanzen an erster Stelle.

Ohne Pyridoxin kann Tryptophan dementsprechend auch nicht zu Niazin (Vitamin B3) abgebaut werden. Nicht minder bedeutsam ist Pyridoxin für die Freigabe von gespeicherten Kohlenhydraten, also von Glykogen, aus den Muskeln oder der Leber ins Blut. Dieser Vorgang ist wichtig für eine stets gleichmäßige Versorgung mit Glukose (Blutzucker). An dieser wichtigen Versorgung ist etwa die Hälfte des im Körper vorhandenen Vitamin B6 beteiligt.

Vitamin-B6-Gehalt in Lebensmitteln

Lebensmittel	Milligramm (je 100 Gramm)	Lebensmittel	Milligramm (je 100 Gramm)
Lachs	0,98	Truthahn	0,46
Rinderleber	0,90	Thunfisch	0,46
Sojabohnen	0,86	Bananen	0,34
Weizenkeime	0,72	Schweinefleisch	0,30
Walnüsse und Cashewnüsse	0,68	Ziegenfleisch	0,30
		Spinat	0,25
Linsen	0,60	Avocado	0,22
Gans	0,58	Vollkorngetreide	0,17
Hühnerfleisch	0,50	Parmesan	0,09

Pyridoxin macht Nerven gesund und fit

Das Vitamin B6 stimuliert die Versorgung von vielen Milliarden Nervenzellen mit ihrer Kraftnahrung Glukose und macht sie damit gesund, stark und fit. Genau an einem solchen Glukosemangel im Blut, der so genannten Hypoglykämie, leiden zumindest zeitweise drei Viertel aller Menschen in den westlichen Ländern.

Die unangenehmen Folgen der Hypoglykämie sind: ständige Müdigkeit, Nervenschwäche, Mutlosigkeit, Schlafstörungen, Unfähigkeit, den Herausforderungen des Tages zu begegnen.

Besonders häufig betroffen sind schwangere Frauen und Frauen an den Tagen vor der Regelblutung.

Bei Diäten kommt es oft zu erheblichem Pyridoxinmangel. Bierhefepräparate und selbst gemahlenes Getreide können besonders gut Abhilfe schaffen.

Streit und Depressionen durch Pyridoxinmangel

Menschen mit Pyridoxinmangel suchen ihr Heil nicht selten in der Aggression, z. B. gegenüber ihrem Partner oder auch in Straßenverkehr und Berufsleben. Das fehlende Pyridoxin bewirkt, dass Adrenalin aus dem Nebennierenmark ausgestoßen wird, welches den viel zu niedrigen Blutzuckerspiegel nach oben jagt.

Dadurch werden allerdings auch noch die letzten Glukosereserven verheizt, der Blutzuckerspiegel sinkt nun erst recht in verhängnisvolle Tiefen, und die nervösen Symptome nehmen überhand; sie führen schließlich oft zu schweren Depressionen.

Die Antibabypille und Pyridoxin

Bei Frauen, die die Antibabypille nehmen, sinken die Vitamin-B6-Konzentrationen teilweise extrem ab. Die Folgen sind manchmal psychische Störungen. Mit Extrarationen Pyridoxin können Sie gegensteuern.

Noch schlimmer sieht es bei Frauen aus, die die Antibabypille nehmen. Da sinken die Vitamin-B6-Konzentrationen drei Stunden nach Einnahme der Pille um bis zu 20 Prozent. Dies hat verheerende Folgen, wenn ohnehin ein Pyridoxinmangel besteht. Die Ursache: Xanthurensäure, ein Abbauprodukt, macht das Bauchspeicheldrüsenhormon Insulin, das die Verwertung des Blutzuckers erst ermöglicht, unwirksam, weil es mit ihm eine unlösbare Verbindung eingeht. Selbst bei einem ausreichenden Blutzuckerspiegel bleiben da Gehirn- und Nervenzellen ohne ihre Energienahrung Glukose, und es kommt zu schwersten psychischen Störungen. Frauen, die dann hysterisch reagieren, werden nicht selten als »zickig« abgewertet. Pyridoxin kann ihnen in einem solchen Fall oft mehr helfen als jeder Arzt.

Pyridoxinmangel durch radikale Diät

Pyridoxin, das Vitamin B6, muss täglich in hoher Konzentration mit der Nahrung zugeführt werden, weil dieser unersetzliche Biostoff im Stoffwechsel nicht gespeichert wird. Radikale Diäten oder Schlankheitskuren führen oft zu erheblichem Pyridoxinmangel. In diesem Fall ist es wichtig, für zusätzlichen Pyridoxinnachschub zu sorgen, z. B. durch Einnahme von Bierhefe (aus der Apotheke oder dem Reformhaus).
Mindestens ein Müsli pro Tag, möglichst aus selbst gemahlenem Getreide, sorgt für ausreichende Zufuhr dieses wichtigen Vitamins. Oder wie wäre es mit Leber mit Spinat einmal pro Woche?

Wofür Pyridoxin wichtig ist

- Eiweiß-, Fett- und Kohlenhydratverwertung
- Magensäure
- Produktion von roten Blutkörperchen
- Balance des Natrium- und Kaliumhaushalts
- Immunsystem
- Nerven und Sehkraft
- Blutzuckerspiegel
- Wasserhaushalt
- Herz, Muskeln und Kreislauftätigkeit
- Haarwuchs

Folsäure – Garant für gute Laune

Der wohl am weitesten verbreitete Vitaminmangel betrifft die Folsäure. Es gibt kaum einen Menschen, der ausreichend von diesem B-Vitamin in seinem Organismus hat. Dabei ist gerade diese Biosubstanz für die Produktion unserer Glückshormone so wichtig.

Wenn man die Menschenmassen in einer deutschen Fußgängerzone beobachtet, diese vielen ernsten, besorgten Gesichter von Frauen und Männern, die meist in Eile sind – da kann man sich fragen: Sind die vielleicht deshalb alle so wenig froh und heiter, weil ihnen Folsäure fehlt?

Das Vitamin Folsäure findet sich hauptsächlich in pflanzlicher Nahrung, aber auch in Leber, in der Tiere ja wieder ihre Folsäure und andere Nährstoffe speichern.

Es ist ein sehr empfindliches Vitamin: Licht, Hitze, sogar längeres Lagern bei Zimmertemperatur zerstören es schnell. Rohkostler sind also in Bezug auf die Folsäureeinnahme im Vorteil.

Das B-Vitamin Folsäure ist für die Produktion der menschlichen Glückshormone äußerst wichtig. Leider gibt es kaum einen Menschen, der ausreichend Folsäure in seinem Organismus hat.

Hohe Leistung der Folsäure

Als die Natur in der Entwicklungsgeschichte allen Nährstoffen ihre Aufgaben zuteilte, bekam Folsäure zunächst den wichtigen Job, als Kohlenstoffträger beim Bau des Häms mitzuwirken, des eisenhaltigen Proteins im Blutfarbstoff Hämoglobin. Damit wurde Folsäure unersetzlich für die Produktion roter Blutkörperchen.

Folsäure wird auch für den Bau der Nukleinsäuren benötigt, in denen unsere Erbanlagen gespeichert werden. Sie ist damit unerlässlich für das Wachstum, die Reparatur und den Ersatz aller unserer Körperzellen. Das Vitamin liefert uns den Appetit beim Anblick von Speisen. Dabei stimuliert es dann auch die Produktion von Magensäure. Eines der weithin noch unerkannten Probleme der Menschen über 40 Jahre ist ihr Mangel an Salzsäure im Magensaft. Dadurch werden Parasiten und Lebensmittelgifte nicht abgetötet, die Eiweißverwertung wird zunehmend schlechter.

So manche Menschen könnten diesem Problem mit ein bisschen mehr Folsäure abhelfen. Sie bräuchten nur eine Woche lang täglich dunkelgrünes Gemüse oder Salat auf ihren Speiseplan zu setzen.

Mehr Lebensfreude durch Folsäure

Das Vitamin Folsäure ist in seiner Arbeit so perfekt und zuverlässig, dass ihm die Natur noch eine weitere, ganz wichtige Aufgabe zuwies. Als die Menschen ihr Bewusstsein entwickelten, entstand der Bedarf an neuen Hormonen und Nervenpeptiden sowie vor allem an Neurotransmittern. Das sind Moleküle, die Nerven- und Gehirnreize quer durchs ganze Nervensystem übertragen. Im seelisch-geistigen, also mentalen Bereich sorgen sie für gute Laune, Glück, Enthusiasmus, Mut, Zuversicht, Optimismus, Heiterkeit, kurz: für all die Eigenschaften, die wir uns so sehr wünschen.

Mit Hilfe von Folsäure entstehen die beiden Nervenreizstoffe Serotonin und Noradrenalin. Serotonin ist dämpfend-beruhigend für einen gesunden Schlaf zuständig. Noradrenalin ist ein Happymacher und so für einen aktiven und dynamischen Tag mitverantwortlich.

Lebensfreude biochemisch betrachtet

Folsäure bastelt an unserer Lebensfreude tüchtig mit, vor allem beim Stoffwechsel des Nerveneiweißstoffs Methionin. Da entstehen die Nervenreizstoffe Serotonin und Noradrenalin. Serotonin ist der dämpfend-beruhigende Glücklichmacher in unserem Gehirn- und Nervensystem, ein Stoff, der uns ins Paradies glücklicher Gedanken und abends in den gesunden Schlaf hineinschaukelt. Noradrenalin ist der aktive Happymacher für den Tag, der Stoff, der uns mit richtiger Begeisterung an Stressprobleme heranführt oder es zumindest sollte.

Beide Substanzen werden mit Hilfe von Folsäure in Gehirn- und Nervenzellen synthetisiert, und zwar in den so genannten Vesikeln, mikroskopisch winzigen Bläschen an Nervenzellen. Wehe, wenn da – neben anderen Biostoffen – nicht ausreichend Folsäure eingelagert ist! Dann ereignet sich etwas Interessantes. Der betroffene Mensch geht zwar genauso aktiv und dynamisch gegen das Stressproblem vor, es fehlt ihm jedoch die Euphorie, der feine, beglückende Rauschzustand, den Noradrenalin vermittelt.

Stressbekämpfung durch Adrenalin

Fehlt Noradrenalin, wird zur Stressbekämpfung vorwiegend Adrenalin ausgeschüttet, und zwar aus dem Nebennierenmark. Adrenalin könnte man als den körperlich-animalischen Aufputscher bezeichnen, Noradrenalin als das Optimismushormon, das wir Menschen in vielen Hunderttausenden von Jahren in unserem Nervensystem entwickelt haben und das uns von den Tieren unterscheidet. Im Kapitel über Vitamin C (siehe Seite 98ff.) erfahren Sie mehr über diese Glücksboten.

Warnzeichen für Folsäuremangel

- Müdigkeit
- Unruhezustände, Verzagtheit
- Angstgefühle
- Mangelnde Lebensfreude
- Zerstreutheit, Gedächtnisschwäche
- Schlafstörungen
- Wachstumsstörungen
- Verdauungsstörungen
- Entzündungen der Zunge
- Entzündungen der Lippenschleimhaut
- Vorzeitig ergrautes Haar
- Anämie (Blutarmut)

Wenn Noradrenalin fehlt, stößt der menschliche Organismus vorwiegend Adrenalin aus, den körperlich-animalischen Aufputscher. Noradrenalin kann man als das Hormon für Optimismus bezeichnen.

Folsäure und Vitamin B12

Folsäure hat übrigens einen Zwillingsbruder unter den Vitaminen: Vitamin B12. Die beiden sind fast immer gemeinsam anzutreffen. Wo der eine fehlt, erfüllt der andere seine Stoffwechselaufgaben nur noch mangelhaft und widerstrebend. Über ausreichend Folsäure verfügen, muss also immer auch heißen, genügend Vitamin B12 zu sich zu nehmen. Wenn Vitaminmangel müde macht, bedeutet dies oft eine Schutzhaltung des Körpers, speziell des Nervensystems. Da schaltet der Organismus auf Sparflamme, es werden weniger Nährstoffe benötigt. Wenn dann wieder Nachschub, z. B. an Folsäure, kommt, pulst gleich wieder frisches Leben durch den Körper, und die Nerven jubeln.

So gelangt Folsäure zu den Körperzellen

Die Frage lautet: Wie gelangen die Nährstoffe aus dem Nahrungsbrei heraus ins Blut und in die Körperzellen? Das Vitamin Folsäure ist fast immer an Glutaminsäure bzw. deren Salze (Glutamate) gebunden, die im Dünndarm erst abgetrennt werden müssen, damit das Vitamin für die weitere Reise frei wird. Bestimmte Proteine, z. B. in der Milch, kümmern sich dabei ausschließlich um Folsäuremoleküle und bringen sie zur Mukosa, zur Schleimhaut. Auf diese Weise bleibt das sensible Vitamin vor den ständig unersättlichen Darmbakterien geschützt.
Die Hälfte der Folsäuremoleküle wird in der Leber gehortet, wobei sie wieder an Glutamate gebunden werden. Diese Bindung erfolgt auch in

den Körperzellen, sie macht das Vitamin erst aktiv. Bei einem Mangel an Vitamin B12 wird dieses bioaktive »Aufladen« unterbunden, und das Folsäuremolekül sitzt nutzlos gefangen in der Zelle. Dies ist verhängnisvoll, denn an der Zelle, in den Vesikeln, warten alle anderen Nährstoffe auf Folsäure, um endlich die Glücksbringer Serotonin oder Noradrenalin herstellen zu können.

Alle Vitamine wirken zusammen und stehen so in Abhängigkeit voneinander, insbesondere die B-Vitamine und ganz speziell die Folsäure mit Vitamin B12.

Wie neueste Forschungen belegen, haben rund 30 Prozent aller Psychiatriepatienten einen sehr stark erniedrigten Folsäurespiegel im Blut. Zusätzliche Gaben von Folsäure könnten eine ganze Reihe der Beschwerden abklingen lassen.

Die Wirkung von Folsäure

Das Vitamin Folsäure wirkt hauptsächlich im Gehirn und Nervensystem, es ist dynamischer Bestandteil der Rückenmarksflüssigkeit. Rund 30 Prozent aller Psychiatriepatienten haben einen stark erniedrigten Folsäurespiegel im Blut. Für die Psyche sehr wichtig ist die Wechselwirkung zwischen Folsäure, Vitamin B12 und dem Eiweißbaustein Methionin, die gemeinsam eine zentrale Rolle für unser Wohlbefinden spielen. Vitamin B12 wandelt den Eiweißstoff Homozystein in Methionin um, das den Folsäuremolekülen beim Bau und Einbau von Nukleinsäuren in den Zellkern hilft. Dieser Vorgang spielt sich in jeder Sekunde 100 000-mal in unserem Blut bildenden Knochenmark ab. Weil hier in Tag- und Nachtschichten Blutkörperchen produziert werden, ist die unablässige Zellteilung unerlässlich.

Der Folsäuregehalt in Lebensmitteln

Lebensmittel	Mikrogramm (je 100 Gramm)	Lebensmittel	Mikrogramm (je 100 Gramm)
Weizenkeime	520	Blumenkohl	55
Sojabohnen	230	Endivien	50
Schweineleber	220	Roggenvollkorn	40
Eigelb	154	Kopfsalat	35
Fenchel	100	Linsen	35
Chinakohl	85	Brokkoli	35
Spargel	85	Haferflocken	25
Spinat	80	Vollkornreis	16

Ihr täglicher Bedarf an Folsäure

- Wir brauchen zwar täglich nur minimale Mengen Folsäure, etwa 100 Mikrogramm (Schwangere: 150 Mikrogramm), aber schon bei der Verdauung geht die Hälfte aller eingenommenen Folsäuremoleküle verloren. Auch Faktoren wie Alkohol, Medikamente, Vitamin-B12-Mangel, die Antibabypille, Leberkrankheiten usw. zerstören Folsäure. Weil viel Methionin gleichzeitig viel Folsäure verschleißt, kann eine methioninreiche Mahlzeit zu Folsäuremangel führen. Methionin ist in pflanzlicher Nahrung kaum enthalten, dagegen viel in Fleisch und Käse.

- Einen erhöhten Bedarf an Folsäure haben Kinder und besonders lebhafte Menschen. Dies gilt auch, wenn man lange Sonnenbäder liebt oder gern ins Bräunungsstudio geht, weil quasi jeder Sonnenstrahl Folsäuremoleküle verbrennt.

- Der »wirkliche« Tagesbedarf, der in der Nahrung enthalten sein muss, beträgt etwa 400 Mikrogramm. Um einen eventuellen Mangel auszugleichen, empfehlen Stoffwechselexperten eine tägliche Einnahme von rund 600 Mikrogramm.

Folsäure kommt fast nur in Verbindung mit Vitamin B12 vor. Letztendlich sorgt Vitamin B12 dafür, dass in den Zellen immer ausreichend Folsäure gespeichert bleibt. Fehlen diese beiden Vitamine, kommt es zu psychischen und nervlichen Störungen.

Wenn Folsäure Feuerwehr spielt

Eine der erstaunlichsten Entdeckungen über dieses Vitamin hat im September 1998 der irische Zellforscher Dr. E. Cahill vom St. James Hospital in Dublin in einer Studie an neun gesunden Frauen gemacht. Diese mussten 48 Stunden lang fasten und durften lediglich Wasser trinken. Während andere Nährstoffkonzentrationen im Blut der Probandinnen sanken, stiegen die Werte an Folsäure von durchschnittlich 14,8 milliardstel Gramm pro Milliliter auf 29,3 milliardstel Gramm an, also um das Doppelte. Beim Fasten schickt demnach die Leber Folsäurereserven als Feuerwehr ins Blut, damit der Methioninhaushalt und damit der lebensrettende Zellstoffwechsel gesichert bleibt.

Kooperation Folsäure – Vitamin B12

Vitamin B12 sorgt dafür, dass ständig ausreichend Folsäure in den Zellen gespeichert bleibt. Ohne Vitamin B12 können die Zellen ihre Folsäure nicht halten, sie entleeren sich, und es kann zu psychischen und nervlichen Störungen kommen. In diesen Zellen ist die Zellteilung massiv gestört.

Hohe Verluste bei Folsäure

Nur etwa die Hälfte – oft sogar nur 30 Prozent – des Nahrungsvitamins Folsäure findet den Weg ins Blut und zu den Körperzellen. Wer unter Krankheiten leidet, die mit Erbrechen oder Durchfall verbunden sind, kann noch weniger Folsäure verwerten. Bei Stress besteht ein zusätzlicher Bedarf an diesem B-Vitamin. Dies gilt vor allem für Menschen, die gern Alkohol trinken und Zigaretten rauchen.

Der US-Forscher John A. Baron von der Dartmouth Medical School in Hanover im Staat New Hampshire fand 1998 heraus, dass beides die Funktion von Folsäure im Stoffwechsel beeinträchtigt. Dadurch werden so genannte Darmadenome begünstigt, kleine Tumore, aus denen Darmkrebs entstehen kann.

Folsäure ist vor allem in dunkelgrünen Salaten oder Blattgemüsen enthalten. Klein gehackte Blätter des Feldsalats oder Spinats sollten Sie einfach roh essen, dann erhalten Sie die meisten Folsäureanteile.

Rohkost ist ideal für Folsäure

Folsäurereiche Lebensmittel wie alle dunkelgrünen Salate oder Blattgemüse sollten möglichst frisch gegessen werden, weil sonst viel von diesem Nervenvitamin verloren geht. Klein gehacktes oder geschnittenes Gemüse als Rohkost führt dem Körper Folsäure in idealer Form zu. Frische, junge Blätter, z. B. von Feldsalat oder Spinat, sollten einfach roh gegessen werden. Auf diese Weise decken auch Tiere ihren Folsäurebedarf. Legen Sie deshalb regelmäßig einen Rohkosttag ein, an dem Sie auf gekochtes Essen verzichten. Die Regel, wonach warme Gerichte nachhaltiger sättigen als Rohkost, gehört schon längst ins Reich der Legenden.

Ausgezeichneter Zusatz zur Ernährung ist Bierhefe. Oder wie wär's mit einem Folsäurefrühstück: ein Müsli mit Weizenkeimen und etwas frischem Obst, dann ein Ei mit Vollkornbrot.

Wofür Folsäure wichtig ist

- Blutbildung, Zellwachstum und -regeneration
- Gehirn und Nervenstärke
- Appetit
- Magensäure und Leberfunktion
- Magen-Darm-Tätigkeit
- Kräftiges Haar

Vitamin B12 – die Supermoleküle

Das erstaunlichste Vitamin ist Vitamin B12. Wir brauchen davon nur etwa drei millionstel Gramm pro Tag, pro Jahr also nur ein tausendstel Gramm und im ganzen Leben gerade so viel, wie ein Getreidekorn wiegt. Trotzdem sind dann alle unsere Körperzellen ausreichend mit Vitaminmolekülen versorgt. Vitamin B12 ist wie auch das Vitamin D nur in tierischer Kost enthalten, also z. B. in Fleisch, Milch oder Käse. Selbst herstellen kann es unser Stoffwechsel nicht. Vitamin B12 (Kobalamin) ist ein sehr komplexes Molekül mit einem Kobaltatom in seinem Zentrum. Die Struktur ähnelt dem Hämoglobin-(Blutfarbstoff-)molekül mit seinem Eisenatom im Zentrum.

Veganern fehlt oft Vitamin B12

Veganer, d. h. Vegetarier, die auch auf Milch und Eier verzichten, müssen daher für ihre Versorgung mit Vitamin B12 unbedingt Sorge tragen. Ihr Hinweis, dass ja auch die vielen 100 Millionen indischen Landbewohner fleischfrei lebten und dabei gesund blieben, zählt nicht. Denn im Gegensatz zu unserem Getreide, das stark mit Pestiziden gespritzt wird, leben im indischen Korn winzige Käfer und Insekten, die Vitamin B12 enthalten und die den minimalen Bedarf an diesem kostbaren Naturprodukt decken. In unserem Getreide aber sind diese oft kaum sichtbaren Rohstoffträger nicht lebensfähig.

Fast alle Vegetarier leiden unter Vitamin-B12-Mangel, meist ohne es zu wissen. Der Mangel an Vitamin B12 kann, wird er nicht rechtzeitig erkannt, zu schweren Nervenkrankheiten führen.

Seealgen helfen

92 Prozent aller Vegetarier leiden, meist ohne es zu wissen, unter Vitamin-B12-Mangel. Allerdings enthalten Seealgen Mikroorganismen, die wiederum mikroskopisch winzige Spuren von Vitamin B12 in sich tragen. Mit Gärungs- oder Fermentprodukten wie Sauerkraut oder Joghurt können Bakterien der Darmflora Vitamin B12 herstellen. Dasselbe gilt für natürliches Wasser, das bakteriell »bearbeitet« ist, wie z. B. in stehenden Gewässern. Aus solchen Quellen haben schon vegetarisch lebende Vorfahren ihren Bedarf an diesem »Tiervitamin« gedeckt. Strikte Veganer entwickeln nach neueren Erkenntnissen auch die Fähigkeit zur eigenen Vitamin-B12-Produktion.

Warnzeichen für Vitamin-B12-Mangel

- Müdigkeit
- Ständige Nervosität
- Depressionen
- Taubheitsgefühl in Armen und Beinen
- Gehbeschwerden
- Stottern
- Mundentzündungen
- Übler Körpergeruch
- Menstruationsbeschwerden

Die Folgen von Vitamin-B12-Mangel

Ein Mangel an Vitamin B12 führt zu nervösen Störungen sowohl im psychischen Bereich als auch bei der Nervenfunktion in Muskeln. Das Vitamin ist dynamisch am Stoffwechsel von Eiweiß, Fett und Kohlenhydraten beteiligt und arbeitet eng mit Vitamin C, Folsäure und dem B-Vitamin Pantothensäure zusammen. Damit wir gesunde Nerven haben und gegen den Alltagsstress gewappnet sind, hilft es den Folsäuremolekülen tatkräftig bei der Herstellung des Nervenstoffs Cholin im Körper. Auch die in unserem Organismus meist zu dürftigen Eisensubstanzen bringt es in Schwung.

Vitamin B12 ist das mit Abstand erstaunlichste Vitamin. Der Mensch braucht davon nur drei millionstel Gramm am Tag, im ganzen Leben gerade so viel, wie ein Getreidekorn wiegt. Und doch ist die Wirkung von Vitamin B12 atemberaubend.

Leistungen des Supervitamins B12

Das Vitamin B12 hilft dem Vitamin A tatkräftig bei dessen Einbau ins Körpergewebe. Es unterstützt die Karotinoide beim Einzug ins Stoffwechselgeschehen und auch bei der Umwandlung in das aktive Vitamin A. Schließlich kurbelt es zusammen mit anderen Stoffen unsere Lebensbasis an, den Bau von Desoxyribonukleinsäuren und Ribonukleinsäuren. Das sind die Eiweißstoffe, aus denen unsere Zellkerne gebaut sind und die auch alle unsere Erbanlagen enthalten.

Schutz vor Nervenkrankheiten

Wenn ein Vitamin-B12-Mangel nicht früh genug erkannt wird, können sich schwere Nervenstörungen entwickeln oder mitbedingt werden, wie z. B. die multiple Sklerose, eine schwere Nervenkrankheit, bei der sich fortschreitend die schützende Myelinschicht der Nervenzellen zersetzt, was zu Lähmungen führt. Es ist erstaunlich, dass ein Biostoff,

der nur in mikroskopisch winzigen Mengen benötigt wird, eine solche dynamische Wirkung in unserem Körper hat. »Relativ gesehen«, so moderne Biochemiker, »ist das Vitamin B12 unendlich explosiver als die stärkste Wasserstoffbombe.«
Andere Physiologen halten den Biostoff für eine der rätselvollsten Erfindungen der Natur. »Selbst in den nächsten 1000 Jahren«, so behaupten sie, »wären sämtliche Wissenschaftler der Welt, selbst wenn sie gemeinsam nur an dieser Aufgabe arbeiteten, unfähig, ein zweites Molekül zu entwickeln, das so großartige Leistungen in der Entwicklung des Lebens auf der Erde vollbringen könnte.«

Rätselhaftes Kobalt

Das Vitamin B12 ist ein sehr komplexes, verzweigtes Molekül. In seinem Zentrum sitzt rätselhafterweise ein einsames Kobaltion. Nie wird man erfahren, was die Natur vor Jahrmillionen veranlasst hat, das Spurenelement Kobalt in dieses Vitamin und damit in die tierische und später in die menschliche Körperzelle einzubauen. In Mensch und Tier hat Kobalt nur diese eine Funktion, das kolossale Gebilde des Vitamin-B12-Moleküls irgendwie zusammenzuhalten. Im Stoffwechsel selbst spielt Kobalt keine Rolle.

Bei Vitamin-B12-Mangel dauert es zwischen drei und sechs Jahren, bis sich die ersten Mangelerscheinungen abzeichnen. Dabei können Sie mit den entsprechenden Lebensmitteln diesem Mangel ganz leicht und schnell entgegenwirken.

Die Vorräte auffüllen

Viele psychisch angeschlagene Menschen wissen gar nicht, wie schnell sie ihr Leben verbessern könnten, wenn sie lediglich ihren Vitamin-B12-Status aufbauen würden. Eine Woche lang jeden Tag ein halbes Pfund rohe oder halbrohe Leber essen oder aber auch das Vitamin in Tablettenform zu sich nehmen – das kann wahre Wunder wirken. Vitamin B12 säubert den Körper schnell von mentalen Problemen – wie eine tüchtige Putzfrau, die Müdigkeit, Verzagtheit, Angst, Kummer oder depressive Verstimmungen aus dem Organismus kehrt.

Vitamin-B12-Mangel wird oft übersehen

Die Ursachen werden in ihren Zusammenhängen erst langsam erkannt. Zwar braucht jeder Mensch täglich etwa drei millionstel Gramm Vitamin B12. Aber selbst mit einem Bruchteil, etwa mit einem Zehntel dieser Miniration, kann man seinen Lebensmotor aufrechterhalten. Allerdings entleeren sich dadurch allmählich die Reserven von einem bis zehn Milligramm, die zu 50 bis 90 Prozent in der Leber gespeichert sind. Bei permanentem Vitamin-B12-Mangel dauert es zwischen drei und sechs Jahren, bis sich Mangelerscheinungen abzeichnen. Wen also schon morgens beim Aufstehen Kummer und Sorgen drücken, wer nervös und gereizt ist, der verdankt seine Labilität wahrscheinlich einer jahrelangen falschen Ernährung. Wenn dieser Patient nach einem Bluttest wieder zum Arzt kommt, wird er strahlend empfangen: »Die Vitamin-B12-Werte in Ihrem Blut sind gut!« Die Wirklichkeit sieht meist düsterer aus, denn aus dem Blut lässt sich der schlechte Vitamin-B12-Status der Körperzellen nicht ablesen.

Ohne Vitamin B12 liegen die Nerven bloß

In der Nervenzelle wird Vitamin B12 dringend gebraucht, um an den Eiweiß- und an den Fettstrukturen der Myelinschicht, der schützenden Membran, mitzuwirken. Ohne Vitamin B12 wird Myelin abgebaut, die Schutzschicht um die Nervenzelle schält sich oder baut sich ab. Die Nerven werden dünnhäutig, liegen bloß. Man ist übernervös – und schon bald zeigen sich erschreckende Symptome dieses Vitaminmangels in den Gliedmaßen:

- Taubheitsgefühle
- Prickeln
- Lähmungserscheinungen

Vitamin B12 spielt eine zentrale Rolle beim Knochenbau. Die knochenbildenden Zellen (Osteoblasten) arbeiten nur mit ausreichend Vitamin B12. Sie haben es selbst in der Hand, wie stabil Ihre Knochen sind.

Karnitin und Lipidspiegel

Nach neuen Erkenntnissen führt ein Mangel an Vitamin B12 auch zu einem Mangel an Karnitin, einem der so genannten Quasivitamine. Diese Substanz fischt sich Fettmoleküle aus dem Blut und transportiert sie in die Mitochondrien, die Brennöfen der Zelle, zur Oxidation, also zur Energiegewinnung. Ohne Karnitin bleiben die Lipidspiegel im Blut hoch, weil Fette (Lipide) nicht verwertet werden.

Wichtig für den Körperbau

Neu sind Erkenntnisse, wonach Vitamin B12 auch für den Knochenbau wichtig ist. Die Knochenbildung funktioniert nur, wenn in den Osteoblasten, den knochenbildenden Zellen, genug Vitamin B12 eingelagert ist. Dies ist vor allem für Kinder und auch für Frauen nach den Wechseljahren wichtig, die hormonell bedingt Knochenmasse verlieren.

Ihr täglicher Bedarf an Vitamin B12

Vitamin B12 ist ausschließlich in tierischer Kost enthalten, besonders reich in Leber, Fleisch, Geflügel, Eiern und Milchprodukten (ausgenommen Butter). Auch Austern, Schaltiere und Krabben enthalten viel Vitamin B12. Eine ausgezeichnete Zusatznahrung ist Bierhefe. Hefen sind Mikroorganismen, die das Vitamin in der Natur synthetisieren. Muscheln oder Schaltiere sind nur deshalb so reich an Vitamin B12, weil sie im Wasser Mikroorganismen als Nahrung filtern. Seetang und Algen sind gute Nahrungsquellen für Vitamin B12.

Folgende Mengen an Vitamin B12 werden benötigt:

- Kinder täglich zwischen ein und drei Mikrogramm
- Erwachsene zwischen zwei und vier Mikrogramm
- Schwangere und stillende Frauen bis zu fünf Mikrogramm

Der Weg in die Körperzellen

Kaum ein anderer Nährstoff hat einen so mühsam-strapaziösen Weg aus dem Darmtrakt zu den Körperzellen wie dieses Vitamin. Dies hängt mit seiner komplexen Struktur zusammen. Die winzigen Schleusen in der Darmschleimhaut unterscheiden dabei sehr genau zwischen Vitamin und Mineralstoff.

Vitamine dürfen so durch, sozusagen ohne Pass und Visum, Mineralien und Spurenelemente hingegen müssen meist auf ein Transportprotein, ein kleines Eiweißschiffchen, warten, das sie mit ins Blut nimmt. Vitamine werden also viel schneller resorbiert als Mineralien, die ohne Eiweiß meist überhaupt nicht ins Blut gelangen.

Der Intrinsic factor ist das »Taxi«, mit dem das Vitamin B12 vom Magen ins Blut gelangt. Nur mit diesem Intrinsic factor gelingt dem Vitamin der Durchgang durch die schützenden Schleimhäute.

Der »Intrinsic factor« zum Transport

Nun kommt also so ein Vitamin-B12-Molekül zu der Schleuse, und schon gibt es Probleme: Hier handelt es sich um das einzige Vitamin mit einem Mineralkern, dem Kobaltion.

Also hat sich unser Verdauungstrakt für dieses Vitamin etwas Besonderes ausgedacht: Im Speichel, vor allem aber im Magensaft, wird das noch in seinen Nahrungsresten eingepackte Vitaminmolekül auf ein Trägerprotein gepackt und in den Dünndarm verfrachtet. Hier wird es herausgelöst und an eine Substanz mit der Bezeichnung »Intrinsic factor« übergeben, die in den Magenwänden produziert wurde, und zwar von denselben Zellen, die auch die Magensäure herstellen. Der Intrinsic factor bringt das Molekül dann zu den Schleimhautschleusen im Ileum, dem Krummdarm, und ermöglicht ihm den Übertritt ins Blut. Es gibt Menschen, die den Intrinsic factor entweder überhaupt nicht oder nur in geringfügigen Mengen produzieren können und deshalb unter Vitamin-B12-Mangel leiden. Ihnen helfen Injektionen des Biostoffs oder aber hohe Dosen von 30 Mikrogramm in Tablettenform. Von dieser Dosis wird dann zwischen 0,1 und 1,0 Prozent im gesamten Darmbereich aufgenommen. Das Vitamin wird also regelrecht durch die Darmwand hindurchgepumpt. Hohe Dosen sind unschädlich, weil das Vitamin wasserlöslich ist; ein Überschuss wird ausgeschieden.

Manche Form von mentalem Unglück bis hin zu Schizophrenie ist nichts anderes als ein gestörter Gehirn- und Nervenstoffwechsel.

Alkoholiker, schwangere Frauen sowie Leberkranke brauchen besonders hohe Mengen an Vitamin B12. Bestimmte Ballaststoffe, wie z. B. das in Äpfeln und Fruchtsäften enthaltene Pektin, können die Aufnahme von Vitamin B12 im Darm erschweren.

Die große Stoffwechselmaschinerie

Ohne seinen Geist und seinen Verstand unterschiede sich der Mensch nicht wesentlich von Pflanzen und anderen Tieren, wäre also Teil einer gefräßigen Stoffwechselmaschinerie, die sich im Dauerwechsel von Nahrungsaufnahme und Ausscheidung immer wieder erneuert und auf diese Weise am Leben erhält.

Neue Nährstoffe kommen hinzu, andere hingegen werden ausgeschieden. Bestimmte Substanzen kurbeln diesen ewig währenden Prozess immer wieder von neuem an.

Wofür Vitamin B12 wichtig ist

- Lebensfreude, Optimismus, Stimmungslage
- Positive Reaktion auf Stress
- Geistige Frische
- Energie- und Eisenstoffwechsel
- Gehirn und Nervensystem
- Wachstum und Bau roter Blutkörperchen
- Knochenbau
- Fettverwertung
- Muskelarbeit

Bioaktives Methionin – ein Stimmungsaufheller

Eine dieser Substanzen heißt S-Adenosylmethionin (SAM) oder bioaktives Methionin (Methionin ist eine Aminosäure, ein Eiweißbaustein). Die enzymatische Hauptaufgabe von Vitamin B12 besteht in der Herstellung von Methionin, das in unserer Psyche wie ein umsichtiger Regisseur für Wärme, Liebe, Glück und Freude sorgt. Depressive Menschen haben fast immer einen niedrigen SAM-Spiegel im Gehirn. Neue Studien haben ergeben, dass zusätzliche Gaben von SAM antidepressiv und stimmungsaufhellend wirken, und zwar bereits nach vier bis sieben Tagen – ohne jegliche Nebenwirkung, denn SAM ist ein Lebensmittel, kein Medikament.

Kaufen können Sie SAM allerdings noch nicht, aber eine methioninreiche Kost erzielt dieselbe Wirkung. Voraussetzung ist, dass auch ausreichend Vitamin B12 zur Verfügung steht. Methionin ist vorwiegend in tierischer Nahrung wie Fleisch, Fisch, Wild, Geflügel oder Käse, aber auch sehr reich in Soja- und Tofuprodukten enthalten.

Die enzymatische Hauptaufgabe von Vitamin B12 besteht in der Herstellung von Methionin, das für Wärme, Liebe, Glück und Freude sorgt.

Drei Stoffwechselmusketiere

Vitamin B12, Folsäure und Methionin (sowie auch Vitamin C) bilden eine Arbeitsgruppe, die sich sehr stark auf Gehirn und Nerven spezialisiert hat. Diese drei Stoffwechselmusketiere fördern den Bau so genannter Monoamine – Nervenreizstoffe, die sich aus nur einer Aminosäure ableiten: Serotonin aus Tryptophan oder Dopamin bzw. Noradrenalin aus Tyrosin. Die entscheiden darüber, ob wir glücklich sind oder nicht. Denn mentales Unglück bis hin zur Schizophrenie beruht letztlich häufig auf einem gestörten Gehirn- und Nervenstoffwechsel.

Tipps für Ihre Vitamin-B12-Versorgung

Zucker, Süßigkeiten und süße Getränke stören die empfindliche Darmflora und behindern damit die Aufnahme von Vitamin B12. Lebensmittel, die reich an Vitamin B12 sind, sollten über den Tag verteilt gegessen werden, weil dann ein Maximum davon aufgenommen wird. Wer seine tägliche Vitamin-B12-Ration auf eine Hauptmahlzeit legt (z. B. Leber mit Kartoffelbrei), nimmt nur etwa ein Viertel des Vitamins auf, während der Rest ausgeschieden wird. Bei sehr kleinen Portionen werden bis zu 80 Prozent durch die Darmwand aufgenommen, bei Großportionen mitunter nur acht bis zehn Prozent.

Vitamin-B12-Gehalt in Lebensmitteln

Lebensmittel	Mikrogramm (je 100 Gramm)	Lebensmittel	Mikrogramm (je 100 Gramm)
Leber	68,0	Forelle	7,4
Hühnerleber	37,2	Eigelb	3,6
Leberwurst	23,4	Aal	2,9
Austern	18,2	Fleisch	2,4
Hering	13,0	Hühnchen	0,9
Makrelen	9,1	Milch	0,3
Ölsardinen	8,7	Joghurt	0,3

Kalzium hilft älteren Menschen

Ältere oder alte Menschen sollten ihre Vitamin-B12-Zufuhr erhöhen, weil die Aufnahmefähigkeit im Darm im Alter sinkt. Wer Abführmittel verwendet, nimmt möglicherweise nur fünf Prozent des in der Nahrung enthaltenen Vitamins auf. Für die Resorption von Vitamin B12 im Darm ist eine ausreichende Konzentration von Kalzium notwendig. Beispielsweise Käse ist ein ausgezeichneter Kalziumlieferant. Besonders reich sind u. a. Emmentaler, Parmesan, Chester, Gruyère, Edamer, Gouda, Tilsiter, Appenzeller, Bel Paese oder Gorgonzola.

Zucker, Süßigkeiten und süße Getränke stören die empfindliche Darmflora und behindern damit die Aufnahme von Vitamin B12.

Auch in Tablettenform wirksam

Wenn Menschen älter werden, wird auch ihre Magenschleimhaut oft dünner und produziert weniger Magensäure. Dadurch nimmt die Vitamin-B12-Versorgung des Körpers ab. Dr. H. Nielsson-Ehle von der Sahlgrenska Universität in Gothenburg (Schweden) fand im April 1998 heraus, dass ältere Menschen (betroffen sind auch Diabetes-mellitus- und Schilddrüsenpatienten) ebenso gut auf eine Vitamin-B12-Therapie ansprechen wie jüngere.

Drei Monate später überraschte Dr. A. M. Kuzminski vom Institut für Allgemeine Innere Medizin in Cooperstown (US-Staat New York) mit einem weiteren Studienergebnis: Wer Vitamin B12 in Tablettenform einnimmt, erzielt dieselbe Wirkung, wie wenn der Nährstoff mit der Injektionsnadel in die Muskeln gespritzt wird. Bislang waren Ärzte immer vom Gegenteil ausgegangen.

PABA – das Schönheitsvitamin

Da gibt es also ein B-Vitamin, das praktisch alle Kosmetika und auch Tönungs- und Färbemittel ersetzt. Eigentlich keine Überraschung, denn Wissenschaftler wissen längst, dass eine glatte, gesunde Haut ohne Falten, volles, farbkräftiges Haar und ein hübsches Aussehen immer aus dem Stoffwechsel kommen und nicht von außen aufgetragen werden können. Den Beweis dafür liefern uns die Tiere in freier Natur. Die versorgen sich ausreichend mit PABA (Paraaminobenzoesäure) und behalten bis ans Lebensende ihr prächtiges Fell, Feder- oder Schuppenkleid. Tiere brauchen kein Sonnenstudio, keine Feuchtigkeitscremes für den Tag und für die Nacht, keine Färbe- und Bleichmittel für die Haare, Festiger, Gels, Lockenwickler, Farb-, Lack- und andere Chemikalien. Tiere sind und bleiben auch ohne alle künstlichen Mittelchen immer »attraktiv«.

PABA ist ein ganz erstaunliches B-Vitamin. Es ist ein »Vitamin im Vitamin«, da es immer in Kombination mit Folsäure auftritt.

Hautpflege am besten von innen

Dr. Charlie Macatee (Dermatologe an der University of California): »Unser Haar braucht überhaupt keine Pflege- und Schutzmittel. Im Gegenteil: Es schützt uns vor Kälte oder Nässe.« Sein Kollege Robert S. Claunch fügt hinzu: »Von seiner natürlichen Struktur her ist unser Haar so robust wie das Fell der Tiere. Wir müssen ihm diese wundervolle Kraft lediglich durch Zufuhr bestimmter Nährstoffe erhalten. Eine Sonderrolle dabei spielt PABA.«

Der kalifornische Schönheitsbiochemiker Dr. Mark F. White sagt: »Wir bräuchten uns über Falten, Runzeln oder welke Haut überhaupt keine Sorgen zu machen, wenn wir unserem Stoffwechsel nur die nötigen Biostoffe zuführten.«

Immer kombiniert mit Folsäure

PABA ist ein ganz erstaunliches B-Vitamin. Erst seit kurzer Zeit rückt es in den Blickpunkt der Vitaminforscher. Es ist eigentlich ein »Vitamin im Vitamin«, denn es tritt immer in Kombination mit Folsäure auf. Enthalten ist es vorwiegend in Leber sowie in Bierhefe, Weizenkeimen und Melasse, diesem Sammelstoff an Biosubstanzen, der bei der Zuckerherstellung abgetrennt, fast ausschließlich an Mastvieh »verfüttert« und erst in letzter Zeit wieder entdeckt wird.

Gesundheit in Haut und Haaren

PABA hat ganz tolle Eigenschaften: Es bringt die gesamte Darmflora in Schwung und regt sie an, Folsäure zu produzieren, die als Dank dafür auch gleichzeitig viel von dem B-Vitamin Pantothensäure produziert. Als Koenzym ist PABA am Abbau und an der Verwertung von Eiweiß beteiligt, außerdem an der Herstellung der wichtigen roten Blutkörperchen, die unsere Zellen mit Sauerstoff versorgen.

Natürliches Hauttönungsmittel

PABA ist an Abbau und Verwertung von Eiweiß beteiligt sowie an der Herstellung der roten Blutkörperchen, die die Körperzellen mit Sauerstoff versorgen.

Den wichtigsten Job aber verrichtet das Schönheitsvitamin bei der Gesundheit unserer Haut. Es wirkt als natürliches Hauttönungsmittel und sorgt darüber hinaus dafür, dass unser Haar seine Farbe behält, ganz egal, ob wir nun blondes, rötliches, braunes oder schwarzes Haar haben. Wenn sich zu früh graues Haar zeigt oder wenn sehr schnell große Mengen unserer Haare grau werden, ist oft ein Mangel an PABA schuld.

Sonnenbrand – leicht zu vermeiden

Der berühmte New Yorker Herzarzt Dr. Atkins nimmt (neben Vitamin C) täglich PABA zu sich, vor allem, wenn er müde ist, um sich aufzufrischen. Eine durch Immunschwäche bedingte Form von Lupus (Hautkrankheit), an der neuerdings viele Menschen leiden, geht möglicherweise auf einen Mangel an PABA zurück.

PABA ist das beste natürliche Sonnenschutzmittel. Menschen mit niedrigen PABA-Konzentrationen bekommen daher auch viel leichter und schneller einen Sonnenbrand.

Warnzeichen für PABA-Mangel

- Hautveränderungen
- Hautkrankheiten
- Haarausfall
- Vorzeitig ergrautes Haar
- Rasche Ermüdbarkeit
- Gereiztheit
- Aggressivität
- Kopfschmerzen
- Verdauungsbeschwerden
- Nervöse Störungen

Ihr täglicher Bedarf an PABA

Bei diesem Vitamin gibt es keine offizielle Mengenempfehlung für die Nahrungseinnahme. Stoffwechselexperten gehen aber davon aus, dass bei ausreichender Einnahme von Folsäure auch der Bedarf an PABA gedeckt wird.

Gute Quellen für PABA

Das Vitamin ist vorwiegend in Leber sowie in Bierhefe, Weizenkeimen, Melasse und Joghurt enthalten. PABA wird aber auch im gesunden Milieu der Darmflora selbst von Bakterien hergestellt. Es gelangt dann als Teil von Folsäure oder als freies Vitamin ins Blut und ins Gewebe.

PABA konzentriert sich in den Hautzellen. Es kann die so genannte Scheckhaut (Vitiligo) stoppen und bessern, bei der sich hauptsächlich im Gesicht und an den Händen pigmentfreie weiße Flecken bilden.

Einfluss auf die Pigmentbildung

Das Vitamin konzentriert sich in den Hautzellen. In den äußeren Hautschichten, dem Stratum corneum, reagiert es bei intensiver Sonnenbestrahlung biologisch mit bestimmten Schutzsubstanzen. Durch diese Reaktion werden aus dem ultravioletten Lichtspektrum diejenigen Sonnenstrahlen herausgefiltert, die Sonnenbrand oder auch Hautkrebs verursachen können.

PABA kann auch Vitiligo stoppen und bessern, die so genannte Scheckhaut, bei der sich hauptsächlich im Gesicht und an den Händen pigmentfreie weiße Flecken bilden, die immer größer werden. Überhaupt hilft PABA überall dort, wo eine Pigmentbildung wichtig ist, also auch im Haar. Auf welche Weise – dies ist unter Wissenschaftlern noch nicht ganz geklärt. Möglicherweise wird PABA im Bedarfsfall vom Stoffwechsel aus der Aminosäure Phenylalanin synthetisiert, der das Vitamin in seiner chemischen Struktur sehr ähnelt. Phenylalanin ist der Rohstoff für Tyrosin, das zusammen mit Kupfer die Haut zum Schutz gegen Sonnenstrahlen bräunt.

Verwandtschaft mit Novocain

PABA ähnelt übrigens auch der Substanz Novocain, die möglicherweise den Alterungsprozess abbremsen sowie die Bildung von Falten, Runzeln und grauem Haar verhindern kann. US-Biochemiker glauben inzwischen, dass Novocain im Stoffwechsel zu PABA abgebaut wird.

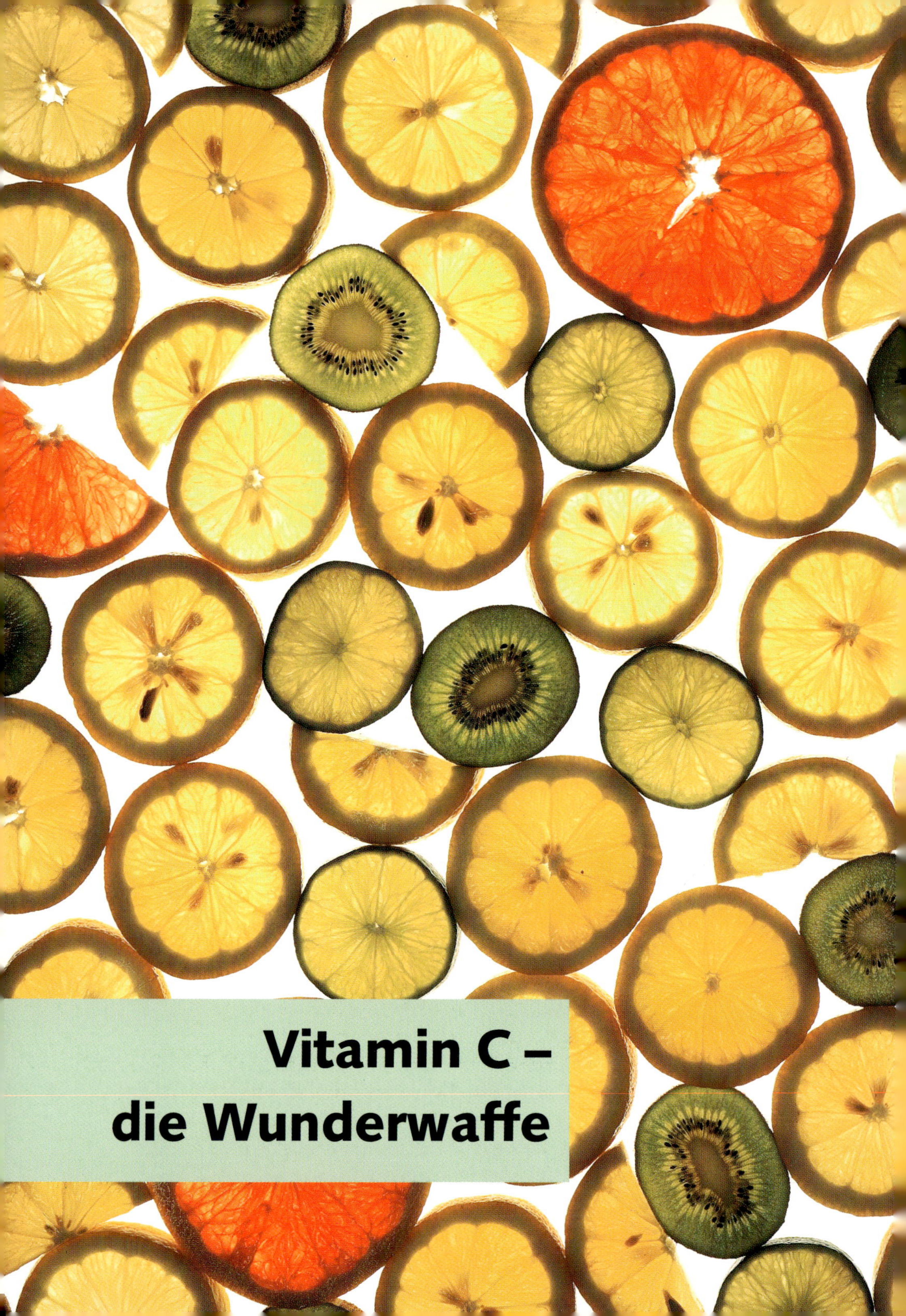

Vitamin C – die Wunderwaffe

Das Beste aus der Natur

Vor Milliarden Jahren gab es einen Punkt, an dem die Natur mit dem Wachstum ihrer Pflanzen und Mikroorganismen nicht mehr so recht zufrieden war. Überall wuchsen nur Moos, Algen, Flechten, nichts wollte so richtig in die Höhe wachsen oder in Bewegung geraten. »Ich brauche einen ganz simplen Stoff«, grübelte die Natur, »den ich aus den Atomen problemlos zusammenbasteln kann, die überall in Massen herumliegen, also ein Molekül aus Kohlenstoff, Wasserstoff und Sauerstoff. Der Stoff soll so klein und behende sein, dass er schneller als andere alle Stoffwechselhindernisse überwindet. Und er müsste so dynamisch sein, um die Entwicklung auf Erden voranzutreiben. Am besten wäre es, der Stoff wäre möglichst der Glukose ähnlich.« So erfand die Natur das Vitamin-C-Molekül.

Mensch wie Tier benötigen Vitamin C, denn durch diesen Biostoff werden Bewegung und Leben insgesamt überhaupt erst möglich.

Die Tiere sind Selbstversorger

Fast alle Tiere machen diese Immunsubstanz in ihrem Stoffwechsel aus Glukose selbst. Deshalb erkälten sie sich fast nie. Nur einige Affenarten, Vögel, Fische und Meerschweinchen sind von der Fähigkeit zur Eigenproduktion ausgenommen. Wenn ein Fuchs nachts im Schneesturm stundenlang auf die Jagd geht, produziert sein Stoffwechsel aus Glukose Vitamin C. Immer so viel, wie er gerade benötigt.

Ein Vitamin für alles Lebendige

Das Vitamin C in niederen und später in höheren Tieren katalysierte alle dynamischen Lebensvorgänge. Es machte Leben und Bewegung eigentlich erst möglich. Kein Wunder, dass die »immobilen Lebewesen«, die Pflanzen, verhältnismäßig wenig Vitamin C beanspruchen und brauchen. Je lebendiger ein Tier oder ein Mensch ist, desto mehr von diesem Stoff wird benötigt. Je weiter die biologische Entwicklung vom Tier zum Menschen voranschritt, umso mehr war Vitamin C daran beteiligt. Das »Bewusstsein« für die Unterscheidung von Farben, für den Verlauf der Zeit, die Entwicklung von Freude und Begeisterung wäre ohne Vitamin C undenkbar. Die Verwendung dieses Vitamins steigt mit der Weiterentwicklung des Lebens an.

Die Aufgaben von Vitamin C

Heute wissen wir, dass Vitamin C im Körper zwei große Aufgaben hat: Immunschutz und Stabilisierung der Psyche.

- Im Immunsystem ist das Vitamin der ärgste Feind aller Krankheitserreger, Parasiten, Viren, Mikroben und vor allem der freien Radikale, die das Vitamin besonders fürchten. Freie Radikale haben gegen Vitamin-C-Moleküle keine Chance. Weil freie Radikale das Altern und schließlich den Tod in uns Menschen hineintragen, ist Vitamin C zwangsläufig der beste Jungmacher.
- In unserer mentalen, der seelisch-geistigen Welt entzündet Vitamin C die Produktion von Hormonen, Nervenpeptiden und vor allem von Neurotransmittern (Nervenreizstoffen), über die alle unsere Empfindungen vermittelt werden. Ähnlich wie gesunde Körperzellen jung bleiben, sind Empfindungen aus einer gesunden Hormonstruktur grundsätzlich immer positiv.

Vitamin C hat im menschlichen Organismus zwei große Aufgaben: Immunschutz und Stabilisierung der Psyche. Vitamin C ist der stärkste Feind aller Krankheiten.

Der Schlüssel zum glücklichen Leben

Es ist ganz normal, dass man morgens aufwacht und dem Tag mit froher Erwartung und Freude entgegengeht, wie dies ähnlich übrigens auch bei den Tieren der Fall ist. Dann funktionieren die Hormone und Neurotransmitter richtig.

Wenn ein Mensch morgens unlustig, verzagt, voll düsterer Gedanken aus dem Bett steigt, stimmt etwas mit der Biochemie seines Gehirns und seiner Nerven nicht. Das darf ganz einfach nicht sein. Eine erhebliche Rolle oder überhaupt die Schlüsselfunktion zu einem glücklicheren Leben spielt das Vitamin C. Dies gilt vor allem für Menschen, die durch einen Mangel an Liebe schon in den ersten Lebenstagen und -wochen biochemisch »fehlprogrammiert« wurden, sowie für Menschen, die ständig unterdrückt sind und wenig Liebe und Wärme erfahren (lesen Sie darüber mehr auf Seite 170ff.).

Das Vitamin-C-Molekül ist so einfach gebaut, dass es schon, wenn auch in äußerst geringen Mengen, durch die Mundschleimhaut ins Blut gelangt – wenn wir z. B. eine Orange essen. Dass dieser Biostoff besonders schnell dem Stoffwechsel zugeführt wird, ist kein Zufall.

Depots werden rasch gefüllt

Nichts in unserem Stoffwechsel geschieht zufällig. Der Grund ist, dass eventuell erschöpfte Vitamin-C-Depots in Körperzellen möglichst schnell aufgefüllt werden. Dies macht den Menschen im Inneren widerstandsfähig gegen Krankheitserreger und schärft seinen Verstand in der Abwehr von Gefahren. Überschüssiges Vitamin C wird nicht gespeichert, sondern ausgeschieden.

Mit Vitamin C bekämpfen Sie Krampfadern, Hämorrhoidalleiden, Falten und Runzeln, außerdem festigt und glättet es die Gefäßwände.

Für ein kräftiges Bindegewebe

Noch eine wichtige Zusatzaufgabe hat Vitamin C in unserem Inneren zu erfüllen: Es kräftigt das Bindegewebe und verschweißt Eiweiß und andere Substanzen zu unzerreißbarem Kollagen. Außerdem festigt und glättet es alle Gefäßwände im Körper, von der dicken Vene bis zur mikroskopisch winzigen Kapillare. Mit Vitamin C bringt man Krampfadern und Hämorrhoiden zum Schrumpfen, Falten und Runzeln schwinden.

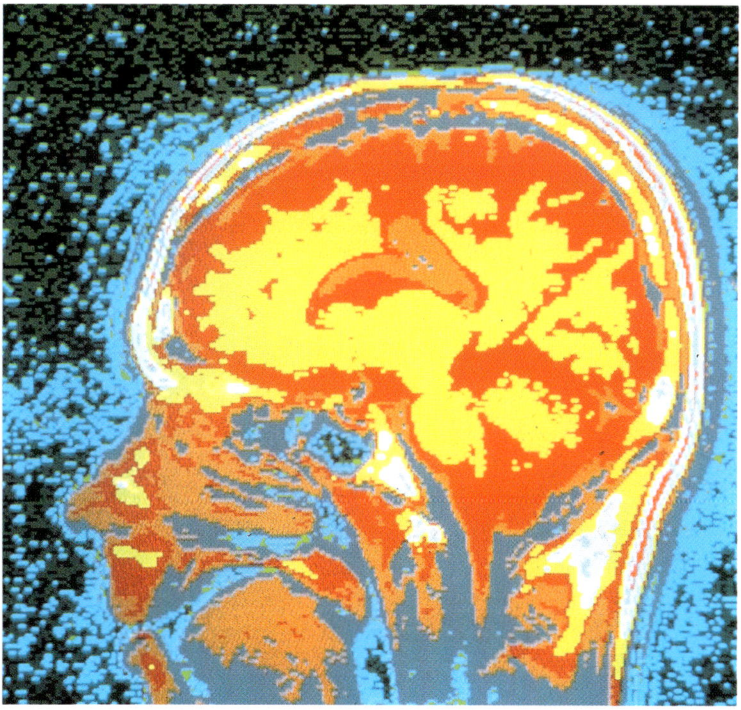

Im menschlichen Gehirn laufen in jeder Minute unzählige Stoffwechselvorgänge ab, Nervenreize werden weitergeleitet und Signale an alle Körperregionen gesendet. Ohne das lebenswichtige Vitamin C würde das alles nicht funktionieren.

Hält Zahnfleisch und Zähne gesund

Besonders deutlich zeigt sich dieser Prozess im Zahnfleisch und im Alveolarbein des Kieferknochens, der von allen Knochen im Körper den höchsten Kalziumumsatz hat. Da werden schließlich die Zähne festgehalten, damit man schön kräftig zubeißen kann.

Hohe Dosen von Vitamin C beseitigen im Nu Zahnfleischbluten, weil das Vitamin die unzähligen Minigefäße im Zahnfleisch heilt und festigt, meist schon 30 Minuten nach der Einnahme. Kalzium allein ist viel zu langsam auf seinem Weg zu Körperzellen, wenn es in großen Mengen benötigt wird. Es bildet mit Vitamin C Komplexe, so genannte Chelate, und wird dabei per Kurier im Eiltempo befördert. Dies zeigt sich vor allem in der Kalziumversorgung des Zahnbeins. Ohne Vitamin C ist Kalzium immer nur die Hälfte wert.

Mit viel Vitamin C kräftigen und stärken Sie Zähne und Zahnfleisch. Eine Zitrone täglich – und der kräftige Biss in den Apfel ist kein Problem mehr.

Zitrone tötet Kariesbakterien

Kalzium und Vitamin C sind die geheimen Feinde der Zahnärzte oder, besser gesagt, sie sind die Zahnärzte der Natur, also die Konkurrenz. In Kalifornien gibt es Biochemikerinnen, die – statt sich die Zähne zu putzen – zweimal täglich eine Zitrone essen und dabei den reinsten Atem und ganz saubere Zähne haben. Sie vertrauen auf die Selbstreinigungskräfte im Mund, zu denen auch der Speichel gehört.

Vitamin C tötet die Karies bildenden Bakterien an den Zähnen, kräftigt das Zahnfleisch, und Kalzium macht den Kieferknochen und die Zähne zum Bollwerk. »Das ist gesünder, als sich dreimal am Tag das Zahnfleisch wund zu schrubben«, behaupten moderne Biochemiker. Sie verweisen auf archäologische Gebisse von Menschen, die vor 5000 bis 10 000 Jahren gelebt haben und alle gesunde Zähne aufweisen, obwohl es damals keine Zahnpasta und keine Zahnärzte gab.

Schwefel verhindert Blutungen

Vitamin C bringt als Kurier auch Salze der Schwefelsäure in die gelartige Substanz zwischen den Körperzellen. Fehlen diese Salze, dann kommt es zu mikroskopisch winzigen Rissen im Bindegewebe, die sich zuallererst in blutendem Zahnfleisch und schlecht heilenden Wunden zeigen. Wichtig: Wenn das Zahnfleisch ohne eine mechanische äußere Verletzung blutet, kommt es auch überall sonst im Körper zu in den meisten Fällen verborgenen Blutungen.

Vitamin C stabilisiert das Gewicht

Vitamin C hilft bei der Synthese von Karnitin aus dem Eiweißbaustein Lysin. Dies ist für alle übergewichtigen und dicken Menschen von großer Wichtigkeit. Karnitin ist gewissermaßen das Taxi, das immer wieder die Fettmoleküle aus dem Blut abholt und zur Oxidation, also zur Verbrennung und Energiegewinnung ins Innere der Zelle chauffiert. Weil Vitamin C auch erst die Produktion von positiven fettschmelzenden Stresshormonen ermöglicht, ist dieses Vitamin der Schlankmacher Nummer eins.

Weil Vitamin C die Produktion von fettschmelzenden Stresshormonen ermöglicht, ist es der ideale Schlankmacher. Eigentlich ist es das Vitamin für die Schönheit schlechthin.

Regulativ des Eisenhaushalts

Besonders interessant ist folgende Tatsache: Tiere in freier Natur halten ihr Körpergewicht mit Hilfe von Vitamin C bis an ihr Lebensende stabil. Noch andere Aufgaben hat das Vitamin in unserem Körper: Es befreit Eisen aus der Darmwand und auch aus der Milz und transferiert es ins Blut, damit es die Zellen mit Sauerstoff versorgen kann.

Reparatur des Bindegewebes

Vitamin C spielt eine herausragende Rolle bei der Reparatur und Neubildung von Bindegewebe. Deswegen dient dieses Supermolekül auch bei Quetschungen, Prellungen und bei zahlreichen Sportverletzungen zur Vorbeugung und Heilung.

Warnzeichen für Vitamin-C-Mangel

- Zahnfleischbluten
- Häufige Erkältungen
- Neigung zu Schleimhautentzündungen
- Krampfadern
- Hämorrhoidalleiden
- Übergewicht
- Müdigkeit
- Nervenschwäche
- Konzentrationsmangel
- Depressive Verstimmungen
- Schlafstörungen
- Falten, Runzeln, Krähenfüße um die Augen
- Haarausfall
- Sehschwäche
- Mangel an Charme und Charisma

Die Funktionsweise von Vitamin C

Askorbinsäure (Vitamin C) ist ein weißes Kristall, das sich in Wasser löst und einen säuerlichen Geschmack ähnlich wie Zitronensaft hat. Es ist eine weiche Säure, etwas stärker als die Säure im Essig, aber weicher als die Säure in Grapefruit oder Zitronen.

Vitamin C kommt in vier verschiedenen Formen, so genannten Stereoisomeren, vor. Dabei ist die atomare Zusammensetzung stets gleich, das Molekül zeigt aber eine jeweils andere dreidimensionale Entfaltung. Dies befähigt das Vitamin, jeweils unterschiedliche Funktionen im Stoffwechsel auszuüben. Es macht Vitamin C also sehr vielseitig.

Vitamin C können Sie (fast) nicht überdosieren. Wenn Sie zu viel davon aufnehmen, wird es über den Urin innerhalb von 24 Stunden ausgeschieden. Eine geringe Menge davon wird von den Nieren zurückbehalten und an den Stoffwechsel abgegeben.

Rasche Aufnahme des Vitamins

Dieser erstaunliche Biostoff wird besonders schnell ins Blut aufgenommen und in die Körperzellen, aber auch in den Bereich der Zwischenzellen verschickt.

Seine höchsten Konzentrationen erreicht Vitamin C im Zentralnervensystem, in der Hirnanhangsdrüse und im Nebennierenmark. Es ist der Stoff, der aus den Aminosäuren (Eiweißbausteinen) so genannte biogene Amine macht, die biologisch aktive Form von Eiweiß. Auch die Leukozyten, die für das Immunsystem wichtigen weißen Blutkörperchen, enthalten hohe Konzentrationen von Vitamin C. Sie sind im gesunden Menschen regelrecht vollgepumpt mit Vitamin-C-Molekülen und damit gewissermaßen bis an die Zähne bewaffnet für den Kampf gegen Krankheitserreger.

Keine Überdosierung möglich

- Vitamin C ist nicht giftig.
- Ein Überschuss des Vitamins wird innerhalb von 24 Stunden über den Urin ausgeschieden. Eine geringe Menge wird dabei von den Nieren zurückbehalten und wieder an den Stoffwechsel abgegeben.
- Bei normaler Zufuhr von Vitamin C werden 90 Prozent über die Schleimhäute aufgenommen.
- Bei einer übermäßigen Aufnahme von Vitamin C werden nur etwa 50 Prozent verwendet.

Viel Obst zwischendurch essen

Nach neuen Erkenntnissen hat Vitamin C ein eigenes Transportprotein für das Einschleusen in die Körperzelle. Dieses Protein ist jedoch noch nicht entschlüsselt worden. Von Bedeutung ist aber, dass das Blut einen bestimmten Sättigungsgrad an diesem Vitamin hat und dass unsere Körperzellen nur begrenzte Transportmöglichkeiten für diese Biosubstanz in die Zelle haben.

Deshalb ist es wichtig, Vitamin-C-reiche Lebensmittel über den Tag verteilt zu sich zu nehmen.

Ganz besonders reich an Vitamin C sind:

- Frisches Obst
- Gemüse
- Salat
- Hülsenfrüchte

Bioflavonoide schützen Vitamin C

In diesen Pflanzen kommt das Vitamin stets in Kombination mit den so genannten Bioflavonoiden vor; das sind Schutzstoffe, die Pflanzen u. a. ihre wunderschönen, leuchtenden Farben verleihen.

Obwohl das Vitamin C Schutz vor freien Radikalen vermittelt, ist es selbst vor ihnen nicht sicher. Bioflavonoide schützen das Vitamin vor vorzeitiger Zerstörung und können seine Wirkung deshalb bis um das 20fache erhöhen.

Wenn Sie nicht nur den Saft einer Zitrone trinken, sondern auch das Fruchtfleisch mitessen, dann erhöht sich die Wirkung des Vitamin C um das 20fache! Ursache sind die Bioflavonoide im Fruchtfleisch der Zitrone.

Eine ganze Zitrone für Ihre Gesundheit

Wer eine ganze Zitrone samt ihrem Fruchtfleisch isst – so lautet der heiße Tipp moderner Biochemiker –, erzielt eine 20fach höhere Vitaminwirkung, als wenn er lediglich den Saft trinkt.

Wirksamer Radikalefänger

Dieser Biostoff ist neben Vitamin A, Vitamin E und Selen eines der vier wichtigsten so genannten Antioxidanzien im Kampf gegen freie Radikale und dient zur ständigen Verjüngung und Gesunderhaltung unserer Körperzellen. Freie Radikale sind Substanzen mit einem ungesättigten Elektron, die Heißhunger auf Oxidation haben. Sie wollen aus irgendeinem Molekül in unseren Zellen ein Elektron, ihre Lieblingsspeise, herausreißen und aufessen. Wenn dies geschieht, sind das Molekül und gleichzeitig auch die Zellbalance gestört, denn es kommt prompt zu einer Kettenreaktion.

Der Angriff der freien Radikale

Nach einem erfolgreichen Angriff der freien Radikale können nun Milliarden und Billionen weiterer freier Radikale in die geschwächte Zelle einfallen. Dies ist umso verhängnisvoller, als Trilliarden und Myriaden von freien Radikalen nur auf diese Chance warten. Sie schwärmen in explosiver Vermehrung aus, sind in Gift- und Schadstoffen enthalten und entwickeln ihre gefräßige Arbeit mit Unterstützung ultravioletter Sonnenstrahlen.

Schädliche Radikale entstehen in unserem Leben z. B. durch:

- Zu langes Sonnenbaden
- Umweltbelastung durch Luftverschmutzung und Gifte in Nahrungsmitteln
- Starkes Rauchen

Raucher sollten besonders viel Vitamin-C-reiche Kost zu sich nehmen, weil das Vitamin den vielen winzigen Fältchen und Runzeln, die sich vor allem bei Rauchern bilden, entgegenwirkt.

Rauchen ist eine riesige Fabrik für freie Radikale. Wie sehr Körperzellen dem Angriff erliegen, zeigt sich z. B. in den vielen winzigen Hautfältchen über der Oberlippe oder auch in tieferen Falten und Runzeln, wie sie Raucher oft schon in jüngeren Jahren entwickeln. Nikotinfreunde müssen also genau wie Menschen, die in schadstoffreicher Umgebung leben (z. B. in der Nähe qualmender Schornsteine), besonders viel Vitamin-C-reiche Kost zu sich nehmen.

Immuneigenschaften von Vitamin C

Die Schutzfunktion von Vitamin C beschränkt sich aber keineswegs nur auf die Unterstützung des Immunsystems. Dieser Immunstoff kümmert sich auch um den Schutz von Zellen oder Molekülen aller Art. Ein interessantes Beispiel liefern US-Stoffwechselphysiologen: Es geschieht nicht selten, dass übergewichtige und ständig müde Menschen beim Arzt nach einem Bluttest den Bescheid erhalten: »Sie haben ja überhaupt kein Thyroxin im Blut. Ihre Schilddrüse produziert zu wenig Hormone.« Thyroxin ist das Schilddrüsenhormon; es besteht zu zwei Dritteln aus Jod und zu einem Drittel aus dem Eiweißbaustein Tyrosin. Thyroxin ist das wichtige »Zündholz«, das die Verbrennung von Fettmolekülen in der Körperzelle erst ermöglicht.

Also verschreibt der Arzt seinem Patienten Jodtabletten. Doch ohne Erfolg: »Immer noch kein Thyroxin im Blut, Ihre Schilddrüse scheint ziemlich kaputt zu sein.« Selbst die Verordnung von Schilddrüsenhormonen bringt keinen Nutzen, da bleibt nur noch Ratlosigkeit.

Zwei Zitronen täglich als Fitmacher

In Wirklichkeit stellt die fleißige kleine Schilddrüse, die am Hals unterhalb des Kehlkopfs vor der Luftröhre liegt, oft ausreichend Thyroxin her. Das simple Molekül ist jedoch äußerst verletzlich, wird als einer der ersten Stoffe im Blut von freien Radikalen abgefangen, so dass es gar nicht zu den Körperzellen gelangen kann. Nur die Thyroxinmoleküle, die von mindestens zwölf Vitamin-C-Molekülen als »Immunpolizisten« begleitet werden, sind gegen freie Radikale geschützt und landen prompt in den Körperzellen.

Das Fazit: Zweimal am Tag eine Zitrone essen, liefert kerngesunde Thyroxinmoleküle und macht somit schlank und fit.

Wer zweimal am Tag eine Zitrone isst, schützt die Thyroxinmoleküle, die für Ihre Fitness und Schlankheit sorgen. Leider wird dies selbst von vielen Ärzten noch nicht erkannt.

Vitamin C senkt Krankheitskosten

Wenn unsere Ärzte häufiger die allerneuesten Erkenntnisse der Physiologen in ihre Therapie aufnehmen würden, bräuchten wir viel weniger Medikamente und dementsprechend weniger Krankenkassenbeiträge zu bezahlen. Möglich wurden diese Erkenntnisse allerdings erst durch innovative Analysemethoden, denen wir seit Beginn der neunziger Jahre des 20. Jahrhunderts viel Neues auch über solche Biostoffe verdanken, die in den üblichen Bluttests gar nicht auftauchen.

Gefahren beim Dauerleistungssport

Freie Radikale treten übrigens auch dann massiv auf, wenn wir kräftig Sport treiben. Je mehr Sauerstoff wir aufnehmen und verbrauchen, umso mehr aggressive Sauerstoffmoleküle drängen danach, irgendetwas zu oxidieren. Bei einem Marathonlauf z. B. reichen selbst riesige Vitamin-C-Reserven zur Abwehr oft nicht mehr aus. Deshalb bekommen Dauerleistungssportler, wie z. B. auch Radrennfahrer, häufig Infektionen der oberen Luftwege.

Das Vitamin-C-Molekül wirkt im Immunsystem auf unterschiedliche Weise: Einmal bekämpft es aktiv Viren und Bakterien, dann wieder hat es eine reine Schutzfunktion. Vitamin C erhöht die Interferonkonzentration im Gewebe; das sind körpereigene Immunsubstanzen, die gegen gefährliche Viren unterwegs sind. Das Vitamin arbeitet wie Interferon: Es erhöht die Konzentration der Immunglobuline im Blut und damit die Anzahl von Antikörpern. Es fördert die Ausschüttung von Hormonen der Thymusdrüse.

Die Folgen von Vitamin-C-Mangel

Vitamin C schützt Sie vor Krankheiten, indem es aktiv Viren und Bakterien im Körper bekämpft. Nutzen Sie die Kraft dieses Gesundheitsvitamins, bevor Sie zu Antibiotika greifen müssen.

Weil unsere Augen das wichtigste, weil lebenserhaltende und lebensrettende Sinnesorgan sind – sie zeigen die Gefahr und auch die Nahrung –, enthält die Tränenflüssigkeit 30- bis 50-mal mehr Vitamin C als das Blut. Die Konzentration der Immunsubstanz in der Linse wird nur vom Nervensystem und dem Nebennierenmark übertroffen.

Augenlinsen, in denen sich grauer Star (Katarakt) entwickelt, sind arm an Vitamin C. Zusätzliche Gaben des Vitamins (etwa ein Gramm pro Tag) können Katarakte stoppen und auflösen. Das Vitamin kann auch Menschen helfen, die an Glaukom leiden, dem grünen Star. In extrem hohen Dosen täglich kann Vitamin C den Augeninnendruck um durchschnittlich 16 mmHg (Milligramm Quecksilber – der Bemessungswert) senken und große Linderung verschaffen. Jeder Augeninnendruck über 17 mmHg bis hinauf zu etwa 50 mmHg ist krankhaft.

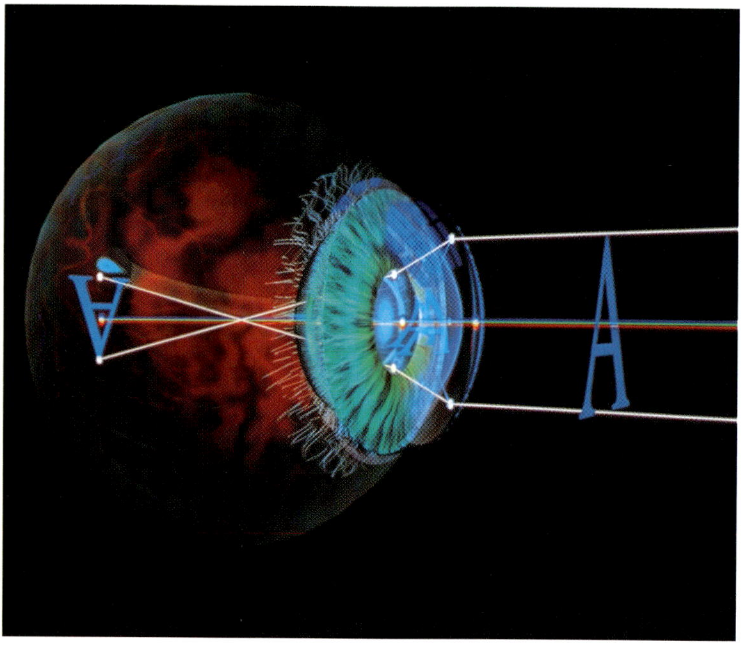

An der Linse werden die auf das Auge treffenden Lichtstrahlen gebrochen und auf die Netzhaut projiziert. Fehlt es dem Organismus an Vitamin C, kann es zur Trübung der Linse, dem grauen Star, kommen.

Vitamin C gegen Asthma

Die erstaunlichen Immuneigenschaften des Vitamins können auch Asthmakranken helfen, die – dies stellt sich in der Klinik oft heraus – zu wenig Askorbinsäure im Blut wie auch in den weißen Blutkörperchen, speziell den Lymphozyten, haben. Schon die Einnahme von einem Gramm Askorbinsäure pro Tag kann Bronchialasthma lindern. Vitamin C hat auch einen antihistaminen (entzündungshemmenden) und antiallergischen Effekt.

Die erstaunlichen Immuneigenschaften von Vitamin C können sogar Asthmakranken helfen, die zu wenig Vitamin C im Blut und in den weißen Blutkörperchen haben.

Vitamin C kontra Glukose

Askorbinsäure konkurriert allerdings mit Glukose, also mit Kohlenhydraten, um dieselben Landeplätze an den Körperzellen. Wer viel Zucker, Süßigkeiten, süße Getränke oder auch Spaghetti oder Kuchen isst, pumpt eher Glukose in die Zellen als Vitamin C. Deshalb erkälten sich Süßigkeitenfans häufiger als Menschen, die Zucker meiden.

Vitamin C spielt in der Körperzelle übrigens auch selbst den Notarzt. Es kann beispielsweise verbrauchte oder zerstörte Vitamin-E-Moleküle wieder zusammenflicken.

Vitamin C unterstützt die Wundheilung

Eine interessante Entdeckung ist, dass sich im Zentrum einer frischen Wunde jeweils viel Vitamin C ansammelt. Das Vitamin ist für die Neuentwicklung von Bindegewebe aus Kollagen unerlässlich. Kollagen ist ein spiralförmiges Supermolekül aus rund 1000 Aminosäuren oder 16 000 Atomen.

Aus den Eiweißbausteinen Glyzin und Prolin verschweißt und verknüpft sich unter Mithilfe von Vitamin C und dem Spurenelement Zink ein unzerreißbares Gewebe, das noch dazu durch Elastinfasern fest verwebt wird. Das so gebildete Gewebe ist dehnbar, dabei aber vergleichsweise reißfester als die Stahltrossen, von denen die Golden-Gate-Brücke in San Francisco gehalten wird.

Pfirsichhaut durch Vitamin C

Wenn wir unserem Körper viele Nährstoffe und vor allem viel Vitamin C zuführen, bleibt unsere Haut stets fest, glatt und elastisch. Bereits 30 Minuten nach einer Vitamin-C-reichen Nahrung wird die Kollagenproduktion bis um das Sechsfache angekurbelt.

Für bessere Cholesterinwerte

Neue wissenschaftliche Erkenntnisse zu Vitamin C:

- Dr. J. A. Simon von der University of California in San Francisco verblüfft mit einer überraschenden Entdeckung: Jedes Milligramm Vitamin C pro Deziliter Blut bedeutet – insbesondere bei Frauen – bis zu zwei oder gar drei Milligramm mehr des »guten« HDL-Cholesterins. Dr. Simons Fazit: Askorbinsäure spielt gerade beim weiblichen Geschlecht eine große Rolle für ein gesundes Cholesteringleichgewicht.

- Noch eine zweite Studie stammt von Dr. Simon: Vitamin C wirkt vorbeugend gegen Cholesteringallensteine. Solche Gallensteine bekommen am ehesten ältere Menschen oder solche, die Übergewicht haben, zuckerkrank sind oder mit Östrogen (weiblichen Geschlechsthormonen) behandelt werden. Sie entstehen durch einen Mangel an einem Enzym, das überschüssiges Cholesterin zu Gallensäuren abbaut.

- Dr. F. M. Steinberg vom Institut für Stoffwechsel und Ernährung der Universität von Washington in Seattle empfiehlt Rauchern dringend, mehr Vitamin-C-reiches Obst zu essen. Dadurch oxidiert in ihrem Körper weniger »schlechtes «LDL-Cholesterin, und die Gefahr einer Arteriosklerose sinkt. Dr. Steinberg schwört auf folgenden Gesundheitsdrink: 1 Teelöffel Askorbinsäurepulver (Apotheke) mit Tomatensaft verrühren, wenn vorrätig auch jeweils 1 Vitamin-E- und Beta-Karotin-Kapsel dazu schlucken.

In der Natur gibt es kein »krankes« Gehirn, sondern nur vorzeitig gealterte oder eben junge und damit gesunde Gehirn- und Nervenzellen.

Der Arteriosklerose vorbeugen

Askorbinsäure festigt auch unsere Blutgefäße. Sie hält die Innenwände glatt, so dass sich die gefährlichen Kristalle aus altem Cholesterin und Kalzium nicht anheften können, die für Gefäßverengungen und schließlich für Arteriosklerose verantwortlich sind.

Bei Mangelernährung werden Blutgefäße, vor allem die ohnehin schwächlichen Venen, porös, und dann kann Blut in das angrenzende Gewebe austreten. Diese kranken Blutgefäße kann Vitamin C reparieren, wobei es von Bioflavonoiden, also Pflanzenstoffen wie beispielsweise Rutin, unterstützt wird.

Von den etwa 7000 der Wissenschaft bekannten Bioflavonoiden arbeitet rund die Hälfte mit Vitamin C zusammen. Diese Kombination hat sich im Lauf der Entwicklungsgeschichte auch in dem Gefäßsystem der Pflanzen bewährt.

Der Einfluss auf die Psyche

Das Vitamin C spielt eine sehr wichtige Rolle für unsere Psyche. Als Schutz- und Betriebsstoff in unserer Hirnanhangsdrüse ermöglicht es die Ausschüttung von zehn Hormonen, die vier Regelkreise steuern:

- Sexualhormone
- Stresshormone
- Schilddrüsentätigkeit
- Wachstum

Vitamin C spielt in Bezug auf die Psyche eine ganz entscheidende Rolle: Es ermöglicht die Ausschüttung von zehn Hormonen und fördert darüber hinaus das Wachstum.

Blitzreaktionen mit Vitamin C

In unseren Nervenzellen sind u. a. Vitamin C und die Aminosäure Phenylalanin eingespeichert, um bei Bedarf blitzschnell Noradrenalin herzustellen, den Stoff, der uns wach und euphorisch macht. Bei einer plötzlich auftretenden gefährlichen Situation, z. B. einem Beinahe-Unfall, müssen wir blitzschnell reagieren. Dabei werden nahezu in Lichtgeschwindigkeit aus Phenylalanin der Eiweißstoff Tyrosin, dann L-Dopa, Dopamin und schließlich Noradrenalin synthetisiert.
An jeder einzelnen dieser metabolischen Stufen ist Vitamin C beteiligt. Noradrenalin wirkt (neben Adrenalin) erregend, es kurbelt den Blutdruck an und macht frisch. Seine euphorisierende Wirkung besteht in der Stimulation des Opiatpeptids Beta-Endorphin, das Gehirn- und Nervengewebe anregt und diese natürliche, körpereigene Glücksdroge am Leben hält, also vor vorzeitigem Abbau schützt.

Vitamin C als Droge?

Große Ideen, Kunstwerke, geniale Pläne und Entwürfe sind seit Menschengedenken immer unter Mitwirkung von Noradrenalin bzw. Beta-Endorphin entstanden, wobei Vitamin C eine Sonderrolle spielte. Entscheidend ist dabei nicht ein hoher Beta-Endorphinspiegel im Blut, sondern die Fähigkeit, einen niedrigen, so genannten basalen Beta-Endorphinspiegel rasch anzuheben.
In den USA behandeln Biochemiker selbstmordgefährdete und schwer depressive Menschen mit einer Therapie, die ihnen wieder zu einer natürlichen Beta-Endorphinproduktion verhilft. Diese Methode wirkt nicht anders, als wenn man Drogen wie Kokain nimmt. Auch Drogen stimulieren im Körper die Produktion von Beta-Endorphin – allerdings mit vielen gefährlichen Begleiterscheinungen. Der Einsatz dieser ohnehin illegalen Substanzen zu therapeutischen Zwecken ist deshalb keinesfalls anzuraten.

Wofür Vitamin C wichtig ist

- Immunfunktionen
- Kalziumstoffwechsel
- Bindegewebe, Kollagen
- Blutgefäßwände
- Zahnfleisch
- Fettverwertung
- Feste, glatte Haut
- Kräftiges Haar
- Sehstärke
- Positive Stimmungslage
- Gesunde Nerven
- Konzentrationsfähigkeit
- Schlaf
- Stressbewältigung

Das Vitamin ist empfindlich

Askorbinsäure ist sehr kontakt- und reaktionsfreudig. Im gesunden Milieu des sauren Magensafts überlebt das Vitamin gut. Es ist aber sehr empfindlich gegenüber Sauerstoff, wird in Licht, Hitze und in der Luft zerstört, die alle Oxidationsstoffe, also die freien Radikale, zu ihrer Vernichtungsarbeit stimulieren.

Bei dieser Oxidation wird dann Kupfer frei, das nur in »limitierter Auflage« für unseren Stoffwechsel gut ist. Zu viel Kupfer setzt sich in Gehirn- und Nervenzellen fest und macht nervös, in großen Mengen sogar übernervös oder psychisch krank. Wenn man einen Apfel durchschneidet, wird die Schnittfläche bald kupferfarben. Dieses Kupfer wird bei der Vernichtung von Vitamin C frei. Dies ist einer der Gründe, weshalb Obst und Gemüse möglichst frisch und unzerteilt bzw. bald nach dem Zerkleinern genossen werden sollten.

Vitamin C ist sehr empfindlich gegenüber Sauerstoff, Licht und Hitze. Unter diesen Bedingungen wird das Vitamin von freien Radikalen angegriffen.

Tiere verhalten sich instinktiv klüger

Wir Menschen machen uns bei allem Verstand und aller Intelligenz einen ganz falschen Begriff von Nährstoffen, speziell von Vitaminen. Viele Leute glauben tatsächlich, Vitamine seien eine Erfindung der Medizin oder der Pharmaindustrie und eher eine lästige Sache, die man seiner Gesundheit zuliebe eben einnehmen muss. Am wohlsten fühlt sich das Vitamin ohnehin nicht im Menschen, weil der ihm mit seiner fatalen Ernährung und Lebensweise übel mitspielt. Am liebsten ist ihm die Arbeit in Pflanzen und Tieren, weil es in deren Stoffwechsel viel besser geschützt wird und weil Pflanzen und Tiere viel besser wissen, welch wertvollen Freund sie an diesem Molekül haben. Vitamine entstanden vor vielen Hunderten Millionen von Jahren, als es noch keine Menschen gab. Kein Tier dachte jemals daran, Nahrung zu erhitzen und damit Vitamine zu töten. Wie alle Vitamine braucht auch Vitamin C seine Normaltemperatur, also Zimmer- oder Gartentemperatur, wie seit Urzeiten.

Die schlimmsten Vitaminfresser

Wenn die Sonne mittags hoch steht, schließen sich Pflanzen, um ihre Vitamine vor Wärme zu schützen. Wir Menschen besitzen zwar meist mehr Intelligenz, können zum Mond fliegen und Atomkraftwerke bauen. In vielerlei Beziehung aber sind wir viel dümmer als Pflanzen und Tiere. So haben wir zahlreiche, uns selbst schadende Verhaltensweisen und Gewohnheiten entwickelt:

- Jede Zigarette stiehlt uns allein bis zu 30 Milligramm Vitamin C.
- Ein leidenschaftlicher Gefühlsausbruch (Eifersucht, Verzweiflung, Aggression) kostet innerhalb von 20 Minuten bis zu 300 Milligramm Askorbinsäure.

Dazu kommen zahlreiche vitaminzerstörende Faktoren wie Fehlernährung, mangelnde Aufnahme im Magen-Darm-Trakt oder freie Radikale, die den Bedarf wesentlich erhöhen.

Nach einer durchzechten Nacht verhilft einem der Saft von vier Zitronen wieder zu einem klaren Kopf. Durch das Obstvitamin C werden die Gehirnfunktionen stabilisiert.

Viel hilft viel – hier stimmt's

Als antiquiert und überholt gelten vielen Wissenschaftlern die Empfehlungen der Deutschen Gesellschaft für Ernährung für die Zufuhr von Vitamin C. Wer sich daran hält, braucht sich möglicherweise über miserable Nerven und ständige Infektionen nicht zu beklagen. Bei dem für uns typischen Ernährungsverhalten kommen mit derlei Minirationen an Vitamin C nicht einmal Menschen aus, die einsam, friedlich und stressfrei auf einer Insel leben.

Vitamin C ist wasserlöslich, Überschüsse werden deshalb ausgeschwemmt. Auch da zeigt sich noch die Loyalität dieses kostbaren Naturstoffs. Denn selbst im Durchdringen der feinen Nierenfilter und in den Blasenschleimhäuten bekämpft Askorbinsäure Krankheitserreger wie Viren und Bakterien. Wer hohe Dosen von Vitamin C zu sich nimmt, kann sogar Nieren- und Blasenschwäche ausheilen.

Fit und wach statt schlapp und matt

Weil Dopamin ein Zwischenprodukt bei der Herstellung von Noradrenalin ist, ist auch dieser Nervenreizstoff von der Anwesenheit von Vitamin C abhängig. Dopamin ist für zahlreiche Gehirnfunktionen wichtig, vor allem für die Steuerung unserer Muskelnerven, für unsere Stimmungslage und unser Sexualleben. Auch für die Funktion des Nervenreizstoffs Serotonin wird Vitamin C benötigt, und zwar für den Abbau der Aminosäure Tryptophan zu diesem Stoff, der für innere Entspannung und Schlaf sorgt. Dass Wissenschaftler jetzt entdeckt haben, dass auch ein vierter wichtiger Nervenbotenstoff, Azetylcholin (beseitigt Gedächtnisschwäche und Konzentrationsmangel), von Vitamin C abhängig ist, beweist endgültig die Bedeutung dieses Obstvitamins für unseren Geistes- und Seelenzustand.

Ein Vitamin-C-Mangel kann äußerst unangenehme Folgen haben. Die gute Nachricht: Bereits eine Kurzkur mit sehr viel frischem Obst und Rohkost bzw. kurz gegartem Frischgemüse verbessert den Vitaminstatus innerhalb weniger Tage.

Die Gehirnzellen stärken

Der Saft von vier Zitronen führt schon eine Stunde nach der Einnahme zum Einbau zusätzlicher Landestellen (Rezeptoren) für das kostbare Azetylcholinmolekül. Abbau und Zerfall dieser Rezeptoren dagegen führen zum gefürchteten mentalen Alterungsprozess, zur Alzheimerkrankheit und zu einem massiven Abbau der Gehirnzellen. Jeder bekommt »Alzheimer« im Anfangsstadium, wenn er drei Tage und Nächte lang bei Nikotin, Alkohol, nährstoffarmer Partykost und miserabler, rauchgeschwängerter Luft durchfeiert. Alles Vitamin C ist restlos verpulvert, Gehirn- und Nervenzellen sind innerhalb kürzester Zeit um Jahrzehnte gealtert.

Am besten alles frisch essen

Obst und Gemüse, die Hauptlieferanten von Vitamin C, sollten möglichst im rohen Zustand verzehrt werden. Je längere Lieferwege und Lagerung sie hinter sich haben, desto geringere Konzentrationen an Askorbinsäure enthalten sie. Beim Lagern oder Zerkleinern, vor allem bei jedem Erwärmen oder Erhitzen gehen erhebliche Teile von Vitamin C verloren. Die Salate, die neuerdings in Supermärkten frisch zum Abpacken in Plastikbehältern angeboten werden, enthalten meist mehr Schad- und Giftstoffe (durch Schädlingsbekämpfungsmittel, Konservierungsmittel usw.) als Vitamin C. Dasselbe gilt, wenn auch in geringerem Maß, für tiefgefrorenes Obst oder Gemüse.

Entweder stellen Sie Ihre Vitamin-C-Versorgung sicher, indem Sie reichlich Frischobst essen oder regelmäßig Rohkost zu sich nehmen, oder Sie nehmen Vitaminpräparate aus der Apotheke oder dem Reformhaus. Die zweite Alternative ist die erheblich schlechtere – aber immer noch viel besser, als wenn Sie viel zu wenig oder überhaupt nichts für Ihren Vitamin-C-Haushalt tun.

Obst und Gemüse sind die Hauptlieferanten für Vitamin C. Sie sollten nach Möglichkeit in rohem Zustand verzehrt werden, weil Hitze einen großen Teil des Vitamingehalts zerstört.

Stärkung der Immunabwehr

Die wichtigste Wirkung leistet Vitamin C bei der Immunstärkung, d. h. bei der Kräftigung der körpereigenen Abwehrsysteme. Gerade deswegen wird der Einsatz von Vitamin C bei Virusinfektionen immer wieder so hervorgehoben.

Da die medizinische Virusforschung noch nicht die schlagkräftigen und nebenwirkungsfreien Antivirusmittel hervorgebracht hat, ist die Immunabwehrstärkung noch immer die bevorzugte Therapie. Auch hier gilt die bekannte Regel: Zitronen, Orangen, Grapefruits oder anderes frisches Obst essen, außerdem Gemüse und Salate. Greifen Sie immer zu den frischen Produkten, nie zu haltbaren Konserven, selten zu abgepackten und eventuell sehr lange gelagerten Waren.

Vitamin-C-Gehalt in Lebensmitteln

Lebensmittel	Milligramm (je 100 Gramm)	Lebensmittel	Milligramm (je 100 Gramm)
Holunderbeeren	37,1	Kohlrabi	25,8
Kiwis	36,7	Spargel	23,7
Orangen	35,4	Kohl	23,6
Zitrone mit Fruchtfleisch	34,0	Schweineleber	22,2
Zitronensaft	28,2	Brombeeren	21,2
Himbeeren	27,7	Sojabohnen (Tofu)	18,5
Grapefruitsaft (frisch gepresst)	26,3	Kartoffeln	18,0
Rüben, Zwiebeln	26,2	Tomaten	16,9
Spinat, Brokkoli	26,1	Artischocken	10,2
Grüne Erbsen	26,0	Äpfel	8,8

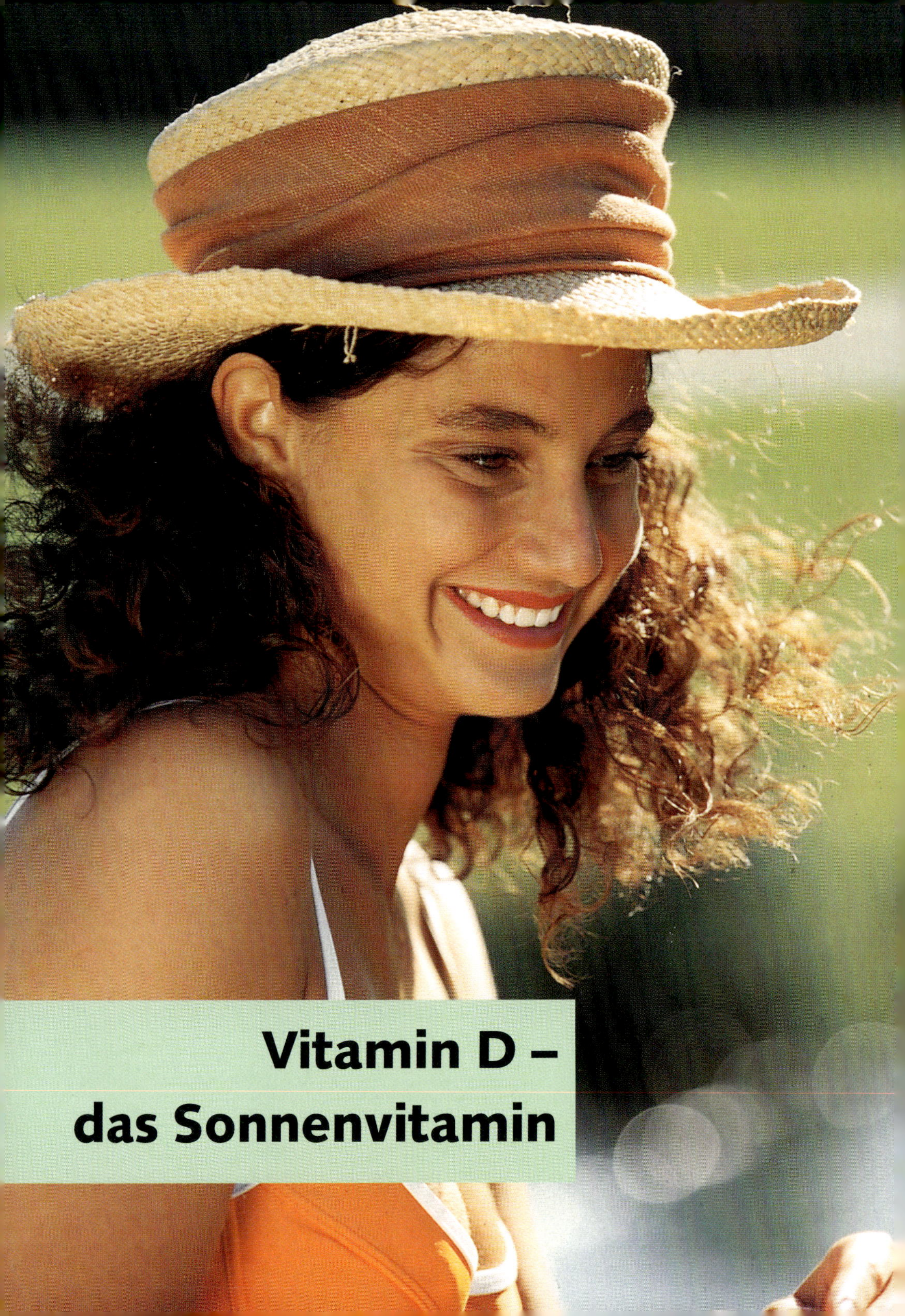

Vitamin D – das Sonnenvitamin

Entstanden aus Licht

Noch Mitte der neunziger Jahre waren Wissenschaftler davon überzeugt, dass die Hauptaufgaben dieses Vitamins der Kalziumstoffwechsel und der Knochenbau seien. Zu dieser Zeit war noch nicht so richtig bekannt, dass all unsere Körperzellen aus dem Zellkern heraus beherrscht werden.

In jedem Zellkern sitzen rund 80 000 tüchtige Gene, die den Stoffwechsel kontrollieren. Erst die moderne Genforschung ermöglichte einen aufregenden Blick in den Zellkern. Heute, zu Beginn des neuen Jahrtausends, liefert die Erforschung des Zellkerns atemberaubende Einblicke in die Entstehung und Behandlung von Krankheiten.

Die Sonne hat uns fest im Griff

Diesem gigantischen Feuerball und dem ständigen Wechsel zwischen Tag und Nacht ist es zu verdanken, dass sich vor Milliarden Jahren das erste Leben auf Erden regte. Die Natur, zu der ja auch die Sonne gehört, erfand vor vielen hundert Millionen Jahren eine winzige Molekülsubstanz, der Wissenschaftler viel später die Bezeichnung »Vitamin D« gaben. Sie sorgte auch dafür, dass wir dieses Vitamin nicht oder nur sehr begrenzt essen können, so wie dies bei anderen Vitaminen möglich ist. In diesem Fall bräuchten wir nämlich die Sonne gar nicht. Das Vitamin D wurde zu jener Substanz, mit dessen Hilfe die Sonne uns und alle Pflanzen und Tiere auf Erden beherrscht.

Vitamin D ist für die Aufnahme von Kalzium aus dem Darm und für den Einbau von Kalziumsalzen in die Knochen und Zähne unabdingbar.

Die Hauptaufgaben von Vitamin D

Acht Minuten dauert es, bis die Photonen, die Lichtteilchen, ihre abenteuerliche Weltallreise beendet haben und auf unserer Haut gelandet sind. Dort kriechen sie in cholesterinhaltige Zellen, und nun dauert es noch einmal – je nach Körpertemperatur – ein bis zwei Tage, ehe ein Vitamin-D-Molekül so richtig erwachsen ist. Weil wir es quasi selbst produzieren, halten Wissenschaftler es eher für ein Hormon als für ein

Vitamin. Menschen, die sich viel im Dunkeln aufhalten, synthetisieren weniger davon. Dazu gehören z. B. heranwachsende Babys im Mutterleib. Weil sie, nachdem sie das Licht der Welt erblickt haben, besonders viel Vitamin D brauchen, enthält die Muttermilch mehr als reichlich davon. Auch Fische bekommen nur wenig Licht, produzieren deshalb viel Vitamin D. Und Menschen in sonnenarmen Ländern, wie z. B. die Eskimos, produzieren in ihrer Haut weniger Vitamin D – dafür essen sie mehr Vitamin-D-haltigen Fisch.

Vitamin D hält das Skelett kräftig. Weil Frauen nach der Menopause Knochenmasse verlieren, müssen sie besonders auf eine ausreichende Vitamin-D-Zufuhr achten.

Wie das Vitamin in die Zellen gelangt

Wenn Vitamin-D-Moleküle fertig sind, schlüpfen sie in die Blutbahn und erreichen innerhalb von acht Sekunden die Körperzellen. Im Gegensatz zu anderen Nährstoffmolekülen (wie z. B. Vitamin C oder Glukose) brauchen sie die Schutzhülle der Zellen nicht erst mühsam nach den für sie bestimmten Rezeptoren (Ankerplätzen) abzusuchen, sondern sie gleiten gleich ins Innere der Zellen und durch eine weitere Schutzmembran in den Zellkern. Dort warten die Gene schon auf sie. Denn ähnlich wie das Vitamin A und das Schilddrüsenhormon ist Vitamin D ein so genannter Transkriptionsfaktor. Nach dem Muster der jeweiligen Gene prägt es eine kleine Schablone aus, nach der im Inneren der Zelle dann aus Aminosäuren das passende Protein geknüpft wird. Trillionen solcher Eiweißsynthesen finden in jeder Stunde in unserem Körper statt. Aus den Genen heraus stimuliert es Vitaminimpulse in allen Körperzellen. Je mehr wir uns also der Sonne aussetzen, desto mehr Schwung kann unser Stoffwechsel entfalten.

Warnzeichen für fehlendes Vitamin D

- Zahnausfall
- Eiternde Zähne
- Muskelschwäche
- Vergrößerte Gelenke an Knie, Knöchel und Hand
- Aufregung
- Nervöse Störungen
- Gereiztheit
- Schlafstörungen
- Pessimismus
- Depressive Verstimmungen
- Kurzsichtigkeit

Das Skelett wird gefestigt

Im Körper widmen sich die Vitaminmoleküle einer weiteren Aufgabe: der Aufnahme von Kalzium aus dem Darm und dem Einbau von Kalziumsalzen in Knochen und Zähne. Ebenso reguliert das Vitamin unseren Phosphat-(Phosphor-)Haushalt. Vitamin D hält also unser Skelett kräftig und stabil. Weil Frauen nach der Menopause Knochenmasse verlieren, müssen sie besonders auf ausreichende Vitamin-D-Zufuhr achten. Zwar werden 99 Prozent allen Kalziums für Knochen und Zähne benötigt, aber das eine freie Prozent hat es in sich. Kalzium spielt für die Nervenreizübertragung in allen Nerven- und Gehirnzellen die erste Geige. Über Kalziumkanäle fließen Kalziumionen von Zellmembran zu Zellmembran und leiten so die Nervensignale weiter. Die sind nicht nur für unsere koordinierte Muskelarbeit wichtig, sondern ebenso für die Übertragung von Hormonen, Wachstumsfaktoren oder auch den schon erwähnten Neurotransmittern, die uns beruhigen, heiter und optimistisch stimmen. Deshalb zählen Neurophysiologen Kalzium zu den besten natürlichen Beruhigungsmitteln.

Eine brandneue Entdeckung der Wissenschaft: Vitamin D steuert denselben Rezeptor im Zellkern der knochenbildenden Zellen an wie das Sexualhormon Östrogen.

Neue Funktionen wurden entdeckt

Wissenschaftler finden immer mehr Rezeptoren, so etwa in den Zellen des Immunsystems. Das Vitamin scheint für die Muskelkraft von Bedeutung zu sein, außerdem wirkt es mit Eisen zusammen. Interessant ist auch die Entdeckung, dass Vitamin D im Zellkern der knochenbildenden Zellen denselben Rezeptor ansteuert wie Östrogen. Bekanntlich führt ein Mangel an diesem Sexualhormon in den Wechseljahren zum Knochenabbau. Erstmals finden Biochemiker Zugang zu diesem Zusammenspiel von Östrogen, Kalzium und Vitamin D.

Kooperation beim Knochenbau

Das fettlösliche Vitamin D wird im Darm in Anwesenheit von Gallensalzen aus dem Nahrungsbrei herausgelöst und genauso wie Fettmoleküle oder Cholesterin in Eiweiß eingewickelt und damit als so genanntes Lipoprotein oder Chylomikron über den Blutkreislauf zur Leber geschickt. Dort wird das Vitamin wieder von seiner Eiweißverpackung befreit, denn im wässrigen Blut lassen sich Fettstoffe nicht anders transportieren. Ebenso wie das Vitamin D aus der Haut werden die Moleküle als so genanntes 25-Hydroxicholekalziferol zu den Nieren geschickt und dort noch einmal dynamisch aufgeladen. Jetzt steht es in fertiger Form »Gewehr bei Fuß«, um beim Knochenbau mitzuhelfen. Sein ebenso fettlösliches Schwestervitamin A steht ihm bei seiner zukünftigen Arbeit tatkräftig zur Seite.

Permanente Kalziumüberwachung

Vitamin D wacht jetzt äußerst konzentriert darüber, dass die Kalziumkonzentration im Blut nie unter einen bestimmten Wert abfällt. Dabei hilft ihm wiederum das Parathormon aus den Nebenschilddrüsen, die der Schilddrüse von hinten anliegen. Auf diese Weise ist bei ausreichend Kalzium im Blut stets für gesunde, kräftige Knochen gesorgt. Unsere Knochen (und auch die Zähne) sind ja nie gleich fest, sondern sie verändern ihre Struktur von Stunde zu Stunde je nach Nahrungszufuhr. Verbrauchte Knochenmasse wird abgebaut, neue aufgebaut.

Wenn Kalzium in der Nahrung fehlt, wird es unablässig weiter aus den Knochen entnommen. Dies führt zu Osteoporose (Abbau der Knochensubstanz), Osteomalazie (Knochenerweichung) oder Rachitis.

Wie Sie Ihre Knochen festigen

Wenn Sie morgens müde Knochen haben, dann aber 200 Gramm Käse essen und den Saft von zwei Zitronen dazu trinken, haben Sie mittags schon viel festere Knochen, vor allem wenn Sie Ihr Skelett auch noch belasten, z. B. durch Gymnastik. In diesem ständigen Wechsel liegt für jeden die Chance, aus schwachen Knochen kerngesunde zu machen.

Kalzium im Stoffwechsel

Wenn die Kalziumkonzentration im Blut sinkt, wird Parathormon ins Blut gepumpt, das die Produktion von Vitamin D in den Nieren anregt. Die Schleimhautzellen im Darm erhalten den Auftrag, mehr Kalzium und Phosphatsalze ins Blut zu verschicken. Außerdem halten die Nieren jetzt verstärkt Kalzium zurück, geben das wichtige Mineral also nicht mehr an den Urin ab. Schließlich wird auch noch Kalzium aus den Knochen abgezogen und ins Blut versandt. Das eine freie Prozent an Kalzium im Blut darf also nie auf einen tieferen Wert fallen. Sonst könnten wir unsere Muskeln bald nicht mehr bewegen, und das Herz würde stehen bleiben. Deshalb stehen für Kalzium im Darm ganz spezielle Transportschiffchen, so genannte Calbindine, zur Verfügung, die das Mineral rasch ins Blut schleusen und auch an stoffwechselaktive Enzyme und Proteine anbinden. Bestimmte Vitamine und Mineralien, wie z. B. Vitamin C und Kalzium, reisen im Stoffwechsel also erster Klasse.

Ihr täglicher Bedarf an Vitamin D

- Kinder, Jugendliche und Erwachsene brauchen täglich zwischen fünf und zehn Mikrogramm, Heranwachsende eher noch mehr.

- Diese Werte gelten für Personen, die fast nie an die Sonne kommen und ihren Vitamin-D-Bedarf über die Nahrung decken müssen.

- Wer täglich 20 Minuten in die Sonne kommt oder viel Hautfläche 30 Minuten lang dem hellen Tageslicht aussetzen kann, braucht nur die Hälfte bis zwei Drittel der genannten Werte.

Ausgleich des Kalziumspiegels

Wenn in den Darmwänden genügend Kalzium angesammelt ist, sorgt Vitamin D dafür, dass die Knochen ihren Kalziumverlust wieder ersetzt bekommen. Wenn aber Kalzium in der Nahrung fehlt, wird es unablässig weiter aus den Knochen entnommen, um den Kalziumspiegel auf seinem Pegel zu halten. Dies führt zu Osteoporose (Abbau von Knochensubstanz). Wenn auch noch Vitamin D fehlt, kommt es zu Osteomalazie (Knochenerweichung) oder bei Kindern zu Rachitis. Ohne Vitamin D werden sowohl Kalzium als auch Phosphor nicht ausreichend aus dem Darm aufgenommen. Ein Vitamin-D-Mangel kann Folge mangelhafter Fettverwertung sein: Ohne Gallensäuren gelangt Vitamin D aus dem Darm nicht ins Blut.

Weil unsere Vorfahren sich hauptsächlich im Freien aufhielten, hatten sie bezüglich ihres Vitamin-D-Stoffwechsels weit weniger Probleme als wir.

Allzu viel ist ungesund

Vitamin D ist fettlöslich und kann somit im Organismus gespeichert werden. Deshalb sollte man das Vitamin nicht unkontrolliert zu sich nehmen. Obwohl Rohkost kaum oder gar kein Vitamin D enthält, das Vitamin in der Nahrung ohnehin rar ist, kann man den Bedarf problemlos mit Fisch (Hering, Sardine, Makrele, Forelle), Leber, Butter, Milch und Eiern decken. Unnatürliche Dosen von Vitamin D, z. B. in Tablettenform, können schwer wiegende Folgen haben: Ganz abgesehen davon, dass das Vitamin selbst in hoher Blut- oder Gewebekonzentration giftig werden kann, kommt es zu Hyperkalzämie, einem zu hohen Kalziumspiegel im Blut. Das überschüssige Kalzium sucht sich dann weiches Gewebe wie Nieren, Herz, Lunge oder Gefäße aus, um sich hier in Form von Kalk abzulagern. Folge ist u. a. Arteriosklerose.

Plakat

Vitamin-D-Gehalt in Lebensmitteln		
Lebensmittel	**Menge**	**Mikrogramm**
Lebertran	2 Teelöffel	242
Hering	100 Gramm	25
Makrele	100 Gramm	24
Lachs	100 Gramm	12
Ölsardinen	100 Gramm	9
Thunfisch	100 Gramm	6
Milch	1 Tasse	3
Vollkorngetreide	100 Gramm	3
Eier	1 Eigelb	1
Rinderleber	100 Gramm	1

Wenn Sie sich eine attraktive Bräune zulegen, nehmen Sie bis zu zwei Drittel mehr Vitamin D über Ihre Haut auf als vorher, als Sie noch blass waren. Aber Vorsicht: Zu viel Sonne kann im schlimmsten Fall Hautkrebs verursachen.

Sonnenbräune – nur in Maßen gesund

Das Melanin in der Haut, der dunkle Pigmentstoff aus Kupfer und dem Eiweißbaustein Tyrosin, hält UV-Strahlen ab und die Vitamin-D-Produktion niedrig. Wenn wir uns nun eine attraktive Sonnenbräune zulegen, bilden wir möglicherweise bis zu zwei Drittel mehr Vitamin D in der Haut als vorher. Aber bei anhaltendem Sonnenbaden wird das Cholesterinsubstrat in der Haut anstatt zu Vitamin D zu inaktiven Lichtprodukten, wie z. B. Lumisterin, abgebaut, damit kein Schaden angerichtet wird. Die Vitamin-D-Synthese aus der Haut ist bei Sonnenanbetern deutlich gestört: Die ersten Sonnentage kräftigen und beleben noch, wochenlanges Sonnenbaden macht aber müde und schlapp.

Sonne oder Milch – je nach Lebensweise

Menschen, die sich oft in geschlossenen Räumen aufhalten, müssen ihren Vitamin-D-Bedarf zusätzlich über die Nahrung decken. Ideal dafür ist Milch – ein Liter davon kann den Tagesbedarf gewährleisten. Personen, die deutlich gebräunt sind, weil sie keinen Sonnenstrahl auslassen und oft ins Bräunungsstudio gehen, brauchen eine entsprechend geringere Vitamin-D-Zufuhr über die Nahrung. Aus Sicht der Vitamin-D-Versorgung ist keine Extraportion Milch nötig.

Auch aktiv für das Immunsystem

- 1998 fand der US-Genforscher Dr. H. F. DeLuca vom Institut für Biochemie an der Universität von Wisconsin-Madison heraus, dass das Sonnenvitamin im Zellkern noch andere wichtige Funktionen als die bisher bekannten erfüllt.
- Bevor es nämlich als Transkriptionsfaktor für jede Menge Eiweißsynthesen und damit für Zellstoffwechselschwung sorgt, greift es unmittelbar in die DNS (Desoxyribonukleinsäure) ein, jenen langen Doppelstrang des Molekülfadens, auf dem 80000 aktive und schätzungsweise 50000 inaktive Gene sitzen.
- In dieser Funktion wirkt es vermutlich als Bestandteil des Immunsystems, insbesondere bei der Bekämpfung autoimmuner Erkrankungen wie rheumatoider Arthritis oder multipler Sklerose.
- Nach ganz neuen Erkenntnissen hilft Vitamin D möglicherweise besser gegen Abstoßreaktionen nach Transplantationen als der vielfach eingesetzte Wirkstoff Zyklosporin.

Wenn Sie sich keinen Sonnenstrahl entgehen lassen und oft im Sonnenstudio bräunen, dann brauchen Sie entsprechend weniger Vitamin-D-Zufuhr über die Nahrung als jemand, der sich ständig in geschlossenen Räumen aufhält.

Kalzium gegen giftiges Blei

Menschen mit niedrigen Vitamin-D-Konzentrationen im Blut nehmen den Giftstoff Blei schneller auf, sind also weniger geschützt. Die gefährlichen Bleimoleküle benutzen in der Darmschleimhaut dieselben Transportwege wie Vitamin D. Deshalb ist es wichtig, ausreichend Kalzium zu sich zu nehmen (beispielsweise mit Milch, Käse), damit der Konkurrenzkampf im Organismus gegen giftiges Blei täglich neu gewonnen werden kann.

Dafür ist Vitamin D wichtig

- Kräftige Zähne
- Gesunder Kalziumstoffwechsel
- Gute Nerven
- Optimismus
- Entspanntheit
- Muskeltätigkeit
- Kräftiges Herz
- Immunsystem
- Hormonbildung
- Kreislauf
- Entgiftung des Körpers vom Giftstoff Blei
- Vorbeugung gegen Osteoporose
- Knochenbau

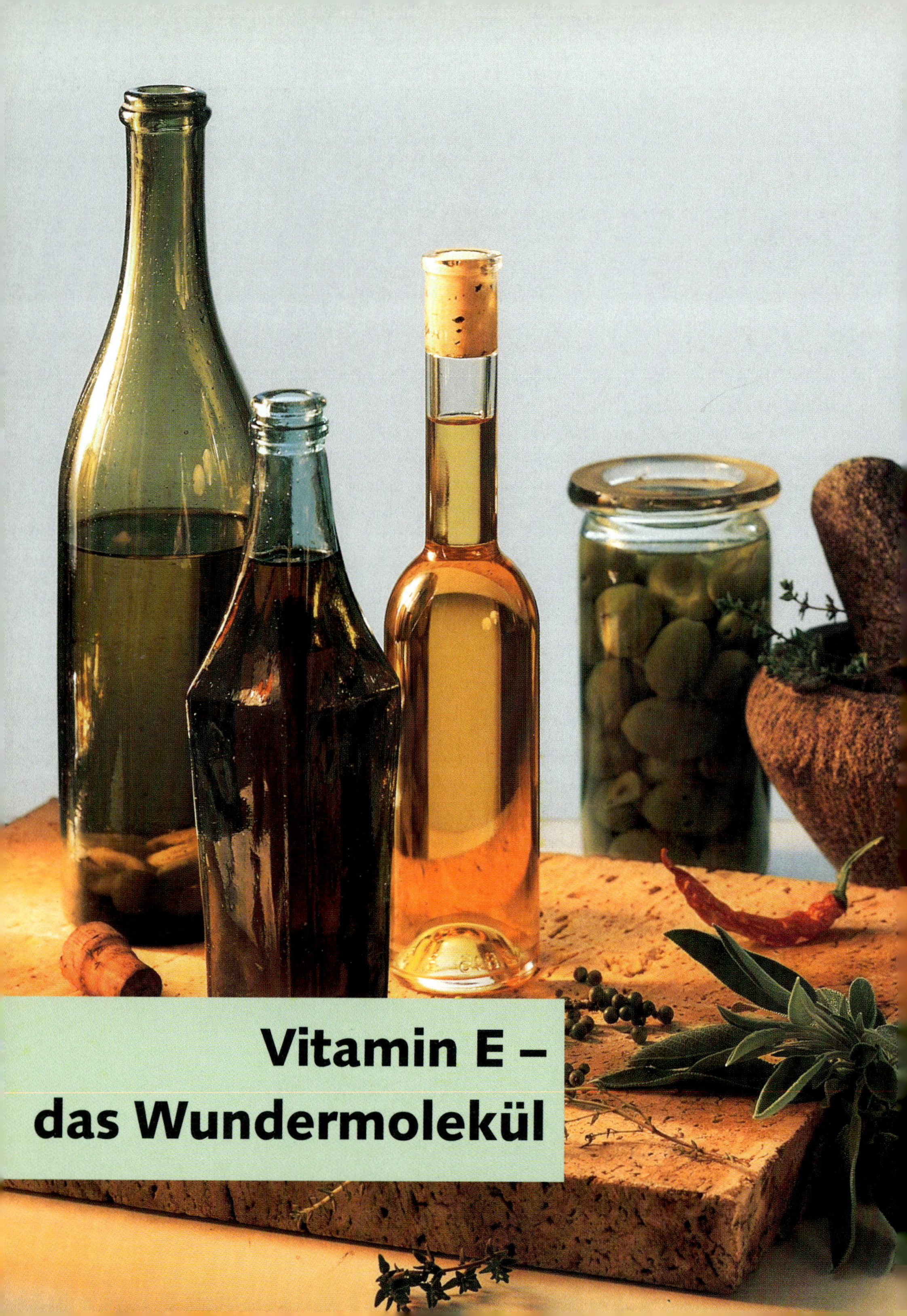

Vitamin E – das Wundermolekül

Freund der Körperzellen

Von allen Schneeflocken, die im Lauf eines Winters vom Himmel herabschweben, sind in ihrer wunderschönen kristallinen Struktur keine zwei gleich. Ganz egal, wie viele Trilliarden dieser Schneekristalle herabschneien, sie zeigen sich alle als einzigartiges Kristall, das es in dieser Art nie gegeben hat und nie wieder geben wird. Da kann man nur staunen, in Bewunderung verharren. Das Vitamin E übertrifft die Schneeflocken noch in der Mannigfaltigkeit seiner Erscheinungsformen. Woher die Natur diesen genialen Einfallsreichtum nimmt, bleibt rätselhaft.

Vielfalt aus einfachen Bestandteilen

Es gibt mindestens acht verschiedene Formen von Vitamin E, die so genannten Tokopherole. Sie werden allesamt aus nur drei Elementen kombiniert: Wasserstoff, Sauerstoff und Kohlenstoff.

In ihrem räumlichen Aufbau sind alle Vitamin-E-Moleküle unterschiedlich; darin ähneln sie den Schneeflocken. Kein Vitamin-E-Molekül ist mit dem anderen identisch. Es gibt aber auch synthetisch hergestelltes Vitamin E. Da sind alle Moleküle gleich. Sie entwickeln zwar auch Wirkung im Stoffwechsel, aber genau genommen sind sie vergleichsweise »tote« Stoffe. Die faszinierende Vielfalt und Lebendigkeit der natürlichen Moleküle fehlen ihnen.

Es gibt mindestens acht verschiedene Sorten von Vitamin E, die Tokopherole. Sie bestehen zwar alle aus Wasserstoff, Sauerstoff und Kohlenstoff, sind in ihrer Wirkung aber höchst unterschiedlich.

Die Schutzpolizei des Körpers

Vitamin E erfüllt in unserem Körper den wichtigen Schutzauftrag, freie Radikale zu bekämpfen und Fettsäuren, speziell die mehrfach ungesättigten Fettsäuren, vor diesen gefräßigen Stoffwechselraubtieren zu schützen. Die ungesättigten Fettsäuren sind sehr wichtig (z. B. für alle Zellmembranen), aber leider verletzlich. Sie werden von freien Radikalen angegriffen und zerstört. Ohne Gegenwehr würde sich die Zerstörung der ungesättigten Fettsäuren durch freie Radikale wie beim Schneeballsystem oder bei einer Kettenreaktion rasant fortsetzen. Aber das Vitamin-E-Molekül schnappt sich dann so ein Radikalemolekül und wandelt es durch die Abgabe eines Elektrons oder eines Ions in eine neutrale, ungefährliche Substanz um, die abgebaut und über den Urin ausgeschieden werden kann.

Wenn in Ihrer Nahrung zu wenig Vitamin E enthalten ist, wird Fett in Ihrem Körper ranzig. Typische Zeichen sind beispielsweise die so genannten Altersflecken an den Händen.

Altersflecken durch Vitamin-E-Mangel

Immer dort, wo die Schutzfunktion von Antioxidanzien wie Vitamin E fehlt, wird Fett zerstört. So beispielsweise auch in der Butter, wenn man sie offen dem Licht aussetzt. Sie wird ranzig, was nichts anderes bedeutet, als dass die in ihr enthaltenen Fettsäuren von freien Radikalen angegriffen und zerstört werden. Wenn in unserer Nahrung zu wenig Vitamin E enthalten ist, wird Fett in unserem Körper auf eben diese Weise ranzig. Typische Zeichen sind die Altersflecken an unseren Händen. Sie sind Anhäufungen von Fettstoffen, die durch freie Radikale oxidiert wurden, kaum abbaubar sind und mit Eiweiß harte Verbindungen eingehen. Diese so genannten Lipofuszine treten auch unsichtbar in der Lunge, im Nervensystem, im Gehirn, in den Nieren, Fettzellen, Muskeln und in anderen Geweben auf. Bei ausreichender Versorgung mit Vitamin E aber können sie sich gar nicht erst bilden.

10 000 Attacken täglich

Wissenschaftler haben ausgerechnet, dass jede Körperzelle pro Tag etwa 10 000-mal von freien Radikalen angegriffen wird. Man kann sich also ausmalen, welche bedeutende Schutzfunktion die Antioxidanzien – vor allem Vitamin A, Vitamin C, Vitamin E und Selen – haben. Dementsprechend sind Beschwerden und Krankheiten oft lediglich Folge eines Mangels an Antioxidanzien wie Vitamin E. Freie Radikale zerstören dann Zellkerne und Zellen. Und sie vermehren sich außerdem explosiv im zerstörten Zellgut.

Förderung der Zellatmung

Vitamin E schützt die roten Blutkörperchen, die den Sauerstoff transportieren, auf ihrem Weg zum Herz und zu allen anderen Organen. Weil es Sauerstoff schützt, hilft es überall im Körper bei der Zellatmung mit. Vitamin E sorgt dafür, dass Muskeln und Nerven mit möglichst wenig Sauerstoff auskommen, was Kraft und Ausdauer erhöht. Leistungssportler, die viel Atemluft durch ihre Lungen jagen, pressen auch viel mehr Sauerstoff in Blut und Gewebe als Nichtsportler. Dieser Sauerstoff kann zu Oxidationsvorgängen führen und sich in freie Radikale, so genannte Sauerstoffperoxide, umwandeln. Deshalb müssen sehr sportliche Menschen auf ihre Vitamin-E-Versorgung achten.

Vitamin E verhindert Durchblutungsstörungen, weil es der Blutgerinnung und der Klumpenbildung im Blut vorbeugt.

Schutzfunktionen von Vitamin E

Vitamin E beseitigt oder verhindert Durchblutungsstörungen, weil es der Blutgerinnung und Klumpenbildung im Blut vorbeugt. Alle wichtigen Drüsen wie Hirnanhangsdrüse, Thymusdrüse oder Nebennierenrinde werden durch Vitamin E geschützt. Ein Mangel an diesem Biostoff führt beim Mann zu ungenügender Spermienproduktion und damit ebenso zu Unfruchtbarkeit wie bei der Frau, die eine Gebärmutterfehlfunktion entwickeln kann. Vitamin E schützt auch das Vitamin A vor freien Radikalen, und beide gemeinsam zählen zu den wichtigsten Immunfaktoren in unserem Auge, vor allem in Linse und Netzhaut.

Vitamin E aus Pflanzenölen

Enthalten sind die verschiedenen Tokopherole, also Vitamin E, vor allem in den Pflanzenölen, die aus Getreidekeimen oder Samen gewonnen werden, z. B. Sonnenblumen-, Soja- und Olivenöl. Bereits im Pflanzenkeim findet Vitamin E seine Bestimmung: Es schützt die mehrfach ungesättigten und vor allem unter Sonneneinwirkung sehr verletzlichen Fettsäuren vor Oxidation durch freie Radikale.

Warnzeichen für Vitamin-E-Mangel

- Sehschwäche
- Welke Haut
- Müdigkeit, Leistungsschwäche
- Entzündungen im gesamten Verdauungstrakt
- Unfruchtbarkeit
- Herzkrankheiten
- Altersflecken
- Nervöse Reizbarkeit
- Konzentrationsschwäche
- Schlecht heilende Wunden

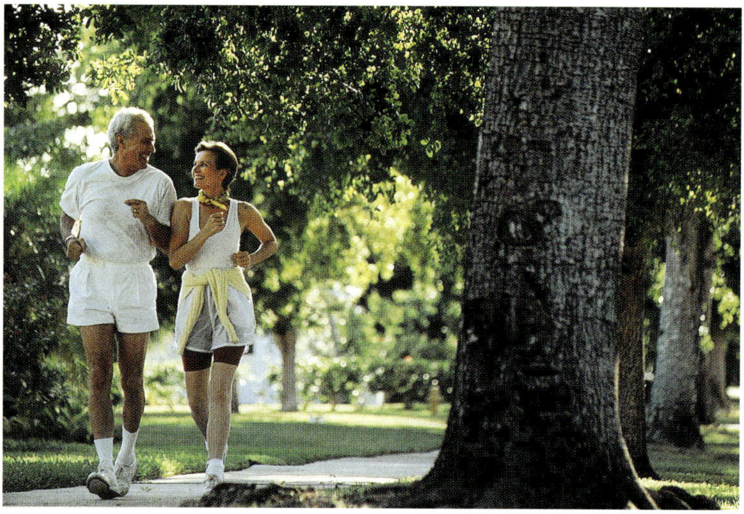

Sportliche Menschen müssen auf ihre Vitamin-E-Zufuhr achten, denn Tokopherole schützen rote Blutkörperchen, die Sauerstoff zu den Muskeln transportieren.

Fett und Vitamine – Hand in Hand

Im Darm wird Vitamin E in Verbindung mit Fettmolekülen aufgenommen. Wie auch für die anderen Vitamine A, D und K, die ebenfalls fettlöslich sind, ist für die Freisetzung im Darm stets etwas Fett in der Nahrung notwendig. Aufgenommen werden bei normaler Verdauung ohnehin nur zwischen 20 und 40 Prozent des im Nahrungsbrei enthaltenen Vitamins.

Wer zu viel fette Wurst, Weißbrot, Nudeln, Zucker, Süßigkeiten und andere »leere« Lebensmittel zu sich nimmt, bei dem wächst die Gefahr einer Gefäßverengung und Arteriosklerose. Mit genügend Vitamin E kann man dem vorbeugen.

Der Weg des Vitamins zu den Zellen

Vitamin E wird zuerst in Eiweiß eingewickelt und damit in Form eines so genannten Chylomikrons über das Lymphsystem zur Leber versandt. Von hier aus geht Vitamin E im Blut dann denselben Weg wie Triglyzeride und andere Fettstoffe: in Lipoproteinen (Fetteiweißstoffen) zum Fettgewebe oder zu allen Zellmembranen im Körper.

Auf diese Weise wird Vitamin E viel gleichmäßiger im gesamten Organismus verteilt als beispielsweise seine fettlöslichen Geschwister Vitamin A und Vitamin D.

Deshalb ist Vitamin E in sehr hoher Dosierung bei weitem nicht so gefährlich und nicht so giftig wie die Vitamine A und D. In den Fettzellen sind 99 Prozent des Vitamins friedlich mit den Triglyzeriden gespeichert, die für Speckpolster verantwortlich sind.

Vorbeugung gegen Arteriosklerose

Die wirkungsvollste Form (Alpha-Tokopherole) reist im Blut zusammen mit dem so genannten VLDL-Cholesterin (VLDL = Very Low Density Lipoprotein, Lipoprotein mit sehr niedriger Dichte), dem fälschlich als »Bösewicht« eingestuften Cholesterinstoff, der angeblich zu Arteriosklerose führt. Dieses Molekül enthält viel Fett, das jedoch bei idealer Ernährung (z. B. mit viel Pflanzenölen) verwertet wird und keinen Schaden anrichtet. Dabei liefert es auch seinen Anteil an Vitamin E bis in die entlegensten Ecken unseres Körpers. Wenn wir jedoch viel fette Wurst, Weißbrot, Nudeln, Zucker, Süßigkeiten und andere »leere« Lebensmittel essen, macht die Leber zusätzlich Fett daraus und schickt sie als weitere VLDL-Moleküle ins Blut. Ohne Hilfe reichern sich diese Lipidstoffe im Blut mehr und mehr an, weil die Zellen sie nicht annehmen. Irgendwann haften sie dann an den Arterienwänden. Jetzt wächst die Gefahr einer Gefäßverengung und Arteriosklerose.

Vitamin E wirkt entzündungshemmend

Vitamin E hat eine weitere Eigenschaft, der Wissenschaftler in den letzten Jahren auf die Spur gekommen sind: Es wirkt entzündungshemmend. Das Vitamin unterdrückt die Produktion von Entzündungsstoffen wie Leukotrienen und Prostaglandinen, z. B. als Folge von zu hohem Fleischverzehr. Die im Fleisch enthaltene Arachidonsäure, eine Fettsäure, ist eine wichtige biologische Vorstufe von Prostaglandinen und Leukotrienen, die im Körpergewebe als Reaktionsprodukte (z. B. als Schmerzsubstanzen) entstehen. Wer aber zu viel Fleisch isst oder zu wenig Vitamin E einnimmt, entwickelt zu hohe Konzentrationen an Arachidonsäure und damit an Entzündungsstoffen.

Bei einer durchfeierten Nacht mit viel Alkohol und Nikotin bleiben Milliarden von Blutkörperchen auf der Strecke. Daher sollte man am nächsten Tag einen Esslöffel Sonnenblumenöl, das viel Vitamin E enthält, zu sich nehmen. So verkraftet man solche Vergnügungen viel besser.

Die Wirkweise von Vitamin E

Das Vitamin E hat seinen Arbeitsplatz vor allem in der ölig-feuchten Membranschicht aller Körperzellen. Diese Schutzschicht um die Zelle ist eine Art Hauptbahnhof für Abermilliarden Nährstoff- oder Hormonmoleküle, die hier in jeder Minute über ein verwirrendes, aber perfektes Kanalsystem ins Zellinnere weitergeleitet werden. Vitamin E spielt dabei so etwas wie die Bahnpolizei, die vor allem ein scharfes Auge auf alle freien Radikale hat. Die lauern gerade in der Zellmembran besonders gierig, denn sie lieben alles Ölig-Feuchte wie das schmackhafte Cholesterin, aus dem die Zellhaut zur Hälfte besteht. Besonders gefährdet sind die Erythrozyten, die roten Blutkörperchen, deren Zellhäutchen besonders empfindlich und verletzlich ist. Wenn diese roten Blutkörperchen nicht von Vitamin-E-Molekülen umringt werden, werden sie von freien Radikalen angegriffen und beschädigt. Sie verändern dann ihre Struktur, das Eiweiß in ihrer Zellhaut verkrustet sich, und die roten Blutkörperchen sind unfähig, Sauerstoff zu den anderen Zellen zu transportieren.

Vitamin E ist eine Art Polizist für die roten Blutkörperchen. Jedes rote Blutkörperchen wird von zahlreichen Vitamin-E-Molekülen umringt und bewacht. Auf diese Weise kümmert sich Vitamin E um die Qualität Ihres Blutbilds.

Das bekannte »Ameisenkribbeln«

In jedem Kubikmillimeter Blut sind bis zu fünf Millionen rote Blutkörperchen enthalten. Ohne den Schutz von Vitamin E verlieren sie möglicherweise an einem einzigen Tag die Hälfte ihrer Wirkung. So verändert sich auch die Qualität des Blutbilds stündlich, je nachdem, wie viel Vitamin E oder andere Schutzstoffe wir zu uns nehmen. Wenn wir uns nach einer durchfeierten Nacht mit viel Alkohol und Zigaretten hundemüde fühlen, können große Mengen kaputter roter Blutkörperchen die Ursache sein. Mit einem Esslöffel Sonnenblumenöl, das viel Vitamin E enthält, verkraften wir derlei viel besser.

Weil im ölig-feuchten Milieu der Zellmembran auch alle Nervenimpulse übertragen werden, muss diese Feuchtigkeitsbalance unbedingt geschützt werden. Sonst kommt es zu Taubheitsgefühlen in Armen und Beinen, zu Kribbeln und Stechen, als würden die berühmten »Ameisen« über die Haut laufen und piksen. Ebenso ergeht es Nerven- und Gehirnzellen, wenn Vitamin E fehlt.

Dafür ist Vitamin E wichtig

- Gesundes Blutbild und Blutgerinnung
- Durchblutung
- Zellatmung
- Gesunde Augen
- Vorbeugung gegen Entzündungsreaktionen
- Vorbeugung gegen Arteriosklerose
- Hohes Lebensalter

Hilfe für beschädigte Körperzellen

Zum Glück ist unser Stoffwechsel imstande, beschädigte Körperzellen wieder zu flicken. Dies haben wir den Tieren voraus, deshalb leben wir übrigens auch länger. Für die beschädigte Zellmembran werden dann vor allem Cholesterin, Phosphorstoffe und hochwertiges Eiweiß benötigt, für den Zellkern Nukleinsäuren. Das sind Substanzen, die zu den qualitativ hochwertigsten Nährstoffen zählen. Enthalten sind diese Nukleinsäuren (die auch die Erbanlagen tragen) in allen Schösslingen, Sprösslingen, Samen oder Keimen. Kein Wunder, dass gerade sie viel feines Öl und Vitamin E enthalten.

Kooperation verschiedener Stoffe

In der Zellmembran müssen jetzt die klebrigen Verkrustungen aus totem Eiweiß und ranzigem Cholesterin abgetragen werden. Erst danach fühlen wir uns besser und frischer. Wichtig nach dem Neuaufbau ist der Schutz durch Vitamin E. Dabei kann das Vitamin die Hauptlast nicht allein tragen. In der Abwehr freier Radikale arbeitet es eng mit dem sehr raren Spurenelement Selen zusammen. In verschiedenen Körperbereichen, vor allem in der Netzhaut des Auges, können oxidierte und damit unbrauchbar gewordene Vitamin-E-Moleküle wieder repariert werden, und zwar durch Elektronen von Vitamin C.

Der Körper ist ein wahres Wunderwerk der Natur: Er repariert bzw. rüstet oxidierte Vitamin-E-Moleküle wieder auf und stellt Elektronen zur Generalüberholung von Vitamin-E-Molekülen bereit.

Vitamin E kann repariert werden

Diese neue Erkenntnis überrascht, weil sich hier erstmals eine direkte Annäherung und Zusammenarbeit zwischen einem fettlöslichen Vitamin (E) und einem wasserlöslichen (Vitamin C) zeigt. Aber auch das selenhaltige Enzym Glutathionperoxidase, die Superwaffe gegen freie Radikale, kann im Zellinneren oxidiertes Vitamin E wieder aufrüsten. Außerdem können in den Mitochondrien der Zelle, den Brennöfen für die Energiegewinnung, Elektronen zur Generalüberholung von Vitamin-E-Molekülen bereitgestellt werden. Diese neuen Entdeckungen sind auf zweierlei Weise interessant:

- Vitamin E ist ein Lieblingskind der Natur, deshalb lässt sie dieses prächtige Molekül nicht so gern sterben.
- Pflanzen, Tiere und Menschen sollen freien Radikalen nicht zu schnell erliegen. Der Mensch soll auch mit wenig Vitamin E möglichst alt werden. Deshalb wird verbrauchtes Vitamin E restauriert.

Ihr täglicher Bedarf an Vitamin E

Empfohlen wird die tägliche Aufnahme für folgende Gruppen

- Kinder bis zu 14 Jahre: 6 bis 12 Milligramm, je nach Alter
- Erwachsene: 12 Milligramm
- Schwangere und stillende Frauen: bis zu 16 Milligramm
- Neue Erkenntnisse zeigen, dass diese Menge für die Abwehr freier Radikale nicht ausreicht. Gewonnen wurden diese Werte aus dem Effekt der Vitaminaufnahme ins Blut.
- Unberücksichtigt bleibt die tatsächliche Konzentration wichtiger Tokopherole in den Zellen. Diese ist von Person zu Person unterschiedlich, je nachdem, in welchem Ausmaß sie den zahlreichen Schad- und Giftstoffen der Umwelt ausgesetzt ist.
- Wer zu viel Fett statt ballaststoffreicher Kohlenhydrate in Gemüse und Vollkorn isst, braucht ebenfalls mehr Vitamin E.
- Auch unsere viel zu mangelhafte Versorgung mit dem Entgifter Selen erfordert höhere Dosierungen von Vitamin E.
- Selbst wer seiner Gesundheit zuliebe viel mit Pflanzenölen kocht bzw. seinen Salat anmacht, benötigt entsprechende Zugaben an Vitamin E, um hochkomplizierte Fettsubstanzen vor der Zerstörung durch freie Radikale zu schützen.
- Eine tägliche Einnahme von 15 Milligramm Vitamin E wird deshalb von vielen Biochemikern dringend empfohlen

Zu viel fetthaltige Nahrung und Selenmangel erfordern höhere Dosierungen von Vitamin E. Mit gesunder und vollwertiger Ernährung können Sie dies problemlos ausgleichen.

Vitamin E im Jahr 2000

Mit dem Aufschwung der Genforschung gibt es auch über dieses Vitamin ständig neue Erkenntnisse. Dr. B. P. Yu von der Physiologischen Abteilung des Zentrums für Gesundheitsforschung der Universität von Texas in San Antonio fasst zusammen:

- Diese Natursubstanz schützt ganz besonders die DNA (Erbanlagen) in unseren Lymphozyten und anderen weißen Blutkörperchen und wird somit selbst zum potenten Mitarbeiter in unserem Immunsystem.
- Vitamin E aktiviert auch die Zellteilung, stimuliert also Regenerations- und Verjüngungsprozesse in unserem Körper.
- Wer unglücklich darüber ist, dass er von seinen hohen LDL-Cholesterinwerten nicht herunterkommt, sollte es mit mehr Vitamin E ver-

suchen. Das Vitamin verhindert, dass zu viel von diesem Cholesterin durch Oxidation zerstört wird und beugt so Gefäßerkrankungen vor.

- Vitamin E greift auch in den Kohlenhydratstoffwechsel ein. Es verbessert den Glukosetransport (Glukose ist die kleinste Einheit der Kohlenhydrate) und verbessert die Wirkungsweise von Insulin, einem Hormon der Bauchspeicheldrüse. Hier eröffnen sich möglicherweise neue Therapieprinzipien bei der Behandlung der Zuckerkrankheit.

Kaltgepresste Pflanzenöle enthalten wesentlich mehr Vitamin E als industriell aufbereitete Öle. Durch die industrielle Bearbeitung werden bis zu zwei Drittel des Vitamins zerstört.

Kaltgepresste Pflanzenöle sind am gesündesten

Berücksichtigt man die Einnahme des Alpha-Tokopherols, des für unsere Gesundheit wichtigsten Vitamin E, dann schneiden Pflanzenöle, Samen und Nüsse noch besser ab, Margarine hingegen schlechter, weil deren Tokopherole etwa um ein Viertel weniger wirksam sind. Kaltgepresste Pflanzenöle enthalten wesentlich mehr Vitamin E als industriell zubereitete Speiseöle, weil durch das Verfeinern bis zu zwei Drittel des natürlichen Vitamins zerstört werden. Tokopherole sind zwar bis etwa 200 °C hitzestabil, beim wiederholten Erhitzen von Fetten und Ölen, z. B. beim Braten in der Pfanne, geht aber der Großteil des Vitamins verloren. Hieraus folgt für Ihre alltägliche Küchenpraxis: Verwenden Sie kaltgepresste Pflanzenöle jeweils nur einmal. Geben Sie niemals mehr Öl in die Pfanne als nötig.

Vitamin-E-Gehalt in Lebensmitteln

Lebensmittel	Milligramm (je 100 Gramm)	Lebensmittel	Milligramm (je 100 Gramm)
Distelöl	75,0	Mandeln	29,2
Sonnenblumenöl	75,0	Margarine	22,6
Sojaöl	68,2	Walnüsse	20,8
Rapsöl	55,0	Erdnüsse	19,4
Sesamöl	50,0	Traubenkernöl	16,0
Walnussöl	50,0	Olivenöl	15,0
Kürbiskernöl	50,0	Butter	1,6
Haselnussöl	43,0	Vollkorngetreide	1,6
Leinöl	36,0	Eier	1,2
Erdnussöl	35,0	Milch	0,1

Vitamin K – neu entdeckt

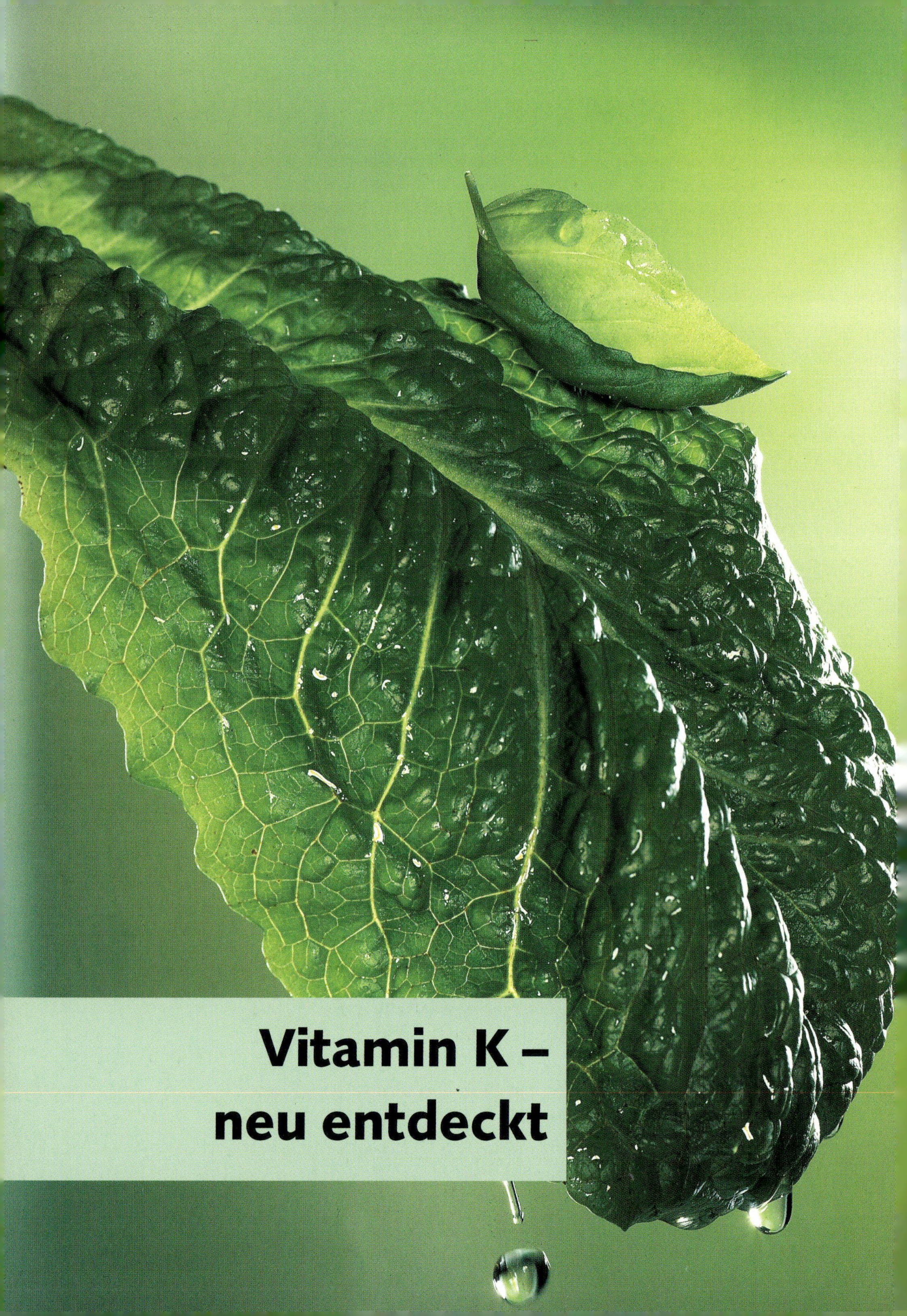

Lässt Wunden heilen

Dieser Nährstoff sorgt für eine gleichbleibende Konzentration des Blutgerinnungsstoffs Prothrombin. Ohne Vitamin K bluten Wunden unablässig weiter, weil entsprechende Gerinnungsfaktoren fehlen. Behindert wurde die Vitamin-K-Forschung dadurch, dass bisher keine feinen Analysemethoden zur Verfügung standen. Erst seit wenigen Jahren gibt es Hightechgeräte, mit denen die Wirkung des interessanten Vitamins genau beobachtet werden kann.

Vitamin K spielt eine bedeutende Rolle beim Stoffwechsel der Knochen, des Bindegewebes und auch bei der gesunden Nierenarbeit.

Biostoff mit ungeahnten Qualitäten

Die einzig nennenswerte Eigenschaft von Vitamin K schien früher darin zu bestehen, die Blutgerinnung zu steuern. Doch Physiologen stellten fest, dass es eine bislang unbekannte Aminosäure enthält, die in Leberzellen aus dem Eiweißstoff Glutaminsäure hergestellt wird. Vitamin K spielt eine große Rolle beim Stoffwechsel unserer Knochen, des Bindegewebes und bei der Nierenarbeit. Hier ist der Biostoff am Einbau und an der Verwertung von Kalzium und am Zusammenwirken von Kalzium und Vitamin D beteiligt. In der Lunge und im Herz wurden wichtige Eiweißsubstanzen nachgewiesen, die nur unter Beteiligung von Vitamin K synthetisiert werden können.

Wie viel Vitamin K der Körper braucht

Vitamin K ist – wie die Vitamine A, D und E – fettlöslich. Ein gesunder Fettstoffwechsel ist also für die Funktion des Vitamins im Stoffwechsel unerlässlich, vor allem, weil unser Körper von der Natur immer nur sehr wenig Vitamin K bekommt: Menschen haben 50-mal mehr Vitamin D, bis zu 1000-mal mehr Vitamin A und bis zu 10 000-mal mehr Vitamin E im Organismus. Es reicht schon aus, wenn wir vom Vitamin K pro Kilogramm Körpergewicht ein millionstel Gramm gespeichert haben. Es hilft beim Einbau von Speicherkohlenhydraten in die Zellen mit, und es unterstützt die Leber bei ihrer Arbeit.

Warnzeichen für Vitamin-K-Mangel

- Darmstörungen
- Blutende, schlecht und sehr langsam heilende Wunden
- Zahnfleischbluten
- Nasenbluten
- Müdigkeit
- Menstruationsbeschwerden

Wo Sie besonders viel Vitamin K finden

Vitamin K wird entweder mit der Nahrung aufgenommen oder durch Darmbakterien selbst gebildet. Besonders reich ist es in grünem Blattgemüse bzw. in Salat enthalten. Aber auch Milch, Joghurt, Eigelb oder Lebertran sind gute Quellen.

Leider wird Vitamin K sehr unterschiedlich im Darm aufgenommen, die Resorption schwankt je nach dem Fettanteil in der Nahrung und der Anwesenheit von Gallensäuren zwischen 10 und 80 Prozent. Wer seinen Fettanteil hauptsächlich aus Wurst und Frittiertem bezieht, holt sich aus der Nahrung nur wenig Vitamin K. Weil dann meist seine Darmflora noch ziemlich angegriffen ist, hapert es auch mit der körpereigenen Produktion von Vitamin K. Bedenklich sind z. B. Menstruationskrämpfe, lang anhaltende Blutungen oder schwarzer Stuhl als Folge von Magen- oder Darmblutungen.

Vitamin K hilft beim Einbau von wichtigen Speicherkohlenhydraten in die Zellen mit, damit Sie auch mal einen Vormittag ohne Snack über die Runden kommen.

Damit sich Wunden wieder schließen

Vitamin K geht im Blut denselben Weg wie andere fettlösliche Vitamine. Es wird in der Leber gespeichert, aber schneller umgesetzt als andere Vitamine. Zwischen 50 und 100 Mikrogramm (millionstel Gramm) brauchen wir pro Tag. Diese müssen alle 24 Stunden neu zugeführt werden. Die Leber speichert etwa je zur Hälfte Nahrungsvitamin K (es wird als Phyllochinon bezeichnet) und das von unseren Darmbakterien selbst gemachte Menachinon. Die winzigen Vitamin-K-Moleküle kurbeln in den Leberzellen die Produktion des Blutgerinnungsstoffs Prothrombin an. Prothrombin ist (mit-)verantwortlich für die Blutgerinnung. Deshalb wurde ein ganz spezielles Vitamin vorwiegend mit dieser lebenswichtigen Aufgabe betraut.

Wie Sie viel Vitamin K zu sich nehmen

Mit welchen Nahrungsmitteln können Sie nun eine ausreichende Vitamin-K-Versorgung sicherstellen und zugleich die körpereigene Produktion des Vitamins in Schwung bringen?

- Das sind zuerst die Milchprodukte: Joghurt oder Kefir sind ideale Zwischensnacks, um die Vitamin-K-Produktion zu unterstützen.
- Lebertran und Melasse, der sirupartige Rückstand bei der Zuckergewinnung, enthalten als Zugaben zur täglichen Kost neben reichlich Vitamin K auch viele weitere Vitamine und Mineralstoffe.
- Mit einem Grünkohlgericht geben Sie Ihrem Körper eine große und starke Vitamin-K-Spritze. Allerdings sollten Sie den Grünkohl nicht zu weich kochen.
- Eine Kombination aus Feld- oder Kopfsalat mit Wasserkresse versorgt Sie nicht nur mit Vitamin K, sondern auch mit einer ausgewogenen Mischung der verschiedenen Vitamine und Vitalstoffe.
- Im September 1998 untersuchte der renommierte Gesundheitsexperte Dr. S. L. Booth vom Vitamin-K-Labor des US-Instituts für menschliche Ernährung der Tufts-Universität in Boston/USA Lebensmittel auf ihren Vitamin-K-Gehalt. Seine Empfehlung lautet: dunkelgrünes Blattgemüse sowie Soja-, Oliven- und Leinsamenöl.

Vitamin K gilt nach neuesten Erkenntnissen als einer der Stoffe, die Ihnen Vitalität verleihen und Ihnen zu einem langen Leben verhelfen. Die Natur jedoch hält nur sehr wenig Vitamin K bereit.

Ihr täglicher Bedarf an Vitamin K

- Selbst mit einer Minizufuhr Vitamin K von nur noch 0,03 millionstel Gramm pro Kilogramm Körpergewicht stellt unser Körper zur Not noch ausreichend Gerinnungsstoff her.
- Die Auszehrung an Prothrombin nimmt aber bei unserer westlichen Ernährungsweise zu und kann einen kritischen Punkt erreichen, wenn auch noch Darmstörungen, Durchfall, ein gestörter Fettstoffwechsel und Medikamentenmissbrauch hinzukommen.
- Neugeborene leiden häufig unter einem Mangel an Vitamin K mit entsprechender Blutungsneigung.
- Soja- und Olivenöl sind ausgesprochen gute Vitamin-K-Lieferanten. Übertroffen werden sie allerdings von Blattgemüse oder Küchenkräutern wie Kohl (hier besonders in Form von Sauerkraut) oder Petersilie, die pro Kilogramm bis zu fünf tausendstel Gramm enthalten können.

Vitamin-K-Gehalt in Lebensmitteln			
Lebensmittel	**Mikrogramm (je 100 Gramm)**	**Lebensmittel**	**Mikrogramm (je 100 Gramm)**
Sauerkraut	1000	Feldsalat	200
Petersilie	790	Wasserkresse	200
Grünkohl	500	Kopfsalat	120
Rotkraut	500	Blumenkohl	80
Weizenkeime	350	Grüne Bohnen	45
Spinat	350	Gurken	30
Hühnerfleisch	300	Zucchini	30
Rosenkohl	230	Tomaten	10
Brokkoli	210	Milch	3,7

Freunde und Feinde von Vitamin K

Vitamin K ist sehr reich in grünem Blattgemüse enthalten; auch Milch, Joghurt, Eigelb und Lebertran sind wichtige Lieferanten dieses Vitamins.

Eine gesunde Kost mit viel Gemüse, Salat, Käse, Eiern oder Milch deckt immer auch den Bedarf an Vitamin K, entweder über die Nahrung oder über die Darmproduktion. Dosen- und Fertigkost zerstören Vitamin K, verhindern seine Aufnahme oder führen zu einem raschen und vorzeitigen Ausscheiden des wichtigen Vitamins. Mit solchem Fastfood schaden Sie auch Ihrer Vitamin-K-Versorgung enorm.

Zu diesen Feinden von Vitamin K zählen insbesondere:

- Ranzige Fette
- Zahlreiche Arzneimittel, z. B. Antibiotika, Schmerz- und Schlafmittel
- Konservierungsstoffe in der Nahrung
- Verunreinigungen in Dosen über das Haltbarkeitsdatum hinaus
- Fettgebratene und frittierte Nahrung
- Convenience-Food, also Fertiggerichte

Vitamin K ist besonders wichtig für

- Blutgerinnung
- Wundheilung
- Speicherung von Kohlenhydraten
- Knochenbildung
- Gesunde Zähne
- Leberfunktion
- Vitalität

Alle Vitamine auf einen Blick

Vitamin	Enthalten in
Vitamin A (Retinol)	Grüngemüse, Salat, Möhren, Tomaten, Paprika, Kürbis, Aprikosen, Leber, Lebertran
Vitamin B1 (Thiamin)	Nüssen, Samen, Weizenkeimen, Gemüse, Kartoffeln, Leber, Bierhefe
Vitamin B2 (Riboflavin)	Leber, Niere, Zunge, Eiern, Milch, Nüssen, Samen, Bierhefe
Vitamin B3 (Niazin)	Magerem Fleisch, Fisch, Geflügel, Gemüse, Weizenkeimen, Bierhefe
Vitamin B5 (Pantothensäure)	Vollkorn, Leber, Niere, Eigelb, Grüngemüse, Weizenkleie, Gelée royale, Bierhefe
Vitamin B6 (Pyridoxin)	Muskelfleisch, Leber, Vollkorn, Weizenkeimen, Bierhefe, Nüssen, Bohnen, Avocados, Bananen
Folsäure	Leber, Niere, magerem Fleisch, dunkelgrünem Blattgemüse, Käse, Bierhefe
Vitamin B12 (Kobalamin)	Leber, Niere, Muskelfleisch, Fisch, Eiern, Bierhefe
Biotin	Leber, Eigelb, Tomaten, Sojabohnen, Naturreis, Kleie, Bierhefe
Cholin	Eigelb, Leber, Vollkorn, Gemüse, Bierhefe, Lezithin
Inositol	Fleisch, Milch, Vollkorn, Gemüse, Nüssen, Zitrusfrüchten, Melasse, Bierhefe, Samen
Paraaminobenzoesäure (PABA)	Leber, Bierhefe, Weizenkeimen, Melasse
Vitamin C	Frischem Obst, Salat, Gemüse
Vitamin D (Kalziferol)	Eigelb, Leber, Fisch, Lebertran, Butter, Milch, Blutprodukten (z. B. Blutwurst, Presssack)
Vitamin E (Tokopherol)	Kaltgepressten Pflanzenölen, Samen, Nüssen, Keimen, Vollkorn, Eigelb, grünem Blattgemüse
Vitamin K	Sauerkraut, grünem Blattgemüse, Eigelb, Käse, Tomaten, Kräutern, Weizenkeimen, Hühnerfleisch, Leber

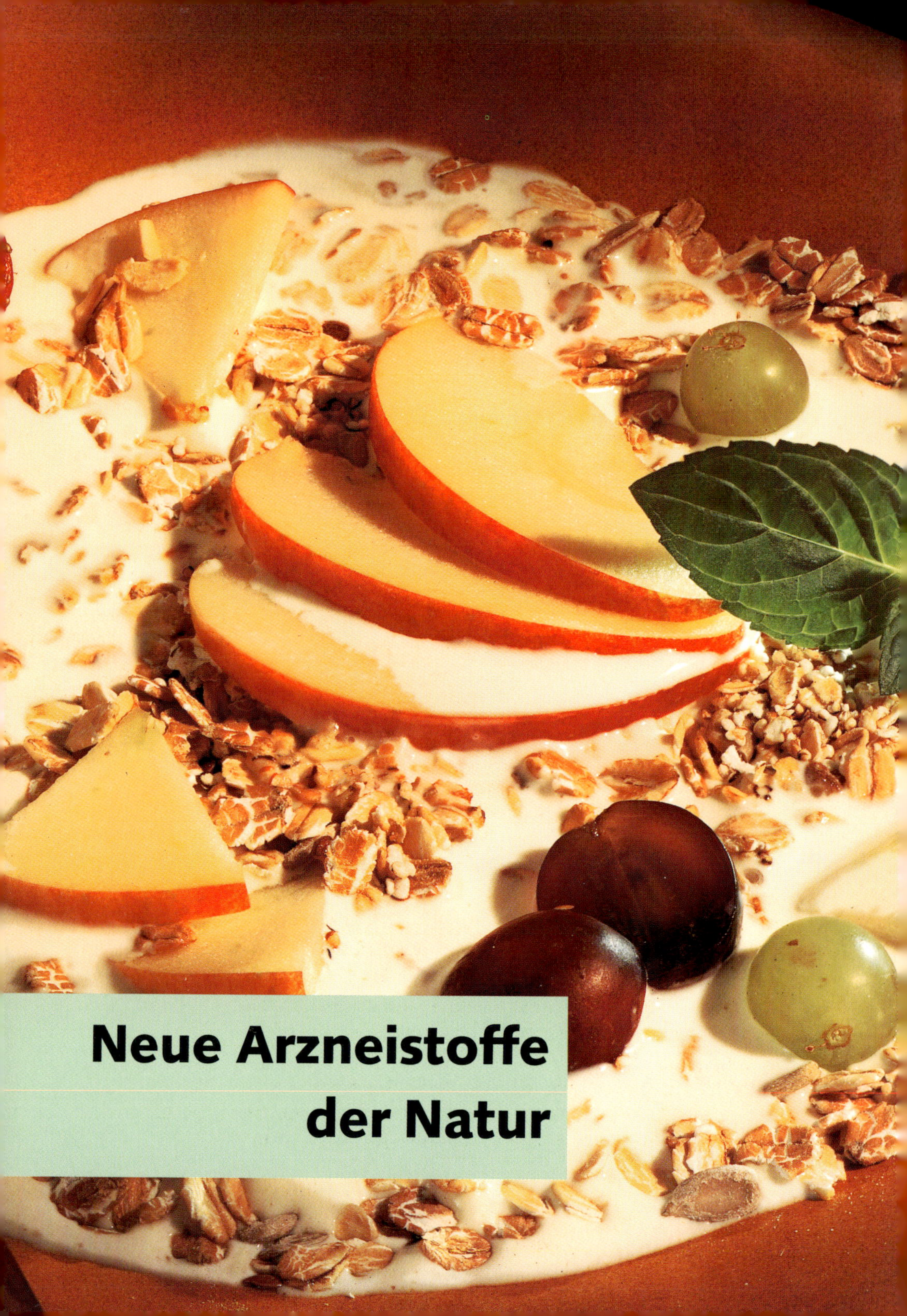

Neue Arzneistoffe der Natur

Mittel der Naturmedizin

Eine tolle Sache sind die Quasivitamine, auch Pseudovitamine oder sogar Nichtvitamine genannt. Sie sorgen in der medizinischen Forschung für eine faustdicke Überraschung nach der anderen. Das Verblüffende dabei: Die so genannte Schulmedizin merkt nun auch, dass die Natur der beste Arzt ist und begeistert sich sogar regelrecht für die neuesten Naturlehren.

Die Quasivitamine sind oft nur ein Zwischending zwischen einem Vitamin und einer Fettsubstanz, ein vitaminähnlicher Stoff, rätselhaft und schillernd in seiner erstaunlichen Kraft. Wenn sie fehlen, dann fehlt uns auch etwas, ein Teil unserer Gesundheit. Wenn wir diese Biosubstanzen wieder ersetzen, machen sie uns gesund. Über eine ausgewogene Ernährung können wir leicht dafür sorgen, dass sie unserem Organismus stets in ausreichender Menge zur Verfügung stehen.

Quasivitamine gehören dem menschlichen Stoffwechsel seit Jahrmillionen an und sind ein unentbehrlicher Bestandteil der Gesundheit. Das Karnitin kümmert sich dabei ganz besonders um die schlanke Linie.

Karnitin für die schlanke Linie

Das Karnitinmolekül kann sozusagen zum Ei des Kolumbus für alle dicken oder übergewichtigen Menschen werden. Denn dieser Stoff ist absolut unerlässlich, um langkettige Fettsäuren zur so genannten Beta-Oxidation, also zur Verbrennung und Energiegewinnung, in die Körperzellen zu schleusen. Wenn Karnitin fehlt, zirkulieren die Fettmoleküle unablässig weiter im Blut und häufen sich bedrohlich an. Um nichts in der Welt würden sie ein anderes Transportmittel besteigen als die Karnitinfähre. Es ist also gar kein Wunder, dass viele Menschen dick werden und es bleiben, obwohl sie sich – etwas übertrieben gesprochen – nur von Kaugummi, Kaffee und Zwieback ernähren. Ihnen fehlt etwas Wichtiges zum Fettabbau – Karnitin.

Der Biostoff Karnitin gleicht dem Nervenvitamin Cholin (siehe Seite 61ff.); er wird in der Leber und in den Nieren aus den Aminosäuren Lysin und Methionin synthetisiert, und zwar in zwei Stufen, bei denen Eisen und Vitamin C mitmischen.

Karnitin fischt Fett aus dem Blut

Karnitin – früher Vitamin BT genannt – wird mit dem Blut zu den Muskelzellen transportiert, in denen es sich in hohen Konzentrationen einnistet, bis zu 0,1 Prozent der trockenen Gewebemasse.
Wenn die Muskeln als Folge ihrer Aktivität neue Energie brauchen, sollen Billionen Karnitinmoleküle Fettmoleküle aus dem Blut fischen und in die Mitochondrien (die Brennkammern der Zelle) transportieren. So wird Fett gleich verbrannt und kann sich gar nicht in den Speckpolstern an Bauch und Hüften breit machen. Muskeln brauchen viel Energie und deshalb auch viel Fett und viel Karnitin.

Wer Alkohol trinkt, braucht zusätzlich Karnitin, um die Extrafrachten an Fettmolekülen in seinem Blut wieder loszuwerden. Dies gilt auch für Menschen, die Heißhunger auf Fett haben.

Karnitin gegen Fettleber

Biochemiker stellten neuerdings fest, dass Karnitin sogar Gift- und Schadstoffe sowie giftige Arzneimittelwirkstoffe aus der Körperzelle schubst. Wer regelmäßig Alkohol trinkt, braucht mehr Karnitin, um die zusätzlichen Fettmoleküle in seinem Blut loszuwerden. Dasselbe gilt für Menschen, die heißhungrig auf Fett sind. Das Quasivitamin kann sogar einer Fettleber vorbeugen oder eine vorhandene zurückbilden. Es kommt dann wieder zu einem normalen Fetttransport und zur Milderung des Zustroms von Fettsäuren in die Leber.

Vorbeugung gegen Arteriosklerose

Karnitin beugt einer fettbedingten Arteriosklerose vor: Es baut Fettsäuren im Blut ab, lässt aber das »gute« Cholesterin HDL (High Density Lipoprotein, also Fetteiweißstoff mit hoher Dichte) für die Cholesterinversorgung im Blut. Unser Herz arbeitet nur mit Hilfe von Karnitin gesund, weil es am liebsten die langkettigen Fettsäuren verheizt, die auf Karnitin als Transportmittel spezialisiert sind.

Praxistipp der Biochemiker

Sie sollten nur vollwertige Kost zu sich nehmen, die möglichst naturbelassen ist, also Milch, Käse, Gemüse, Salat und Vollkorngetreide. Dazu täglich zweimal (am besten vormittags und spätabends) einen Happen Fleisch, Fisch oder Geflügel (etwa 30 Gramm) zusammen mit einer ganzen Zitrone essen, auch wenn sie noch so sauer schmeckt.

Koenzym Q10 heizt Energien an

Während Karnitin nur im Transportgeschäft tätig ist, ist dieses Koenzym Q10 so etwas wie der Heizer im Ofen der Zellverbrennung, der die Fettmoleküle verfeuert. Die Substanz nennt man auch Ubiquinon.

Menschen mit Herzbeschwerden leiden aufgrund falscher Ernährung oder eines erworbenen Defekts häufig unter einem Mangel an Koenzym Q10. Dabei können Sie mit einem Müsli aus Getreide bereits viel gegen den Koenzymmangel tun.

Vorbeugung gegen Herzbeschwerden

Menschen mit Herzbeschwerden leiden häufig unter einem Mangel an Koenzym Q10 aufgrund falscher Ernährung, erhöhten Bedarfs oder aufgrund eines genetischen oder erworbenen Defekts in der Synthese von Koenzym Q10.

Erhöhter Koenzym-Q10-Bedarf besteht meist bei:

- Angina pectoris
- Erhöhtem Blutdruck
- Herzklappenfehlern

Biopsien (Gewebeentnahmen) bei Patienten mit Herzkrankheiten zeigen in 50 bis 75 Prozent der Fälle einen Mangel an Koenzym Q10.

Koenzym-Q10-Mangel wirkt sich gerade deshalb verhängnisvoll aus, weil der Herzmuskel einer der stoffwechselaktivsten Muskeln im ganzen Körper ist. Deshalb wird neuerdings bei der Behandlung Herzkranker in den USA vermehrt Koenzym Q10 eingesetzt: Täglich 150 Milligramm Koenzym Q10 über einen Zeitraum von vier Wochen reduzierten laut einer Studie die Zahl der Angina-pectoris-Anfälle bei Patienten um 53 Prozent. Weil mit zunehmendem Alter die Koenzym-Q10-Konzentrationen im Körper absinken, brauchen Menschen ab 50 Jahre Extrarationen dieses Stoffs.

Praxistipp der Biochemiker

Zum Frühstück sollten Sie ein Müsli aus selbst gemahlenem Getreide essen (kleine Getreidemühlen sind nicht teuer). Außerdem sollte man Knoblauch zu sich nehmen. Darin ist viel von dem Spurenelement Selen enthalten, welches die Koenzym-Q10-Moleküle in Ihrem Körper spontan vermehrt. Selenmangel führt regelmäßig zu Koenzym-Q10-Mangel.

Koenzym A – Vitalität pur

Auf diesen Stoff sind moderne Physiologen und Biochemiker ganz heiß. Je mehr Erstaunliches sie über ihn erfahren, desto mehr tolle Neuigkeiten kündigt er an.

Wenn Sie ständig schlapp und müde sind, aber fit und vital sein möchten, dann müssen Sie die Konzentration von Koenzym A in Ihrem Körper um 50 Prozent anheben. Das wirkt wahre Wunder!

Koenzym A ist der aktive Energieproduzent in allen Körperzellen und wird für jede Art Muskeltätigkeit dringend benötigt. Schon wenn Sie morgens die Augen öffnen, werden Millionen Koenzym-A-Moleküle dafür gebraucht.

Wenn Sie sich bislang schlapp und müde fühlten, jedoch fit und vital sein wollen, dann müssen Sie die Konzentration von Koenzym A in Ihrem Körper um etwa 50 Prozent anheben. Das wirkt Wunder!

Panthetin gegen zu viel Cholesterin

Der eigentliche Antreiber in diesem Molekül ist Panthetin, gleichzeitig der Kern des Vitalstoffs. Panthetin geht aus dem B-Vitamin Pantothensäure hervor; seine metabolische Umwandlung in das Powermolekül Koenzym A ist ganz kurz und geht blitzschnell vonstatten. Wenn das Herz zu wenig Sauerstoff bekommt (weil wir beispielsweise nur faul im Fernsehsessel sitzen), sinken die Panthetinwerte im Herzmuskel auf ein bedrohliches Minimum.

Dabei leistet Panthetin bzw. Koenzym A die beste Arbeit bei der Senkung der Lipidwerte, weil das gefährliche Fett ja verbrannt wird. Koenzym A senkt Cholesterinwerte und jagt rücksichtslos Fett zur Verbrennung in die Muskeln. Es ist unter allen so genannten Lipidsenkern der ungefährlichste und am wenigsten toxische: Seine Giftigkeit ist praktisch gleich Null.

Praxistipp der Biochemiker

Magnesium, enthalten vor allem in dunkelgrünem Blattgemüse und Salat, ist der beste Verbündete von Koenzym A bei der Energieproduktion. Es gehört deshalb täglich auf den Speisezettel. Dann fühlen Sie sich schon nach fünf bis zehn Tagen wesentlich aktiver und frischer.

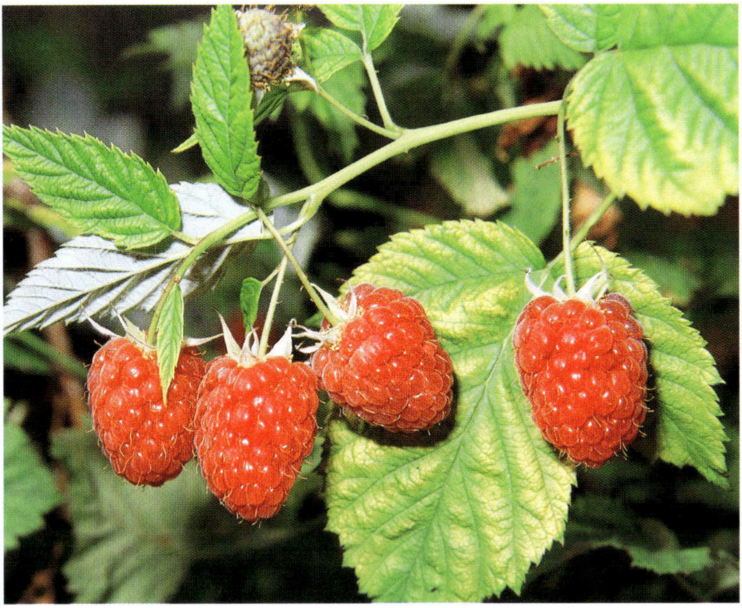

Auch die Himbeere ist ein guter Lieferant für Bioflavonoide. Außerdem enthält sie die Vitamine A, B1, B2, B6, C, E und Niazin sowie die Mineralstoffe Kalium, Kalzium, Magnesium und Phosphor.

Bioflavonoide – Hilfe aus der Pflanzenzelle

Bioflavonoide werden manchmal noch veraltet als Vitamin P bezeichnet. Sie kommen ursprünglich in Pflanzen vor und schützen die Pflanzenzelle. Wenn sie in unseren Stoffwechsel übernommen werden, glauben sie, sich immer noch in einer Pflanze zu befinden – und setzen ihr segensreiches Werk fort.

Es gibt rund 7000 verschiedene Flavonoide, meist sind sie farbig und geben beispielsweise den Beeren ihre wundervollen roten und blauen Farben. Dass sich Bioflavonoide vorwiegend unter der Haut von Früchten und Gemüse ansammeln, hat seinen Grund: Sie ziehen mit ihrer Farbe, ihrem Duft oder Geruch Insekten an oder stoßen gefährliche Insekten ab. Auf ähnliche Weise schützen sie Pflanzen vor Mikroorganismen wie Parasiten, Pilzen oder Bakterien. Die Heilmedizin unserer Vorfahren ist interessanterweise im Wesentlichen der Gebrauch von Flavonoiden für den Menschen.

Nach neuesten Erkenntnissen helfen Bioflavonoide gegen Bluthochdruck, Allergien, Blutarmut, zu hohe Blutfettwerte, Nasen- und Zahnfleischbluten und andere Beschwerden.

Schutz für Körperzellen

Zu den Bioflavonoiden zählen bekannte Stoffe wie Zitrin, Hesperidin, Rutin und Querzetin. Im menschlichen Körper haben Bioflavonoide eine vitaminähnliche Wirkung. Weil sie z. B. Vitamin C vor Oxidation schützen, können sie die Wirkung dieses wichtigen Immunstoffs bis um das 20fache erhöhen.

Mit Bioflavonoiden können Sie das Risiko eines Schlaganfalls um bis zu 73 Prozent absenken. Angesichts der Häufigkeit von Schlaganfällen scheint dies ein einfacher und Erfolg versprechender Weg zu sein.

Während Vitamin C in seinen Schutzaktionen die größeren Adern im Gefäßsystem beherrscht, kontrollieren Bioflavonoide die Welt der mikroskopisch winzigen Kapillaren, die über fast durchsichtige Häutchen jede einzelne Körperzelle versorgen. In diesem sensiblen Zellbereich Krankheitserreger abzuwehren, ist der Job, den Bioflavonoide in der Pflanzenwelt seit Jahrmilliarden trainiert haben. Bioflavonoide sind ideal, um beispielsweise Hämorrhoiden, Krampfadern oder Blutungen unter der Haut zu heilen.

Vielseitige Anwendungsgebiete

Bioflavonoide helfen bei Bluthochdruck, Allergien, Blutarmut, hohen Blutfettwerten, Nasen- und Zahnfleischbluten und Nebenwirkungen von Empfängnisverhütungsmitteln. Gebärmutterblutungen wurden durch Bioflavonoide innerhalb von vier Tagen ausgeheilt, ohne dass es zum Rückfall kam.

Weil diese natürlichen Pflanzensubstanzen die Durchblutung fördern, eignen sie sich optimal für die Vorbeugung von Venenleiden, Kreislaufbeschwerden oder sogar Schlaganfällen.

Bioflavonoide gegen Schlaganfall

- Biochemiker des niederländischen Nationalen Instituts für Gesundheit stellten 1996 fest, dass flavonoidreiche Lebensmittel das Schlaganfallrisiko um bis zu 73 Prozent absenken.
- Schwarzer Tee, Obst und Gemüse bildeten bei den Versuchen die Hauptquelle der pflanzlichen Schutzmoleküle.
- Fünf Tassen schwarzer Tee pro Tag sorgten für bessere Durchblutung, indem sie Blutplättchen am Verkleben hinderten. Thrombosen, also Gefäßverschluss durch ein Blutgerinnsel und Hauptverursacher von Schlaganfällen, waren viel seltener.
- Flavonoide neutralisierten freie Radikale, zerstörerische Sauerstoffmoleküle, die im Körper Blutgefäße angreifen.

Praxistipp der Biochemiker

Sie sollten täglich einen Rohkostteller mit Produkten aus dem Bioladen zur Hauptmahlzeit machen, z. B. mit Eiern, Hähnchenbrust oder Fisch. Warum Sie sich dann nach einer Woche vitaler fühlen, erklären Physiologen folgendermaßen: Bioflavonoide halten das belebende, stimulierende Hormon Adrenalin aus dem Nebennierenmark länger am Leben. Deshalb bleiben Sie länger frisch und werden nicht mehr so schnell müde.

Bioflavonoide und Vitamin C

Ähnlich wie die B-Vitamine eine große Familie bilden, sind Vitamin C und die Bioflavonoide in unserem Stoffwechsel eine Gemeinschaft für sich. Das Verbindende ist, dass sie im Gegensatz zu manchen anderen Vitaminen keinen Stickstoff enthalten. Bioflavonoide zählen zu den dynamischsten Waffen in unserem Immunsystem: In ihrer Abwehrstrategie gegen Bakterien und Viren aller Art lassen sie Infektionen gar nicht erst lang zu. Bioflavonoide zählen auch zu den wenigen Substanzen, die Giftstoffe wie Kupfer oder Blei chelatieren, also binden und aus dem Körper ausscheiden können. Weil es in unseren Wohnungen von Giftstoffen wimmelt, sind frisches Obst, Salat und Gemüse besonders wichtig. Sie sollten möglichst unbehandelt und bald nach dem Kauf verzehrt werden, weil Bioflavonoide durch Licht, Hitze und Sauerstoff zerstört werden.

Weil viele Wohnungen und Häuser vielfach mit verschiedensten Giftstoffen belastet sind, ist es sehr wichtig, immer frisches Obst und Gemüse, die reich an Bioflavonoiden sind, zu sich zu nehmen.

Quasivitamine in Lebensmitteln

Substanz	Enthalten in
Karnitin (Vitamin BT)	Muskelfleisch, Fisch, Geflügel, Wild, Leber, Milch, Bierhefe
Koenzym Q10	Fleisch, Sardinen, Spinat, Erdnüssen
Koenzym A	Fleisch, Leber, Eiern, Vollkorn, Sojaprodukten, Sonnenblumenkernen, Bierhefe, Schimmelkäse
Bioflavonoide	Obst, Tomaten, grünem Pfeffer, Buchweizen, Brokkoli, Paprika, Salat, Gemüse, grünem und schwarzem Tee, Rotwein

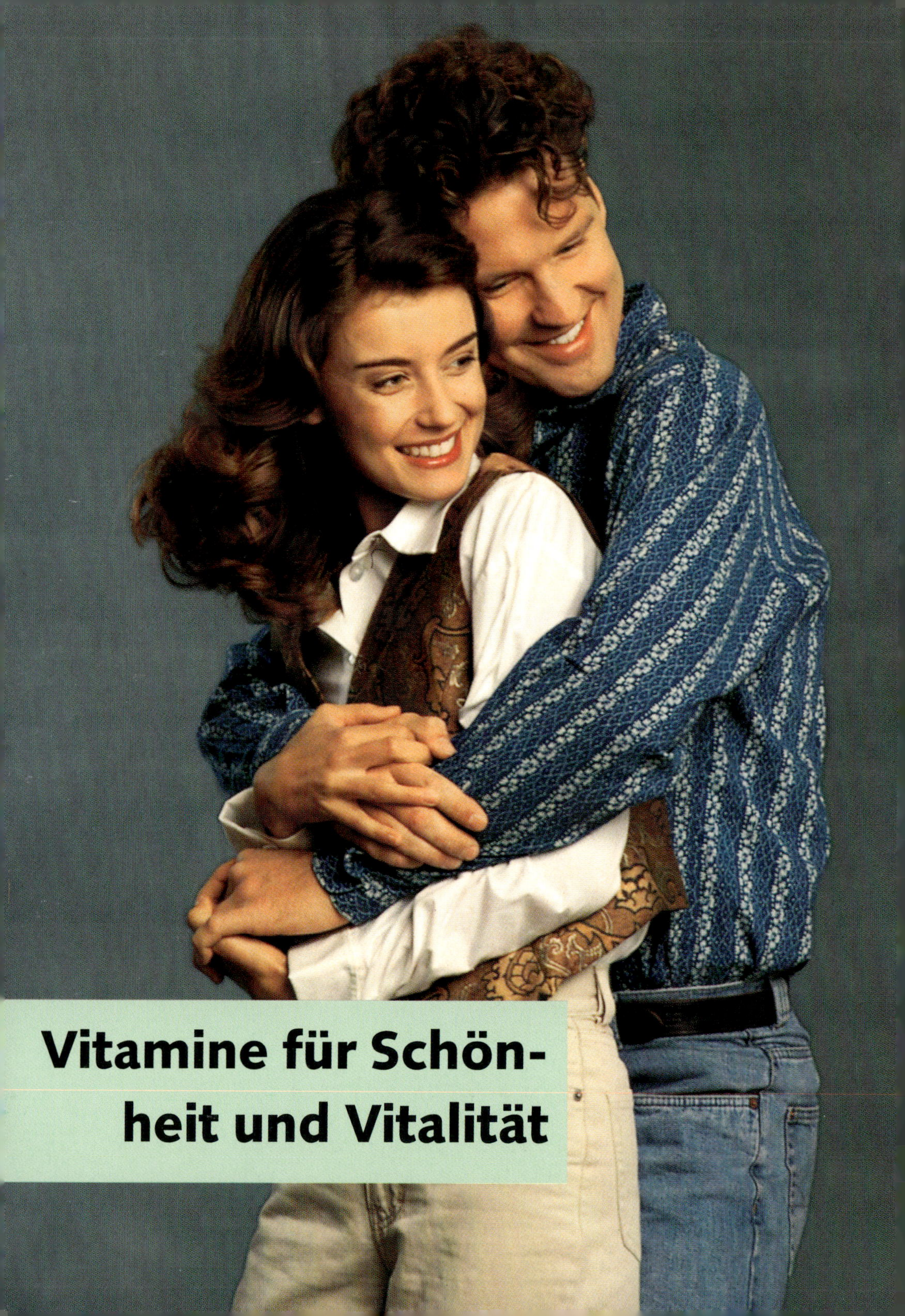

Vitamine für Schönheit und Vitalität

Die Pflege von innen

Jedem Neugeborenen gibt die Natur gesunde Hautzellen mit auf den Weg in sein Leben. Und sie wünscht sich, dass jeder Mensch seine Haut- und Bindegewebezellen richtig ernährt. Dann nämlich dürfen wir uns jedesmal freuen, wenn wir in den Spiegel gucken. Denn Schönheit kommt tatsächlich von innen – aber nicht durch die äußerliche Anwendung auch noch so raffinierter kosmetischer Pflegemittel. Selbst die teuerste Creme kann nicht annähernd so viel bewirken wie eine gesunde und ausgewogene Ernährung mit vielen Vitaminen.

Wenn Sie Ihrem Körper nicht ständig Biosubstanzen zuführen, dann sammeln sich im Unterhautgewebe Eiweißmüll und ranziges Cholesterin an und bilden Verkrustungen, die zu Falten und Runzeln führen.

So wird die Haut glatt und weich

Leicht hat es unsere Haut nicht. Sie muss uns vor Hitze und Kälte schützen, dafür sorgen, dass wir nicht zu viel Wasser verlieren und austrocknen, und sie kriegt als Dank dafür auch noch ein Leben lang Stöße, Kratzer oder Narben ab. Damit sie ihren schweren Job auch ausreichend verrichten kann, ist sie sehr auf die Hilfe von Vitaminen angewiesen. Darüber gibt es jetzt, zum Beginn des neuen Jahrtausends, zahlreiche neue Erkenntnisse:

- Unsere Haut verfügt über eine Fettbarriere, die dafür sorgt, dass kein Wasser eindringt und nicht zu viel verdunstet. Vitamin C (in frischem Obst) kräftigt dieses Hautbollwerk enorm.
- Die Haut bekommt eine feine Pigmentfärbung, wenn unsere Nahrung reich an Vitamin C, A und E ist. Sie ist außerdem besser gegen Sonnenbrand geschützt, reichert sich mit dem Farbstoff Melanin an, auch wenn wir uns gar nicht der Sonne aussetzen.
- Vitamin A und Vitamin D sind die besten Verbündeten unserer Haut. Als Hormone stimulieren sie an Zellkernrezeptoren die Hautgene, die daraufhin spontan eine neue, junge Epidermis ausbilden.
- Gegen Vitiligo (Weißfleckenkrankheit) hilft eine Kombibehandlung aus Sonne, Folsäure und Vitamin B12. Die Haut repigmentiert dann wieder, wie Wissenschaftler es ausdrücken.

Ananassaft gegen harte Haut

- Proteasen bzw. proteolytische (eiweißspaltende) Enzyme können Verkrustungen unter der Haut abbauen.

- Wirkungsvoll ist Bromelain, das sehr reich in Ananas enthalten ist – aber kaum im Ananasnektar aus dem Supermarkt. Bromelain wirkt entzündungshemmend, in den Venen beschleunigt es den Abbau von durchblutungshemmenden Fibrinstoffen und hilft so bei der Heilung von Geschwüren oder der klumpigen, verhärteten Haut entlang von Krampfadern.

- Am besten trinkt man täglich zweimal zwischen den Hauptmahlzeiten ein Glas hochwertigen Ananassaft. Wenn möglich, pressen Sie sich den Saft aus frischen Früchten selbst. Oder Sie essen einfach frische Ananas – mit oder ohne Sahne.

Eiweißspaltende Enzyme können Verkrustungen unter der Haut abbauen. Besonders wirkungsvoll ist Bromelain, das sehr üppig in Ananas enthalten ist. Am besten wirkt dabei die frische Frucht.

Kollagen für festes Bindegewebe

Unsere Körperhaut kann nur dann richtig schön sein, wenn sie durch üppiges Kollagen gepolstert ist. Kollagen besteht aus Eiweiß, vorwiegend aus den Aminosäuren Glyzin, Prolin und dem Schwefelspender Zystein. Diese Eiweißbausteine werden mit der Hilfe von Zink und Vitamin C zu einem fast unzerreißbaren Geflecht verknüpft und verschweißt, außerdem noch durch kräftige, dabei dehnbare Elastinfasern verstärkt.

Morgens freuen wir uns oft über glattere Haut, vor allem im Bereich von Hals, Brust und Bauch. Dies liegt daran, dass nachts ein Billiardenheer klitzekleiner und unermüdlicher Enzymheinzelmännchen das Bindegewebe neu aufrüstet. Tags wird es dann arg beansprucht – durch Sitzen, Stehen, Arbeiten.

Diese Enzymheinzelmännchen sind nun schrecklich traurig, wenn der Mensch – von dem sie ja selbst ein Teil sind, vergessen wir das nicht – spätabends das Licht im Schlafzimmer ausknipst, und das Blut schafft dann nicht ausreichend Aminosäuren (Eiweißbausteine) für das Zusammenknüpfen von jungem Kollagen heran. Dann sind sie nämlich zur Untätigkeit verdammt und sterben selbst in Massen ab. Wenn der Mensch dann morgens vor dem Badezimmerspiegel steht, ist er unglücklich, weil seine Haut so faltig, welk und alt aussieht. Dies muss aber eigentlich gar nicht so sein.

Der Stoffwechsel braucht Aminosäuren

Eiweiß ist in unserer Nahrung – auch in vegetarischer Kost – mehr als ausreichend vorhanden. Das Problem jedoch: Etwa ab dem 35. Lebensjahr produzieren fast alle Menschen immer weniger Magensäure – das ist die wichtigste Voraussetzung für den Abbau von Eiweiß zu seinen kleinsten Bestandteilen.

Für Magen und Darm ist es schließlich Schwerstarbeit, einen Bissen Wiener Schnitzel so aufzulösen, dass am Ende nur noch Aminosäuren übrig bleiben. Denn nur die können durch die Darmschleimhaut in die Blutgefäße schlüpfen, und nur mit ihnen können die Enzymheinzelmännchen etwas anfangen. Ganz genau wie Maurer auf dem Bau, die nun einmal Ziegelsteine brauchen, um die Hauswand zu errichten. Das Problem fast aller Menschen, die über schwaches Kollagen klagen: Wenn Aminosäuren im Blut fehlen (sie werden auch überall sonst im Körper dringend benötigt), holt der Stoffwechsel sie unerbittlich aus dem eigenen Bindegewebe, das gleichzeitig ein Viertel der Aminosäurereserven im Körper bereitstellen muss.

Es gibt kaum eine Körperfunktion, die ohne Aminosäuren aufrechterhalten werden könnte. Ob Wachstum, Nervenleistung, Immunabwehr oder Hautregenerierung – immer sind die Eiweißbausteine mit von der Partie.

Säure hilft bei der Eiweißverdauung

Supertipp moderner Zellforscher: vor den Hauptmahlzeiten einen Säurelocker zu sich nehmen (etwas Apfelessig in Wasser verquirlt oder etwas Zitronensaft). Dann wird das Eiweiß im Magen optimal vorverdaut, und es kommt schon in der ersten Nacht zu einem kräftigen Neuaufbau an polsterndem Kollagen. Die Südländer träufeln seit Jahrtausenden Zitronensaft über ihren Fisch. Nicht weil die Seezunge oder die Forelle so besser schmecken, sondern – aus Überlieferung – ganz einfach deshalb, weil das enthaltene Eiweiß dann viel besser zersetzt wird. Probieren Sie es gleich einmal selbst aus. Ideal: unmittelbar vor dem Schlafengehen ein Häppchen Eiweiß pur (ca. 30 Gramm Fisch, Fleisch oder Geflügel ohne Haut, sie ist die reinste Cholesterinbombe!) bzw. Ziegen- oder Schafskäse essen. Das Bindegewebe ist morgens fester – und man beginnt den Tag in besserer Stimmung, denn aus den herausgelösten Eiweißbausteinen macht der Stoffwechsel nachts auch Glückshormone.

Warum gerade Vitamin C dabei so eine tolle, verjüngende Rolle spielt, hat 1998 der japanische Kollagenforscher Dr. S. Tajima von der Dermatologischen Abteilung der Keio Universität in Tokio herausgefunden.

Kollagengene in bindegewebebildenden Zellen spielen dabei eine herausragende Rolle. Vitamin C kurbelt die so genannte Transkription der entscheidenden Typ-I- und Typ-III-Gene an. Diese Gene, die ohne Vitamin C ziemlich müde und apathisch in den Chromosomen ruhen, werden auf einmal höchst aktiv und verschicken als nimmermüde Manager massenweise Aufträge an die Fibroblasten (kollagenbildende Zellen). Die renommierte US-Hautzellforscherin Dr. Martha Leibowitz (Universität von Kalifornien) sagt dazu: »Wir essen spätabends eine Scheibe kalten Braten, Roastbeef oder etwas Tofu, vierteln eine Zitrone und beißen das ganze Fruchtfleisch heraus. Morgens freuen wir uns dann über ein tolles, üppig gepolstertes Bindegewebe.«

Bei Zinkmangel können Sie das Spurenelement auch in Tablettenform nehmen. Die Forschung geht aber davon aus, dass das in natürlicher Form in Lebensmitteln vorkommende Zink besser vom Organismus verwertet werden kann als das synthetisch hergestellte.

Das Spurenelement Zink

Zink ist vorwiegend in allen Vollkornprodukten, Weizenkleie, Samen und Bierhefe sowie in Fisch und Schaltieren enthalten. Ein gesunder Körper enthält rund 1,8 Gramm Zink als Reserve.

Menschen mit welker, alter Haut haben häufig nur Reserven von 0,7 Gramm, was zu rascher Runzelbildung führen kann. Die empfohlene Tageszufuhr von 15 Milligramm Zink reicht dann nicht aus. Der beste Tipp: Zusätzlich zum Essen über den Tag verteilt immer wieder Sonnenblumen- oder Kürbiskerne knabbern.

Die Schönheitsvitamine C und A

Für die nötige Zufuhr von Vitamin C sorgt vor allem frisches Saisonobst. Vertrauen Sie nicht blind Aussagen auf Etiketten wie »Reich an Vitamin C« oder »Deckt den Tagesbedarf an Vitamin C«. In vielen Nahrungsmitteln aus dem Supermarkt war früher mal Vitamin C drin. Inzwischen haben diese lebendigen und lebensfrohen Moleküle in der Flasche oder Dose längst die Lebensfreude verloren und sind eingegangen. Was schlimmer ist: Viele Menschen glauben, sie deckten mit derlei Säften oder Fruchtsalaten ihren Vitaminbedarf, und verzichten dann auf frisches Obst. Dass ihre Haut dabei immer grauer und welker wird, ist nicht verwunderlich.

Den Schutz der Haut erreichen Sie mit Vitamin-A-reicher Kost wie dunkelgrünem Blattgemüse oder Möhren. Empfehlenswert ist eine Zweiwochenkur mit Lebertran, der besonders viel Vitamin A enthält. Es gibt ihn auch in Kapselform in Reformhaus und Apotheke.

Fülle und Glanz für Ihre Haare

Die Natur hat Haare nicht als Schmuck erfunden, sondern sie sollen uns vor Kälte und Nässe schützen. Deshalb hat auch der Haarboden ein reiches System von Versorgungskanälen für allerlei Nährstoffe. Das Haar besteht zu 97 Prozent aus Keratin, einem schwefelhaltigen Protein (Eiweißstoff). Bei Eiweißmangel wird es dünn – Friseure lesen manchmal einen Eiweißmangel am Haar ihrer Kunden ab. Eine eiweißreiche Kost ist also Voraussetzung für volles Haar.

Glänzende Haare erhalten Sie vielleicht mit Hilfe von teuren Kosmetika, ganz sicher aber mit den Kräften der Natur: Mit viel Eiweiß und etwas Zink wird Ihr Haar schnell wieder kräftig und glänzend.

Der Haartipp der Genforscher

- Zum Jahr 2000 gibt es ganz neue wissenschaftliche Entdeckungen. Mit Hilfe ultramoderner Analysegeräte haben Genforscher herausgefunden, wie wir unserem Haar innerhalb weniger Tage zu neuem Glanz, zu Fülle und auch zu Farbkraft verhelfen können.
- Ihr Tipp: Bei Regen raus ins Freie, ohne Kopfbedeckung und nicht allzu warm bekleidet, warm laufen, danach heim, unter die Dusche und das Haar trockenrubbeln. Es entwickelt unmittelbar danach eine viel festere Konsistenz und fühlt sich wesentlich kräftiger an.
- Studien an haarbildenden Zellen haben ergeben: Unser Haar will überhaupt nicht gegen Nässe und Kälte geschützt werden (beispielsweise durch Sprays, Festiger, Conditioner oder Shampoos), sondern es will uns selbst vor Nässe schützen. Schon bei einer nur fünfminütigen »Regenkur« in Form eines Spaziergangs geraten Gene in Zellkernen ganz aus dem Häuschen vor Begeisterung. Sie transkribieren (so nennen dies die Wissenschaftler) massenweise so genannte mRNS. Dies sind Beauftragte des Zellkerns, die den haarbildenden Zellen unverzüglich den Auftrag erteilen, das Haar rascher und üppiger sprießen zu lassen.
- Ist ja auch klar und von der Natur so vorgesehen: Zur natürlichen Abwehr gegen Kälte und Nässe aktiviert unser Haar sein eigenes Wachstumspotenzial, wird fülliger, glänzender und leuchtender. »Das Haar zehn Tage lang dem Regen aussetzen«, so versprechen es US-Dermatologen, »und wir haben wieder die allergrößte Freude daran.«

Wie Eiweiß verwertet wird

Eiweißreiche Kost heißt nicht unbedingt, möglichst viel eiweißreiche Nahrung wie Fleisch, Fisch, Geflügel oder Käse zu sich zu nehmen. Sondern vielmehr kommt es darauf an, einen ausreichenden Anteil in unserer Ernährung verwertbar zu machen. Dazu gehört eine vollwertige Kost mit viel Obst, Gemüse, Salat und Vollkornprodukten. Schon nach einer Woche normalisieren sich dann der Säuregrad des Magensafts sowie die Produktion von eiweißspaltenden Enzymen in Magen und Darm. Manche Menschen können ihre Eiweißverwertung dadurch um 40 Prozent steigern.

Die wichtige Nebenwirkung fürs Haar: Polyamine (faulende, unverdaute Eiweißmoleküle) drängen nicht mehr über das Blut in die Haut und den Haarboden. Die Schuppenbildung geht zurück, und auch nach dem Frisieren bleiben viel weniger Haare im Kamm zurück.

Vier Eier pro Woche – und Sie bieten Ihren Haaren genug Stoff für strahlenden Glanz.

Glanzkur für die Haare

Seinen schönen Glanz verdankt unser Haar dem Schwefel, der u. a. über die schwefelhaltigen Eiweißstoffe Zystein und Methionin ins Haar eingebaut wird und unserem Haar Schutz gegen Nässe verleiht. Die beste Glanzkur fürs Haar sind vier Eier pro Woche. 100 Gramm Eigelb enthalten 165 Milligramm reinsten Schwefel, der zu 91 Prozent an die Aminosäuren Zystein und Methionin gebunden ist. Dieser Schwefel wird in Form von Glanz schnell ins Haar gedrückt. Keine Angst übrigens vor Eiern: Bei gesunder, vollwertiger Kost ohne Zucker und Süßes senken sie den Cholesterinspiegel eher, als dass sie ihn anheben!

Die Ursache von grauen Haaren

Die Farbe, ganz egal, ob Braun, Schwarz, Brünett, Blond oder Rot, bleibt viel länger im Haar und kehrt auch ins Haar zurück, wenn wir unsere Nahrung mit Zink anreichern.

Dieses Spurenelement kämpft im Haarboden gegen Kupferkonzentrationen, die eigentlichen Graumacher, an. Wer einen Monat lang völlig zinkfreie Kost zu sich nimmt, bekommt bei jedem Ärger büschelweise graues Haar, weil nun auch noch die allerletzten Reserven an Zink aus dem Körper gefressen werden. Wenn Probleme und Zinkmangel zusammentreffen, sind häufig wenig belastbare Nerven sowie graues Haar und Haarausfall die Folgen.

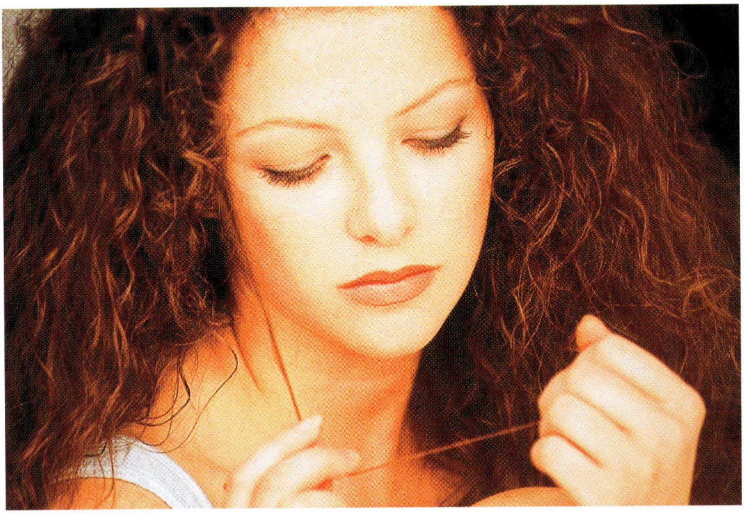

Sind Ihre Haare glanzlos, spröde und brüchig? Dann fehlen Ihnen wahrscheinlich die nötigen Biostoffe. Mit frischem Obst und Gemüse sowie Vollkornprodukten versorgen Sie sich mit genügend Eiweiß und Zink für schöne, kräftige Haare.

Das Rezept gegen Ergrauen

Für Pigmentierung und Farbtransport ins Haar sind B-Vitamine unerlässlich: PABA, B6, Folsäure und Pantothensäure. Wer auf Zucker und Süßes ganz verzichtet und morgens ein Müsli (ungefähr eine Tasse voll) aus selbst gemahlenem Getreide zu sich nimmt (z. B. Dinkel, Hafer, Gerste, Roggen, Weizen oder eine Mischung davon), stoppt das Grauwerden und bringt sogar Farbe ins Haar zurück.

Der erste Schritt zu mehr Jugendlichkeit und gutem Aussehen im Alter ist Vitamin E, das für die Körperzellen sorgt und Vitamin A und Karotinoide schützt.

Wenn die Augen wieder funkeln sollen

Es gibt Menschen, die faszinieren. Ihr Charisma wird auch vom Funkeln der Augen bestimmt. Andere Menschen wieder haben einen glanzlosen, trüben Blick. Sie tun sich überall dort schwer, wo Kontakte wichtig sind, sei es bei der Partnersuche oder im Beruf. Charme und Charisma, die Fähigkeit des Auges, mit Glanz und Feuer andere Lebewesen anzulocken, sind eine Voraussetzung für die Arterhaltung. Dass gerade beim Flirt, also gewissermaßen der allerersten Stufe der Fortpflanzung, die Augen so verführerisch glühen, ist kein Zufall. Auch dies ist eine sinnvolle Erfindung der Natur.

Gesundes Essen lässt die Augen strahlen

Charme und Charisma können Sie mit Hilfe von Vitaminen und anderen Nährstoffen gewinnen; Sie können sich selbst gehörig »aufpeppen«, sich Ausstrahlung regelrecht anessen. Diese Erkenntnis geht aus neuen US-Studien hervor.

Mit genug Vitaminen sehen Sie besser, als Sie meinen. Wenn Sie ausgepumpt und matt am Freitagabend zum Augenarzt gehen, wird er Ihnen sicher eine Brille verschreiben. Mit vielen Vitaminen am Montagmorgen sieht alles viel besser aus.

Mehr als jedes andere Sinnesorgan ist das Auge mit Nachschubwegen für Nährstoffe angefüllt. Bei einer leichten Erregung über den Sympathikus im vegetativen Nervensystem (z. B. einem anregenden Gespräch, einem Flirt oder wenn man eine tolle Idee hat, Urlaubspläne macht usw.) jagen Stresshormone Vitamine und andere Nährstoffe in die Augen und lassen sie lebendig funkeln und leuchten.

Strahlendes Leuchten statt stumpfem Gucken

Dieser enorme Nährstoffverbrauch im Auge macht das Organ aber auch verletzlich gegenüber freien Radikalen. Deshalb sind gerade Netzhaut und Linse besonders auf so genannte Antioxidanzien angewiesen. Ohne diese Schutzstoffe verzichtet das Auge freiwillig auf Glanz, weil es seine letzten Nährstoffreserven für das ganz normale Sehen verwenden muss.

Die vier Antioxidanzien Vitamin A, Vitamin C, Vitamin E und Selen machen Ihre Augen zu einer Festung gegen Krankheitserreger aller Art. Sie verleihen auch Sehkraft. Je dunkler das Gemüse und der Salat sind, desto mehr Vitamin A enthalten sie. Noch mehr Vitamin A enthalten Möhren, die zerkleinert und gedünstet und mit etwas Pflanzenöl angereichert werden. Das Pflanzenöl versorgt auch mit dem nötigen Vitamin E. Selen ist im Vollkorn, Vitamin C in frischem Obst enthalten.

Moderne Augenexperten raten übrigens, lieber am Montagvormittag zum Augenarzt zu gehen als am Freitagnachmittag, wenn die Augen durch den Wochenstress erschöpft und ohne Nährstoffreserven sind. Wer übers Wochenende gesund lebt und sich natürlich ernährt, kann am Montagvormittag die schwarzen Buchstaben beim Augenarzt viel besser ablesen und braucht deshalb möglicherweise keine Brille. Körperliche Bewegung wie Wandern, Gymnastik, Radfahren usw. pumpt Sauerstoff ins Auge und macht die Augäpfel weißer.

Das Auge kann man auch speziell trainieren. Physiologen empfehlen, täglich einmal fünf Sekunden lang in die grelle Sonne zu gucken. Das fördert den Augenstoffwechsel und stärkt die Abwehrkräfte.

Jeder Mensch kann schöne Zähne haben

Revolutionär ist, was die moderne Molekularbiologie in Bezug auf unsere Zähne herausfand. Ganz offensichtlich verhalten wir uns alle in der Zahnpflege falsch. Der Status quo in der Zahnpflege lautet demnach so: »Ihr Stoffwechsel ist verkorkst, deshalb sind Ihre Zähne voller Karies und Ihr Gebiss von Parodontose befallen. Also müssen Sie dreimal am Tag die Zähne kräftig putzen, um all die Zuckerbakterien wegzuschrubben. Zahnseide macht die Zahnzwischenräume sauber. Und kaputte Zähne müssen eben raus und durch neue ersetzt werden.«

Bohren beim Zahnarzt oder doch Vitamine? Gute Vitaminversorgung bedeutet gute Zähne, keine Löcher, keinen Bohrer. Die Alternative zum Zahnarzt ist ganz einfach.

Zitronenkur statt Zahnarztbehandlung

Was aber wirklich ersetzt und erneuert werden müsste, ist das ganze System der Zahnpflege und ärztlichen Betreuung. Wenn ein Patient beim Zahnarzt über Zahnfleischbluten klagt, wird er selten mit dem Hinweis heimgeschickt, er solle regelmäßig Zitronen essen und sei damit seine Beschwerden los. Viele Zahnärzte denken bei jedem neuen Patienten schon an den möglichen Umsatz aus einer Dauerbehandlung. Zahnfleischbluten oder auch eine Zahnfleischentzündung zieht oft völlig unnötig eine komplizierte Parodontitisbehandlung nach sich. Da werden Medikamente verordnet, nicht selten wird nach weiteren Übeln gesucht, nach dem Motto: »Da wuchert ja auch die Karies schon ganz schön. Am besten, wir machen gleich eine Komplettbehandlung. Da sind Sie Ihre Probleme für immer los.«

Gut für Zähne und Zahnfleisch

- Zahnfleischbluten bekommen Sie problemlos weg, wenn Sie täglich zweimal den Saft von einer Zitrone trinken.
- Die Wirkung verstärkt sich bis zum Fünffachen, wenn Sie die Zitronen samt Fruchtfleisch essen.
- Wenn Zähne wackeln, von Karies bedroht oder betroffen sind, wenn das Zahnfleisch zurückweicht, entzündet und eitrig ist, sollte man zweimal am Tag 150 Gramm Magerkäse zusammen mit einer Zitrone essen. Jeder Käse ist eine geballte Ladung Kalzium.

Unerlässlich – Kalzium und Vitamin C

Was das Gebiss wirklich braucht, sind dabei meist nur Kalzium und Vitamin C. Die Natur hat dem Gebiss einen enorm hohen Kalziumbedarf verordnet, denn Beißen erfordert Kraft. Ohne ein kräftiges Gebiss ist die Spezies zum Aussterben verurteilt. Kalzium ist der Stoff, aus dem unsere Zähne hauptsächlich bestehen. Vitamin C ist der Stoff, der das Kalzium in Gebissknochen und Zähne einbaut und außerdem das Zahnfleisch absolut beiß- und rubbelfest macht. Ohne Vitamin C ist Kalzium in unserem Stoffwechsel immer nur die Hälfte wert.

Zahnprobleme sind meist ein Zeichen für Vitamin-C-Mangel. Also viel Vitamin C – aber Sie sollten Ihre Zähne auch öfter richtig fordern und mal wieder hartes Brot kauen.

Mit großen Vitamin-C-Dosen gegen Zahnleiden

Je älter Menschen werden, desto gefährdeter sind sie in Bezug auf Parodontitis. In ihr Immunsystem schleichen sich Defekte an den Neutrophilen ein, die den Großteil der weißen Blutkörperchen ausmachen. Ein Mangel an diesen Immunhelfern wirkt sich vor allem auf das Periodontium, die bindegewebeartige Wurzelhaut der Zähne, verheerend aus. Hohe Gaben von Vitamin C rüsten Neutrophile innerhalb von 20 bis 40 Minuten auf. Bei stark angegriffenem Zahnfleisch oder Zähnen reicht allerdings eine Zufuhr in Form von Obst für eine erste Kur nicht mehr aus. Der Grund: Die Zahnmängel sind schon Zeichen von Vitamin-C-Mangel im ganzen Körper. Deshalb muss zuerst ein solider Vitamin-C-Status im Stoffwechsel aufgebaut werden. Moderne Zahnphysiologen raten, über den Tag verteilt viermal ein Gramm Askorbinsäure (Vitamin C) aus der Apotheke zu sich zu nehmen. Die Besserung zeigt sich oft schon am übernächsten Tag.

Das Gebiss will Arbeit haben

Zähne wollen allerdings gefordert sein, sie wollen beißen, beißen, beißen. Deshalb altes Brot nie an die Enten im Teich verfüttern, sondern selbst knabbern, auch wenn man ein solch betagtes Endstück vom Brotlaib mal zehn Minuten lang so richtig Stück für Stück runternagen muss. Darüber sind Kiefer, Zahnfleisch und Zähne so richtig glücklich. Denn die wollen gefordert sein. Schön zubeißen und nagen nach Art der Eichhörnchen, die Nüsse zerkleinern, stimuliert alle Gene, die für den Aufbau des Beißapparats zuständig sind.

Ein absolutes Muss für alle, die innerhalb kurzer Zeit schöne, gesunde Zähne auch ohne Zahnarzt haben wollen, ist der vollständige Verzicht auf schnelllösliche Kohlenhydrate wie Nudeln, polierten Reis, Zucker, alle Süßigkeiten und überhaupt auf alles, was süß schmeckt. Wer viel Obst, Salat und Gemüse isst, darf oder soll sogar ruhig ein wenig Weißbrot, z. B. ein paar Scheiben Baguette, zum Käse oder Schinken essen. Das ist leichter und vernünftiger, als seinen Dickdarm ausschließlich mit Vollkornbrot aufzublähen. Auch der Genuss von zu viel normalem Schwarzbrot ist nicht gesund und kann sogar den Zähnen schaden. Der Nachschub an einfachem Zucker päppelt die Milliarden und Abermilliarden Kariesbakterien im Mund prächtig auf. Ohne diese Kohlenhydrate bauen sich die Bakterien im Mund unter Einwirkung der Immunstoffe im Speichel von selbst ab. Jede Zitrone, die Sie essen, tötet im Zahnbereich 300 Millionen Bakterien. Überhöhter Genuss von einfachen Kohlenhydraten lässt auch im Darm ein Chaos an gärenden Rückständen entstehen. Um da wieder Ordnung zu schaffen, werden Immunstoffe und Nährsubstanzen verbraucht, die anderswo fehlen – beispielsweise im Gebiss.

Trotz der Kritik von Ärzten und Verbraucherverbänden sind immer noch viele Kindertees und Fertigbreie extrem stark gezuckert. Das verursacht Kariesschäden bereits am Milchgebiss und legt den Grundstein zu einer ungesunden Ernährung.

Jugend aus dem Kern der Zelle

An der weltberühmten Mount Sinai School of Medicine in New York hat einmal eine Zellforscherin gesagt: »Ob Sie es mir glauben oder nicht, aber wenn ich einmal eine menschliche Körperzelle unter dem Mikroskop studiere, könnte ich manchmal weinen vor Glück über etwas so Schönes, Vollendetes. Irgendwann müsste jemand einen Liebesroman über diese Zellen schreiben.« Vielleicht hat auch die Natur vor Rührung geweint, angesichts der Vollendung ihres Schaffens nach Milliarden Jahren der Verbesserung, im Anblick einer Körperzelle, mehr noch: einer Gehirn- oder Nervenzelle, die auch noch Jubel, Lebensfreude, Begeisterung, Fürsorge, Liebe herzustellen vermag.

Die Aufgabe der freien Radikale

Die Natur kennt keinen Wandkalender, keine Küchenuhr und auch keinen Minutenanzeiger. Zeit bedeutet ihr nichts. Sei es im kleinen und kleinsten, wie bei den freien Sauerstoffradikalen, die lediglich den fünfbillionstel Teil einer Sekunde lang leben. Oder sei es im Angesicht der

Jahrmilliarden als winzigstem Bruchteil der Unendlichkeit. Sie hat auch keinen Begriff von Jugend oder Altern. Die Natur kennt nur gesunde, junge und kranke, alte Zellen. Und sie wünscht sich unter allen Umständen, dass ihre Pflanzen und Lebewesen, deren Unversehrtheit sie in der Evolution so viel Hingabe geopfert hat, jung und gesund sind. Damit dies so ist und so bleibt, hat sie vor Milliarden Jahren die freien Radikale erfunden. Zu denen hat sie gesagt: »Ihr habt nur einen Job: Ihr tötet alles, was in irgendeiner Weise welk, beschädigt oder verletzlich ist. Denn ich will in der Mannigfaltigkeit meiner Schöpfung, dass stets nur gesundes Erbgut von Generation zu Generation weitergetragen wird. Nur so ist gewährleistet, dass die unvergleichliche Pracht meiner Pflanzen, Tiere und Menschen nie stirbt.«

»Wer mit 50 aussieht wie 50, ist selbst schuld.« Schützen Sie Ihre Zellen vor Zerstörung, dann schützen Sie sich vor Alterung. Bierhefe beispielsweise ist ein ideales Mittel, um freie Radikale an ihrem Angriff auf die Zellen zu hindern.

Vitale Zellen sind geschützt

Die freien Radikale sind ihre pflichtbewussten Sendboten – und als solche gehen sie ans Werk. Wenn im Herbst ein Blatt vom Baum trudelt und – halb verwelkt, halb noch grün – im Gras liegt, verrichten sie ihren Job. Wenn wir Stunden später an derselben Stelle vorbeikommen, sehen wir, dass das ganze Blatt braun, welk und tot ist.

Die freien Radikale haben die noch lebendigen grünen Pflanzenzellen ihrem Auftrag gemäß abgetötet. Ein anderes Beispiel: Wir gehen zu einer Party, dort wird bis morgens um halb fünf Uhr gefeiert, bei Zigarettenqualm, viel Alkohol und Kaffee, dem Stress von Flirten, Reden und Tanzen – und gegessen wird auch »gesund«, nämlich Kartoffelchips und Salzstangen.

Der Schreck vor dem Spiegel

Wenn wir dann vor dem Badezimmerspiegel stehen, prallen wir vor Entsetzen zurück: um fünf Jahre gealtert! Das Haar ist dünn und brüchig, die Haut welk, alt und grau, der Blick stumpf und glanzlos. Da ist nichts anderes geschehen, als dass aggressive freie Radikal unsere Körperzellen angeknabbert haben. Wenn wir uns dann wieder ordentlich ernähren und gut schlafen, holen wir die biologisch verlorenen Jahre wieder zurück, weil sich unsere Zellen regenerieren und verjüngen. Wenn unsere Körperzellen aber einen Immunschutzpanzer haben – insbesondere durch die Vitamine A, C und E sowie das Spurenelement Selen –, suchen sich die freien Radikale andere Opfer.

Vitamine halten jung

Gene im Zellkern wachen stets genau über die Konzentration von Vitaminen in den Zellen. Sind alle ausreichend vorhanden, sind die Zellen geschützt. Der biologische Sekundenzeiger bleibt stehen oder dreht sich womöglich zurück.

- Vitamin C hat die Aufgabe, sich vorwiegend um die wässrigen Teile der Zellen und des Körpers zu sorgen, so etwa um das wässrige Zytoplasma, in dem Zellteile schwimmen. Oder auch um Körperflüssigkeiten wie das Blut. Täglich mehrmals frisches Obst, und freie Radikale haben keine Chance.
- Vitamin A hat auch die Sonderaufgabe, sich um den Schutz der Schleimhäute zu kümmern, damit sie immer schön jung und gesund bleiben. Schleimhautzellen leben – überall im Körper – meist nur drei oder vier Tage lang. Sie werden dann abgestoßen und durch neue ersetzt. Dies ist eine ganz tolle Botschaft an uns alle: Denn mit ausreichend Vitamin A können wir beschädigte Zellen innerhalb weniger Tage verjüngen. Dies gilt vor allem für unsere Darmschleimhaut, der wir mit karotinoid- bzw. Vitamin-A-haltigen Lebensmitteln wie allem grünen, orangefarbenen oder roten Obst und Gemüse innerhalb weniger Tage zu neuem Wachstum verhelfen können. Verdauungsstörungen wie Blähungen, Durchfall oder Verstopfung (meist verbunden mit üblem Stuhlgeruch) werden dann gelindert und behoben.
- Vitamin E ist das dritte Immunschutzvitamin im Bunde. Sein Job: alle lipid-, also fett- oder ölhaltigen Zellteile oder auch die stets im Blut zirkulierenden Fett- oder Cholesterinmoleküle vor freien Radikalen zu schützen. Deshalb sollte man in der Küche immer Vitamin-E-haltige Pflanzenöle verwenden (z. B. beim Anmachen des Salats). Allzu viel von diesen Ölen ist allerdings auch ungesund. Und man sollte sie auch nicht erhitzen. Dann nämlich reichen die darin enthaltenen Vitamin-E-Konzentrationen nicht aus, um die äußerst verletzlichen Lipide vor Oxidation zu schützen.

Auch Kosmetika sollen durch den Zusatz von Vitamin E die Haut vor freien Radikalen schützen. Äußerlich aufgetragen kann das Vitamin aber nicht bis in die tieferen Hautschichten gelangen, um die Zellen zur Abwehr zu stärken.

Alt werden – aber jung aussehen

Besonders gefährdet sind übrigens die Gene im Zellkern selbst. Sie bestehen aus Nukleotiden, Teilen der so genannten Nukleinsäuren. Und ausgerechnet die sind Leibspeise der alt machenden freien Radikale. Die Natur hat es nämlich so eingerichtet, dass die freien Radikale die allerletzte Phase des Alterns und Sterbens aus dem Zellkern heraus stimulieren. »Wer mit 50 Jahren aussieht wie 50, ist selbst schuld«, erklären gentechnisch geschulte Zellforscher ihrem aktuellen Wissensstand gemäß. »Mit 50 Jahren aussehen wie 35 oder mit 70 Jahren wie 50, ist überhaupt kein Problem.« Und sie fügen hinzu: »Wir wundern uns ohnehin darüber, dass viele Menschen 90 Jahre oder älter werden, obwohl sie sich katastrophal ernähren. Sie könnten theoretisch alle 100 Jahre oder noch älter werden ...«

Die Tierwelt liefert uns den Beweis, welchen Einfluss die Ernährung auf jugendliches Aussehen und Wohlbefinden hat: Vernachlässigte und schlecht gefütterte Haustiere bekommen ein struppiges Fell, glanzlose Augen, werden stumpf, träge und anfällig für Krankheiten.

Der Angriff der freien Radikale

Zuerst knabbern die Feinde die schützende Zellmembran an, dann dringen sie ins Innere vor und stürzen sich auf den Zellkern, der aus Nukleinsäuren besteht. Diese Eiweißstoffe sind die Leckerbissen aller freien Radikale, einen ungeschützten Zellkern greifen sie sofort unerbittlich an. Weil sie Zellmolekülen jeweils ein Elektron entreißen, kommt es zur explosiven Kettenreaktion, bei der alle Moleküle im Zellkern umgeformt und somit für ihre Aufgabe unbrauchbar gemacht werden.

Die Zellmembran besteht vorwiegend aus Cholesterin und Phospholipiden, sie ist ölig-feucht. Die in ihr enthaltenen Fettsäuren können durch freie Radikale sehr leicht oxidiert werden – vergleichbar mit Butter, die ranzig wird, oder Eisen, das rostet. Begünstigt wird diese Oxidation vor allem auch durch UV-Strahlen, also beispielsweise durch ein zu langes Sonnenbad.

Ein Löffel Öl am Morgen

- Der erste Schritt zu mehr Jugendlichkeit muss im Schutz der Zellmembran gegen freie Radikale bestehen.
- Dabei spielt Vitamin E eine Sonderrolle, das sich auf den Schutz fettiger und öliger Substanzen spezialisiert hat.
- Ein Esslöffel kaltgepresstes Pflanzenöl morgens vor dem Frühstück hält den ganzen Tag und die folgende Nacht über das ölig-feuchte Milieu der Zellmembran in allen Körperzellen gesund.
- Außerdem schützt es Vitamin A und Karotinoide, die so wiederum selbst das Verteidigungsbollwerk der Zelle verstärken.
- Vitamin C und Selen sind dabei die beiden weiteren äußerst aktiven Zellschutzfaktoren.

Bierhefe zum Schutz der Zellen

Stoffwechselexperten raten, neben einem Esslöffel kaltgepresstem Pflanzenöl täglich Bierhefe zu sich zu nehmen, die viel Selen enthält. So können in der Zellschicht massenweise Abwehrmoleküle entstehen, die die Bezeichnung »Glutathionperoxidase« tragen. Das in der Nahrung sehr rare Spurenelement Selen ist Kern dieses phantastischen Verjüngungsenzyms. Vitamin C schützt dieses Enzym.

Das Rezept für Jugendlichkeit

Mit kaltgepresstem Pflanzenöl, Bierhefe und frischem Obst wird jede Körperzelle zur unbezwingbaren Festung für freie Radikale, Viren, Bakterien oder andere Mikroorganismen. Diese Schutzstoffe konzentrieren sich ganz besonders in der Thymusdrüse, dem Hauptquartier unseres Immunsystems.

Damit wir nun wieder aufblühen, damit Farbe, Leben, Jugendlichkeit, Ausstrahlung in uns zurückkehren, müssen wir den Stoffwechsel darin unterstützen, beschädigte Zellkerne zu kitten. Dazu werden frische Nukleinsäuren in den kaputten Zellkern eingebaut. Enthalten sind diese Eiweißstoffe vor allem in Keimen, Sprösslingen oder Schösslingen wie Samen, Nüssen, Kernen, aber auch in Bohnen oder Erbsen. Gegen den kleinen Hunger untertags sollten Sie daher immer Sonnenblumenkerne, Maronen und Nüsse wie Mandeln oder Pistazien essen.

Etwas aus der Mode gekommen ist das »Studentenfutter« als Knabberei für zwischendurch. Das ist schade, denn die Mischung aus Nüssen und Rosinen hilft nicht nur Studenten beim Denken, sondern liefert viele wichtige Vitamine und Spurenelemente.

Die allerbesten Freunde beim Abnehmen

Ganz genauso, wie sich die Natur gesunde Geschöpfe wünscht, möchte sie auch unbedingt, dass alle Tiere und auch wir Menschen schlank bleiben. Deshalb hat sie in unsere Zellkerne Gene eingebaut, die Tag für Tag und Nacht für Nacht nichts anderes zu tun haben, als unser Körpergewicht immer schön gesund konstant zu halten. Diese Gene sind fast schon übertrieben pflichtbewusst. Sie tun alles, damit wir nur ja keine überflüssigen Pfunde mit uns herumschleppen. In der Natur gilt nämlich seit Tausenden von Jahren das Gesetz, dass sich Lebewesen mit Übergewicht äußerst schwer tun, sich im erbarmungslosen Konkurrenzkampf zu behaupten und zu überleben.

Fettzellen werden schon bei Babys angelegt

Wir selbst können dies alltäglich beobachten: Wer schlank ist, tut sich häufig leichter – sei es im Beruf, in der Bewältigung von Krankheiten oder z. B. auch bei der Partnersuche. Wenn Babys zur Welt kommen, haben sie im Allgemeinen alle gleich viele Fettzellen. Nun gibt es leider Mütter, die fröhlich erklären: »Wenn mein Kleiner plärrt, kriegt er von mir sofort die süße Nuckelflasche.« Aber: Der Zucker wird in der kleinen Babyleber schnell in Fett umgesetzt. Und wenn das Kind immer im Übermaß Süßes, süße Getränke und schnelllösliche Kohlenhydrate (wie helle Mehlprodukte, Teigwaren oder polierten Reis) erhält, entwickelt es immer mehr Adipozyten (Fettzellen).

Fettzellen können praktisch unbegrenzt viel Fett aufnehmen. Deswegen müssen Sie diese Zellen mit Vitaminen »überreden«, ihr gespeichertes Fett wieder abzugeben. Diese Leistung vollbringen die Stresshormone, z. B. Adrenalin.

Übergewicht kann vorprogrammiert sein

Da kann es geschehen, dass zwei 13-jährige Mädchen mitleiderregend mager nebeneinander stehen. Niemand würde für möglich halten, dass sie in ihrem späteren Leben über Übergewicht klagen könnten. Aber: Eines der beiden hat schon dreimal so viele Fettzellen als das andere. Die können sich später auffüllen. Und wenn man die beiden zehn Jahre später sieht, hat eine dieser beiden jungen Frauen bereits acht oder mehr Kilogramm Übergewicht.

»Einbahnstraße Fett«

- Es gibt sie schon, die Todfeinde der schlanken Linie: Am übelsten bekommt ihr, wenn wir helle Mehlprodukte oder Teigwaren zusammen mit Fettem oder Süßem essen.
- Eine Scheibe Vollkornbrot mit Speck dagegen macht nicht unbedingt dick. Ebenso wenig ein saftiger Schweinebraten mit Knödel oder ein herrlicher Teller Käsespätzle.
- Doch das Tiramisu hinterher oder eine andere süße Nachspeise oder auch die Colagetränke oder Limonaden zum Essen sorgen für einen gewaltigen Schub an Triglyzeriden (Fettmolekülen) in die stets aufnahmebereiten Fettdepots in Bauch, Hüften, Po und Oberschenkeln.
- So entsteht bei vielen Menschen eine »Einbahnstraße Fett« aus dem Darm ins Blut, zur Leber und in die Fettpolster. Wenn diese Einbahnstraße erstmal steht, ist es schwer, sie wieder umzupolen. So eine Ernährung bringt nämlich die Schlankheitsgene durcheinander.

Kalorienzählen ist aus der Mode

Dass bei uns in Deutschland so viel über Diäten und Abspeckkuren geredet wird, ist amerikanischen Schlankheitsexperten unverständlich. Denn in den USA verblassen die Begriffe »Diät« und »Kalorie« mehr und mehr, seitdem die Mechanismen der schlanken Linie entschlüsselt sind. So, wie Vitamine und andere Biostoffe vergnügt, aktiv, fit und gesund machen, machen sie auch schlank. »Jeder Mensch kann auf Dauer ganz ohne Diät schlank werden«, versprechen die Schlankheitsprofessoren. Eine dauerhafte Umstellung auf eine vitaminreiche Ernährung bringt einfach mehr als jede Modediät.

Drei Voraussetzungen zum Abnehmen

Entscheidend sind drei biochemische Vorgänge in unserem Körper:

- Erstens muss das Fett aus den Speckpolstern an Bauch und Hüften heraus und ins Blut.
- Zweitens muss das Fett aus dem Blut in die Zelle geschafft werden.
- Drittens muss das Fett in der Körperzelle verbrannt werden.

Wenn nur einer dieser drei Mechanismen nicht funktioniert, wird man nie und nimmer schlank, ganz egal, wie viele Diäten man macht.

Ein brandheißer Tipp fürs Abspecken: Spätabends vor dem Zubettgehen einen Happen Fleisch, Fisch oder Geflügel pur, nicht mehr als 30 Gramm, zusammen mit einer Zitrone essen.

Stresshormone gegen Fett

Die mikroskopisch winzigen Schlüsselchen zum Aufsperren der Adipozyten kriegen nur die Stresshormone in die Finger. Immer bei Stress braucht der Organismus neue Energien und deshalb Fett als Brennstoff. Deshalb sind z. B. die Nebennieren vollgepumpt mit Rohstoffen für die Produktion von Stresshormonen wie Adrenalin.

Diese Stressmoleküle werden bei Hunger, körperlicher Betätigung, bei einem zu niedrigen Blutzuckerspiegel oder bei jeder Form von Stress aktiv. Sie schwärmen zu den Fettzellen aus und befreien dort die Triglyzeride, die an Bluteiweißstoffe, die Albumine, gebunden und abtransportiert werden.

Fettabbau im Schlaf

Nachts im Schlaf gibt es weniger Stress und auch kaum Bewegung, die Körperzellen müssen aber trotzdem in jeder Sekunde mit Brennstoff versorgt werden. Dafür hat sich die Natur wieder etwas Geniales ausgedacht: das Wachstumshormon. 70 Minuten nach dem Einschlafen pumpt die Hirnanhangsdrüse im Zwischenhirn jeweils in Schüben mikroskopisch winzige Mengen Wachstumshormon, das nächtliche Stresshormon, ins Blut.

Diese Hormonmoleküle sperren Fettzellen auf und befreien Fettmoleküle, damit sie als Energie verwertet werden können. Die Wachstumshormone halten die Tiere in freier Natur schlank und fit. Fett wird nicht erst lange in Fettzellen gespeichert, sondern zu Energie verbrannt. Deshalb platzen Tiere frühmorgens fast vor Energie. Bei Kindern ist es nicht anders. Dem nächtlich wirksamen Wachstumshormon verdanken sie es, dass sie schlank bleiben und morgens munter sind.

Vitamine und andere Biostoffe machen nicht nur vergnügt, aktiv, fit und gesund. Mit ihnen kann jeder Mensch auf Dauer ganz ohne Diät schlank werden.

Nachts abspecken – morgens topfit sein

Würde man eine menschliche Hirnanhangsdrüse zwischen Daumen und Zeigefinger nehmen und auspressen, spritzten fast nur Wasser und Wachstumshormon heraus. Die anderen neun Hormone sind nur in minimalen Konzentrationen enthalten. Der Natur ist das Schlankheitshormon also viel wert. Viele übergewichtige und dicke Menschen haben aber viel zu niedrige Werte an Wachstumshormon im Blut, weil ihre Hirnanhangsdrüse nicht richtig gefüttert wird. Die aktive, nächtliche Phase des Abspeckens gibt es für sie nicht.

Ernährungstipp für die schlanke Linie

US-Biochemiker haben für dicke Menschen einen guten Tipp: Spätabends vor dem Zubettgehen etwa 30 Gramm Fleisch, Fisch oder Geflügel (für Vegetarier: Tofu) pur zusammen mit einer Zitrone essen. Wer es nicht fertig bringt, in eine Zitrone zu beißen, darf den Saft trinken (aber bitte keinen Fertigsaft aus dem Supermarkt!).

Aus dieser Kombination macht die Hirnanhangsdrüse die ganze Nacht über reichlich Wachstumshormon und gleichzeitig den Aufwecker, das Hormon ACTH (adrenocorticotropes Hormon). Es wird im Morgengrauen produziert, wenn die Hirnanhangsdrüse ihre Produktion an Wachstumshormon drosselt. Auch das ACTH ist ein wichtiges fettfressendes Stresshormon.

Die zweite Stufe auf dem neuen Weg zum Schlankwerden ist das Hineinschleusen der im Blut zirkulierenden Fettmoleküle in die Körperzellen zur Verbrennung. Dafür hat der Stoffwechsel einen Sonderbeauftragten: Karnitin, ein Quasivitamin.

Karnitin sitzt auf der Zellmembran. Wenn es ein Fettmolekül daherschwimmen sieht, schnappt es sich dieses und schlüpft mit ihm ins Innere der Zelle, und zwar gleich zu den Mitochondrien, den Energiefabriken. Dort wird Fett zu Kraft und Vitalität verwertet.
Allerdings: Ohne Karnitin und andere Substanzen kommt Fett niemals zur Verbrennung in die Körperzelle. Es zirkuliert stattdessen in immer gefährlicheren Konzentrationen im Blut, und den Traum vom Schlankwerden braucht man gar nicht erst zu träumen (mehr dazu können Sie auf Seite 141f. lesen).

Mit dem Eiweißbaustein Tyrosin und dem Spurenelement Jod können Sie einer ungenügenden Schilddrüsenfunktion entgegenwirken – die besten Stoffe zum Schlankwerden bei einer Unterfunktion der Schilddrüse.

Die Aufgabe von Thyroxin

Nachdem die Fettmoleküle dank Karnitin nun glücklich in der Körperzelle gelandet sind, müssen sie verbrannt werden. Das geht nur, wenn der Heizer da ist, der die Energieöfen anzündet. Dieser Heizer heißt Thyroxin, das Hormon aus unserer Schilddrüse. Ohne Thyroxin bleiben die Öfen kalt. Deshalb neigen Menschen mit ungenügender Schilddrüsenfunktion zum Dickwerden.
Das Thyroxinmolekül besteht zu zwei Dritteln aus dem raren Spurenelement Jod und zu einem Drittel aus dem Eiweißbaustein Tyrosin, der vorwiegend in Fleisch, Fisch, Geflügel und Magerkäse enthalten ist. Sind Jod und Tyrosin ausreichend in der Schilddrüse gespeichert, dann stellt dieses walnussgroße Organ täglich ein hundertstel Gramm Thyroxin her. Das reicht aus, um 24 Stunden am Tag alle Brennöfen in unseren Körperzellen zu entfachen.

Wenn Thyroxin verloren geht

Der Zusammenschluss von Spurenelement Jod und Eiweiß sowie seine einfache Struktur machen das Thyroxinmolekül aber sehr verletzlich gegen freie Radikale. Es wird als eine der ersten Substanzen in der Blutbahn attackiert. Bei vielen Menschen gelangen nur etwa 20 Prozent der von der Schilddrüse ausgestoßenen Thyroxinmoleküle zu den Zellen. Unsere Ärzte begehen dann sehr oft einen Diagnoseirrtum: »Tja, Ihre Schilddrüse arbeitet leider nicht richtig.«
In Wirklichkeit funktioniert die Schilddrüse meist bestens, aber ihre Hormone werden im Blut zerstört und kommen nicht bei den Zellen an. Deshalb sind die Hormonkonzentrationen der Blutuntersuchung dann so schlecht.

Fettzellen lieben Insulin

Dieses Hormon der Bauchspeicheldrüse wird immer dann in sehr hohen Konzentrationen ausgestoßen, wenn wir etwas Süßes essen, süße Getränke trinken oder schnelllösliche Kohlenhydrate, also z. B. Nudeln oder Weißbrot, essen. Das Dilemma: Solange die Insulinwerte im Blut erhöht sind, bleiben unsere Fettzellen zugesperrt wie Banktresore. Es ist dann biochemisch unmöglich, Speckpolster abzubauen. Dazu ein konkretes Beispiel:

Nicht alles ist Vollkorn, was danach aussieht: Die dunkle Farbe allein ist noch kein Indiz dafür, dass es sich um ein Vollkornbrot handelt. Backzusätze, wie z. B. Malz, bewirken oft so ein kerniges Aussehen. Andererseits kann auch ein Vollkornbrot eine sehr feine Krume haben, ohne deshalb weniger gesund zu sein.

- Eine Sekretärin frühstückt morgens um 7 Uhr 30 eine Scheibe Mischbrot mit Butter und Käse, trinkt dazu zwei Tassen Kaffee mit Sahne und Zucker.
- Als Folge davon steigt ihr Insulinspiegel bis 8 Uhr 15 steil an. Die Insulinmoleküle setzen jetzt alles daran, die Glukose im Blut – man bezeichnet sie auch als Blutzucker – in die Zellen einzubauen.
- Bis etwa 11 Uhr bleiben die Insulinkonzentrationen erhöht – und in diesem Zeitraum wird kein einziges Triglyzerid aus dem Bauchspeck der Kandidatin freigesetzt.
- Selbst wenn sie vor der Fahrt ins Büro nochmal fünf Minuten schweißtreibendes Stretching zum Zweck des Abspeckens betreibt – es ist hoffnungslos.

Vollkorn zum Frühstück

Unser übliches Frühstücksbrot gilt demnach für Wissenschaftler als Hauptursache für Übergewicht. Sie empfehlen: unbedingt umsteigen auf Vollkornbrot. Denn die darin enthaltenen komplexen Kohlenhydrate werden im Darm in einem Stunden währenden Prozess zu Glukose bzw. Blutzucker abgebaut. Als Folge davon schüttet die Bauchspeicheldrüse weniger Insulin ins Blut – und die Fettzellen öffnen sich, um ihren Inhalt für vitalisierende Prozesse freizusetzen.

Warum Dicke schwerer abnehmen

Interessant: Dicke oder Übergewichtige haben fast immer überhöhte Insulinkonzentrationen im Blut, nehmen deshalb auch oft nicht ab, wenn sie sich – übertrieben gesprochen – nur von Kaffee und Kaugummi ernähren. Wer erstmal Jahre oder Jahrzehnte lang 10 oder 15 Kilogramm zu viel mit sich herumschleppt, entwickelt zudem eine so genannte Insulinunverträglichkeit: Selbst bei kerngesunder Kost bleiben Fettzellen verschlossen, machen eine Gewichtsreduzierung weitgehend unmöglich. Die gute Nachricht: Wer sich so ernährt, wie die Natur es vorgesehen hat (und die Tiere in freier Natur sind unser bestes Vorbild), kann die »Einbahnstraße Fett« umdrehen.

Dann verheizen alle Körperzellen fleißig Triglyzeride zur Energieversorgung des Stoffwechsels. Und es macht wieder richtig Spaß, morgens auf die Waage zu steigen.

Wer abnehmen will, sollte viel Kohlenhydrate zu sich nehmen, und zwar in der gesündesten Form: Obst, Salat, Gemüse, Kartoffeln, Vollkornprodukte und Naturreis.

Tipps zum Schlankwerden

- Viel Kohlenhydrate zu sich nehmen, aber ausschließlich in ihrer gesündesten, weitgehend unverarbeiteten Form: Obst, Salat, Gemüse, Kartoffeln, Vollkornprodukte, Naturreis.
- Verboten sind normales Brot, Teigwaren, polierter Reis, Zucker und alles Süße, auch süße Getränke.
- Erlaubt sind ein paar Scheibchen Baguette, beispielsweise zum Salatteller oder Krabbencocktail.
- Drei- bis fünfmal am Tag frisches Obst, abends vor dem Zubettgehen ein Häppchen Fleisch, Fisch oder Geflügel mit einer ganzen Zitrone (auch das Fruchtfleisch) essen.
- Strikte Vegetarier können Fleisch durch Magerkäse oder Sojaprodukte ersetzen. Allerdings werden Vegetarier ohnehin selten dick.

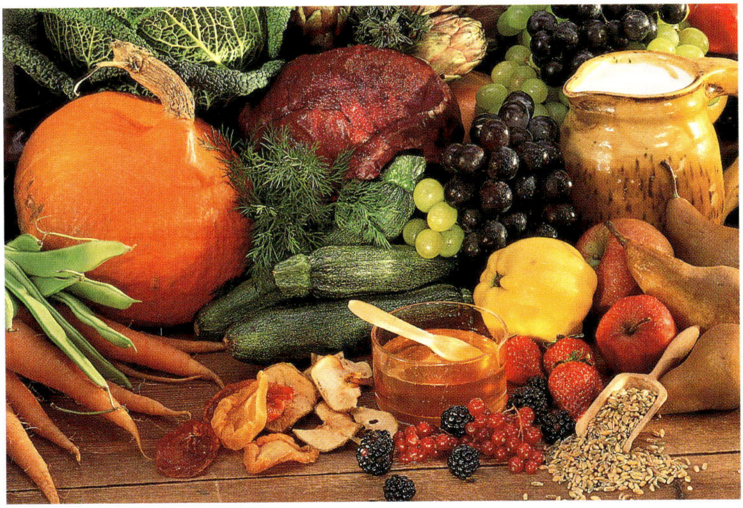

Schluss mit den langweiligen Monodiäten: Obst- und Gemüsevielfalt und vollwertige Getreideprodukte sorgen für Abwechslung im Speiseplan und machen schlank.

Die Nerven stärken

Schlechte Nerven sind verantwortlich für so viel Unglück auf der Welt. Da ist man viel zu schnell gereizt, könnte bei der geringsten Belastung an die Decke springen. Man versagt in Konfliktsituationen, ist unwirsch zu den Kindern (was einem hinterher Leid tut), belastet Partnerschaften. Beim Vorstellungsgespräch im Personalbüro oder bei wichtigen Prüfungen macht man alles falsch. So entsteht der typische Verlierer: in Beruf, Partnerschaft oder Familie.

Ich halte viele Vorträge, manchmal vor Hunderten von Menschen. Und nicht selten wenden sich die Zuhörer anschließend vertraulich an mich: »Was soll ich tun? Ich kann mich einfach nicht mehr freuen, mich nicht begeistern, verlieben. Vor ein paar Jahren konnte ich beim Anblick einer Blume noch jubeln, war so empfänglich für alles Schöne, voller Optimismus und Lebensfreude. Jetzt stehe ich morgens lustlos, verzagt auf, weiß oft nicht, wie ich diesen kommenden Tag bewältigen soll.«

Viele mentale Probleme oder auch Konzentrationsschwäche, Vergesslichkeit und Schlafstörungen lassen sich durch eine gezielte Vitaminkur beheben.

Die Seelenruhe lässt sich wiederfinden

Für all diese Menschen gibt es jetzt tolle Nachrichten aus der Genforschung und Molekularbiologie. Das Fazit: In jedem von uns steckt immer noch ein glücklicherer, heiterer Mensch. Wir müssen ihn nur wecken. Erfreulicherweise entdecken Wissenschaftler jetzt, zum Beginn eines neues Jahrtausends, dass die Natur der beste Arzt und gleichzeitig die allerbeste Apotheke ist.

Nehmen wir uns ein Vorbild: Tiere in freier Natur wachen morgens voller Unternehmungslust auf. Ihre Hormone, Nervenpeptide, Gehirn- und Nervenzellen sind einfach topfit. Und genau dieses Geheimnis der Natur haben die vielen Professoren überall auf der Welt enträtselt. Ihr Tipp an alle Stressgeplagten: erstmal Nerven beruhigen, entspannen. Damit man den Alltag wieder locker und ausgeglichen meistert. Danach Rohstoffe für Glückshormone und Happymacher essen und in Gehirn- und Nervenzellen speichern.

Wenn die Stimmung Achterbahn fährt

Schon ein Tag vitaminreiche Nerven- und Glückskost verändert vom nächsten Morgen an die Triebkraft lebensbejahender Gene. Unser Stoffwechsel wartet nur darauf, endlich ausreichend mit den Stimmungsmachern versorgt zu werden. Wissenschaftler erklären: »Dass Frauen und Männer morgens gut drauf sind, am Vormittag aber schon wieder mutlos und verzweifelt, dass solche Stimmungsschwankungen den ganzen Tag und oft auch nachts so schrecklich belasten, hängt stets nur mit einer zeitweisen Mangelversorgung unserer Gehirn- und Nervenzellen zusammen.«

Entscheidend sind dabei:

- Zu viel Stress – er frisst nämlich erbarmungslos Vitamine, Spurenelemente und Eiweiß aus den Zellen
- Zu wenig psychoaktive Aminosäuren (Eiweißbausteine) und andere wichtige Biostoffe

Oft kann schon eine einzige Mahlzeit, die ausreichend Vitamine enthält, den mentalen Zustand und das Nervenkostüm erheblich verbessern.

Fehlende Liebe ist schwer zu ersetzen

Menschen, die in ihrer frühen Kindheit und auch später wenig Liebe, Zuwendung oder Schutz erfahren haben, erleiden Defizite in ihrem Gehirn- und Nervenstoffwechsel. Sie haben einen oft extrem hohen Sonderbedarf an bestimmten Biostoffen. Ursache ist z. B. ein durch Liebesentzug entstandener Dauerstress, der – verbunden mit irrsinnig hohen Stresshormonproduktionen – die Balance zwischen Stoffwechsel und Hormon- bzw. Peptidsystem nachhaltig geschädigt hat. Liebevolle Zuwendung dagegen lösen eine vermehrte Produktion von Glückshormonen wie Noradrenalin und Beta-Endorphin aus.

Vitaminbedarf steigt bei Liebesentzug

Ein Beispiel: Ein Baby, das sich von der Mutter verlassen fühlt, empfindet eine folternde, fast unerträgliche Angst und Verzweiflung, die man als Erwachsener gar nicht nachempfinden kann – ganz egal, ob das Baby schreit oder sich völlig still verhält.

Babys von Tieren in freier Natur werden von ihren Müttern nie allein gelassen. Deshalb verkümmert weder in ihren enorm aufnahmefähigen Gehirnen das sensible Netzwerk der Dendriten und Neuriten, der Nervenverästelungen, noch müssen Nerven- oder Gehirnzellen auf Sparflamme schalten, um überhaupt lebensfähig zu bleiben.

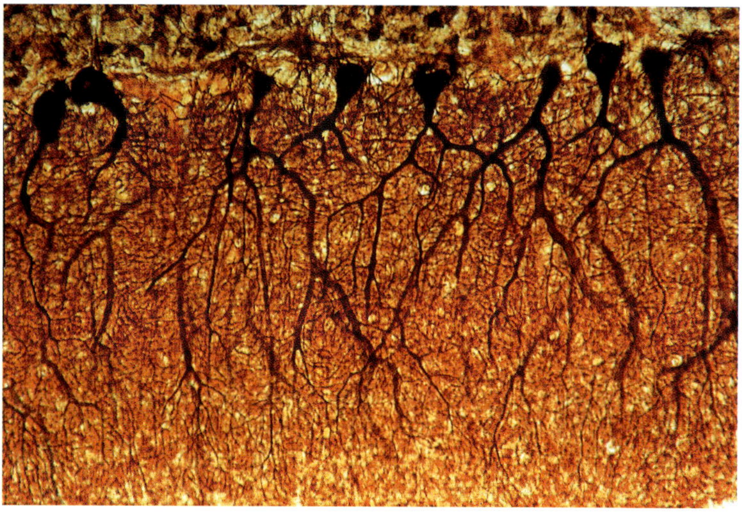

Unser Gehirn enthält ein sagenhaftes Geflecht aus unzähligen Nervenzellen, die zum Teil auf komplizierte Weise miteinander vernetzt sind. Hier eine Mikroaufnahme von Nervenzellen im Kleinhirn in 80facher Vergrößerung.

Gute Nerven für ein besseres Leben

Angst ist ein Schutzmechanismus des Körpers: Sind die Reserven erschöpft, dann schaltet der Organismus auf Sparflamme und weicht vor Herausforderungen automatisch zurück. Mit genügend Biostoffen kann man aber wieder Mut und Optimismus finden.

Es gibt »Nervenbündel« und Menschen »mit Nerven aus Stahl« oder überhaupt »ganz ohne Nerven«. Die letzteren sind zweifelsohne im Vorteil, wenn es darum geht, sich im Lebenskampf zu behaupten. Gerade da, wo sich das Schicksal des Einzelnen entscheidet, wie bei der Partnersuche, im Berufsalltag, beim Entwickeln von Ideen usw., sind gute Nerven unerlässlich.

Tiere in freier Natur dürfen sich überhaupt keine Nervenschwäche leisten. In einem solchen Fall sind sie unfähig zu überleben. Denn dann fordert die Evolution ihren Tribut.

Angst als Schutzsymptom

Angst und Mutlosigkeit, depressive Verstimmungen und Konzentrationsschwäche sind ja nichts Zufälliges. Sie sind Schutzsymptome, die davor behüten, seine allerletzten Nervenreserven auch noch irgendwo zu opfern. Mit anderen Worten: Schwächliche, kränkliche, weil schlecht mit Nährstoffen versorgte Nerven veranlassen das Gehirn zu dem Befehl: »Jetzt keine Risiken mehr eingehen! Allgemeiner Rückzug!« Gehirn und Nerven schalten auf Sparflamme, bei der am wenigsten weitere Nervensubstanz verschleudert wird. Jeglicher Eroberungsstress, wie ihn Optimismus, Euphorie, Jubel, Kontaktfreude, Erfolgsstreben usw. mit sich bringen, wird instinktiv bzw. stoffwechselphysiologisch gemieden. Bekommen die Nerven aber ein Kraftpaket mit ihrem Lieblingsfutter, dann gesunden sie schnell, und es stellen sich Freude, Heiterkeit, Optimismus ein.

Menschen auf Partnersuche, in einem stressigen Berufsalltag, die immer viele und verwertbare Ideen produzieren müssen, haben einen sehr hohen Bedarf an Glückshormonen. Und die kann man sich mit Vitaminen anessen.

Zwei Aspekte der Therapie

Was wissenschaftlich brandneu und ganz besonders wichtig ist: die Unterscheidung zwischen somatischem, also körperlichem Bereich unserer Nerven und psychischem Aspekt, der unsere Stimmungslage beeinflusst. Wenn nervöse Menschen ohne Lebensfreude mit Hilfe von Vitaminen und anderen Biostoffen entspannt und glücklich werden wollen, müssen sie ihre Nerven erstens zunächst beruhigen und zweitens nachhaltig mit Glücksboten auffüllen.

Die gefährdeten Gehirnzellen

Unsere Gehirn- und Nervenzellen haben eine Schutzmembran, die so genannte Myelinschicht. Sie besteht zur Hälfte aus Cholesterin, genauer gesagt vorwiegend aus so genannten Sphingomyelinen. Das sind phosphorhaltige Fettstoffe, die aus Fettsäuren, Phosphorsäure, dem B-Vitamin Cholin und anderen Substanzen bestehen. Auch Eiweiß bildet einen Teil dieser Membran.

Die Myelinschicht der Zellen ist ölig-feucht, und zwar in einem ganz bestimmten Flüssigkeitsgrad, der so genannten Viskosität. Bei sehr starkem Stress kommt es zu einer Schwächung des Immunsystems und zu einem erheblichen Angriff freier Radikale auf diese Membran. Auch andere Faktoren, wie Gift- und Schadstoffe, wirken unmittelbar aggressiv auf die äußere Schicht der Gehirnzellen ein.

Wenn Schutzvitamine fehlen

Wenn es an Schutzvitaminen wie A, C und E fehlt, oxidieren die freien Radikale ohne Gegenwehr die sensiblen Fettsäuren und Cholesterinmoleküle. Die Nervenschicht wird ranzig, verklebt mit Abschilferungen aus abgestorbenem Eiweiß und verkleistert Zehntausende von Landeplätzen (Rezeptoren) für Nährstoffe, Hormone oder Nervenpeptide.

Als Folge ist man nervös, gereizt, kann sich nicht konzentrieren, würde sich am liebsten in seinem Zimmer verkriechen. Obwohl man ständig müde ist, findet man nachts nur schwer Schlaf. Weil die außer Rand und Band geratene Produktion von Stresshormonen, vor allem von Kortisol, durch ruhige Nerven nicht mehr gebremst werden kann, ist man ständig irgendwie aufgeregt. Man lebt in einem Chaos. Und die Gedanken quälen sich nur noch mühsam und im Schneckentempo von Nervenzelle zu Nervenzelle.

Ohne die so wichtigen Vitamine kommt es zu Magenschmerzen, Durchfall, Herzjagen, Schwindelgefühlen, Beschwerden beim Wasserlassen, Kopfschmerzen, Atembeschwerden und Erschöpfungszuständen. Mit genug Biostoffen jedoch haben Sie Nerven »aus Stahl« – und alles wird gut.

Nicht mit dem Willen zu bezwingen

Diese Vorgänge im Gehirn, im gesamten Zentralnervensystem und im vegetativen Nervensystem entziehen sich dem Einfluss unseres Willens. Während wir das animalische Nervensystem, wie z. B. das Heben einer Hand, bewusst steuern können, sind wir hilflos, wenn wir wegen zerstörter Myelinschichten in den Zellen des vegetativen Nervensystems Magenschmerzen, Durchfall, Herzjagen, Schwindelgefühle, Beschwerden beim Wasserlassen, Kopfweh, Atembeschwerden, Erschöpfungszustände u. a. bekommen.

Wenn wir die Membran unserer vielen hundert Milliarden Nervenzellen reparieren, verschwinden alle diese »körperlichen« Mangelzustände in Gehirn und Nerven. Alles beruhigt sich auf eine wundervolle Weise. Wir wachen morgens erholt auf und sind endlich wieder ganz entspannt und ruhig.

Lezithin besänftigt die Nerven

Die Nerven besänftigen geht nach neuen psychobiochemischen und neurophysiologischen Erkenntnissen ganz einfach. Das Cholesterin, das wir mit der Nahrung aufnehmen, aber auch in der Leber selbst herstellen, muss um jeden Preis flüssig und transportfähig gehalten werden. Dabei hilft Lezithin.

Ein Hauptbestandteil von Lezithin ist das B-Vitamin Cholin, das Cholesterin noch in der Nervenzellmembran flüssig hält und für den richtigen Viskositätsgrad sorgt. Als zweiter Bestandteil von Lezithin wirkt Inositol dabei eng mit Cholin zusammen. So erklärt sich die nervenberuhigende Wirkung von Lezithin, das Nervenleitbahnen wieder öffnet und das reibungslose Einschleusen von Nährstoffmolekülen in die Nervenzelle ermöglicht.

Lezithin aus der Nahrung

- Gemeint ist hier das reine, natürliche Lezithin und nicht das Gemisch aus verschiedenen Phospholipiden, das man in der Apotheke unter der Wirkstoffbezeichnung »Lezithin« kaufen kann, das aber oft nicht mal zur Hälfte aus wirklichem Lezithin besteht.

- Unser eigener Stoffwechsel produziert viel reineres und besseres Lezithin als jede Fabrik. Dazu muss man lediglich beispielsweise viel Sonnenblumenkerne, Weizenkeime, Bierhefe, Melasse, Eigelb, Leber, selbst gemahlenes Vollkorn und Zitrusfrüchte essen.

- Vormittags ein am besten selbst gemahlenes Müsli, viermal pro Woche ein Ei, ein- oder zweimal in der Woche Leber, dazu abwechselnd Melasse und Bierhefe (aus der Apotheke oder dem Reformhaus) und zwischendurch Samen, Keime, Kerne oder Nüsse kauen – das reicht für die körpereigene Lezithinproduktion schon völlig aus.

Inositol und Cholin

Die beiden Hauptbestandteile des Lezithin entfalten dabei überraschend schnell ihre Wirkung. Inositol oder Cholin, das vom Stoffwechsel in die Zellmembranen oder in den extrazellulären Raum zwischen den Zellen geschickt wird, führt rasch zu erhöhten Cholinkonzentrationen in den Neuronen des Gehirns. Die Folge: ein kräftiger Schub von enormer, unerwarteter Frische.

Die wichtigste Nahrung für die Nerven ist Lezithin. Es wird vom Stoffwechsel selbst produziert. Dabei ist dieses natürliche Lezithin viel wirksamer als die Mischung aus der Apotheke.

Zitrone morgens und abends

Beim Auflösen zäher und verkleisterter Myelinschichten leisten das Hormon ACTH (adrenocorticotropes Hormon) und Vitamin C die Arbeit. ACTH wird in höchsten Konzentrationen frühmorgens ausgestoßen; es ist das Hormon, das uns wach und unternehmungslustig macht. Damit es nachts von der Hirnanhangsdrüse produziert werden kann, sollten wir spätabends vor dem Schlafengehen etwas Fleisch, Fisch oder Geflügel pur zusammen mit einer Zitrone essen.

Am nächsten Morgen sollten wir dann wieder eine ganze Zitrone zu uns nehmen, weil die darin enthaltenen Bioflavonoide das Vitamin C dynamisieren. Auch wenn es noch so sauer schmeckt – die reinigende und beruhigende Wirkung auf die Nerven ist enorm.

Brennstoff für die Nervenzellen

Während Vitamin C und die B-Vitamine Cholin und Inositol die Zellmembran funktionsfähig halten und die Vitamine A und E die Membran vor aggressiven Substanzen schützen, liefert Glukose den Brennstoff für die Zellen. Gehirn- und Nervenzellen beanspruchen den Supertreibstoff Glukose, wo andere Zellen mit normalem Treibstoff, z. B. Fett, funktionieren. Glukose beziehen Gehirn- und Nervenzellen aus dem Blut.

Ist der Blutzuckerspiegel zu niedrig, dann quellen die Nervenzellen auf. Dabei dehnt sich die Myelinschicht, es kommt zu Störungen in dieser Zellmembran und zu nervösen Symptomen.

Keine Angst vor der sauren Zitrone: Mit etwas Honig darauf lässt sich die Säure gut ertragen. Nach einer Gewöhnungsphase schmeckt Zitrone pur sogar richtig gut.

»Modekrankheit« Hypoglykämie

Männer haben etwa 400 Gramm Glukose in Form von Speicherglykogen in Leber, Muskeln und im Blut gelagert, Frauen nur 300 Gramm. Weil diese Vorräte bei Glukosemangel in wenigen Stunden erschöpft sind, werden Frauen schneller gereizt, nervös und aggressiv als Männer. Frauen sind häufiger Opfer eines zu niedrigen Blutzuckerspiegels (Hypoglykämie), einer typischen Modekrankheit.

Um den Blutzuckerspiegel auf Normalpegel anzuheben, darf man nur noch komplexe Kohlenhydrate wie Vollkorn, Obst, Salat, Gemüse und Kartoffeln zu sich nehmen, aus denen die Glukose in einem langen Verdauungsprozess herausgelöst wird. So fließt dem Blut und den Gehirn- und Nervenzellen ein stetiger Strom Glukose zu.

Depressionen im Morgengrauen

Viele nervlich schwache Menschen wachen morgens zwischen vier und fünf Uhr mit quälenden depressiven Symptomen auf, die sich eine Stunde später wieder legen. Ursache ist der tiefe Blutzuckerspiegel: Gehirn- und Nervenzellen haben die im Blut enthaltene Glukose bis auf einen kläglichen Rest abgesaugt.

Nach einer Stunde hebt sich die Stimmung wieder, weil die aktiven morgendlichen Stresshormone wie Adrenalin oder Glukagon die letzten Glykogenreserven aus der Leber freisetzen. Dadurch rappelt sich der Blutzuckerspiegel ein wenig auf, Gehirn- und Nervenzellen werden ein paar Stunden lang besser versorgt, ehe gegen Mittag der zweite Einbruch, der nächste Durchhänger im Blutzuckerspiegel erfolgt.

Eiweißreiches gegen Depressionen

- Um nächtliche Depressionen zu vermeiden, sollten 70 Prozent des Abendessens aus Eiweiß bestehen, also z. B. aus kaltem Braten, magerem Schinken, Krabben, Fisch, Hühnchenfleisch, Putenfleisch usw. Für Vegetarier sind Tofu, Schafs- oder Ziegenkäse bestens geeignet.
- Dazu kein Brot essen, bestenfalls ein paar kleine Scheibchen Baguette, aber viel Obst oder Salat, Magerkäse, ein Ei.
- Möglichst keine Kartoffeln, auch kein gekochtes, angedicktes Gemüse.
- Ideal sind z. B. eine Rohkostplatte mit geräucherter Forelle, dazu eine Scheibe Toast. Oder ein großer Salatteller mit Ei, zwei Scheiben Roastbeef und zwei Scheiben Baguette.
- Wer nachts Hunger bekommt, soll vom mageren Fleisch auf fetteres Fleisch wechseln. Die Portionen sollten nicht mehr als jeweils 60 bis 80 Gramm wiegen.

Nervennahrung für die Nacht

Das Fett verjagt nachts den Hunger. 16 der insgesamt rund 20 verschiedenen Aminosäuren im Eiweiß werden nachts in der so genannten Glukoneogenese zu Glukose umgewandelt. Auch dieser Prozess verläuft langsam und stetig, führt dem Blut und damit Gehirn- und Nervenzellen stets gleichbleibend den Brennstoff Glukose zu. Wichtig: Um diese Stoffwechselarbeit sicherzustellen, ist viel Vitamin C nötig. Deshalb sollte man zum Abendessen frisch gepressten Zitronen- oder Orangensaft trinken.

Der Nervenspeiseplan: Vormittags ein Müsli, viermal pro Woche ein Ei, ein- oder zweimal Leber, dazu abwechselnd Melasse und Bierhefe, zwischendurch Samen, Keime, Kerne und Nüsse kauen. Und für die Nacht ein Glas Orangensaft.

Was man bei schwachen Nerven vermeiden sollte

Absolut verboten für alle Menschen mit schwachen Nerven sind:

- Teigwaren wie Nudeln
- Polierter Reis
- Pizza
- Zucker, alles Süße, auch süße Getränke
- Brot (am besten ist Vollkornknäckebrot)
- Pommes frites, Knabbergebäck
- Alle Fertig- und Dosengerichte
- Tiefkühl- oder Kantinenkost

Den Zuckerspiegel konstant halten

Die darin enthaltenen einfachen und schnelllöslichen Kohlenhydrate schießen in Form von Billionen Glukosemolekülen sofort ins Blut und jagen den Blutzuckerspiegel nach oben, so dass die Gehirn- und Nervenzellen kurzfristig gut versorgt sind. Dann aber stürzt der Blutzuckerspiegel unter dem Einfluss des Bauchspeicheldrüsenhormons Insulin rasch in die Tiefe. Sofort fühlt man sich wieder nervös, gereizt.

Da greifen viele Menschen gern zu Süßem, um den Glukosespiegel wieder anzuheben. Die so entstehenden Zickzackkurven im Blutzuckerspiegel sind das Schlechteste, was Gehirn- und Nervenzellen brauchen können. Sie machen auch die beste Bauchspeicheldrüse kaputt. Um den Gehirn- und Nervenzellen also den für sie so wichtigen Brennstoff zu liefern, sind komplexe Kohlenhydrate tagsüber und Eiweiß mit viel Vitamin C abends am allerbesten.

Frauen leiden weit häufiger unter einem zu niedrigen Blutzuckerspiegel als Männer. Sie neigen dadurch häufiger zu Problemen mit dem Kreislauf.

Wie Glück und Optimismus entstehen

Wenn Gehirn- und Nervenzellen, Myelinschicht und Energieerzeugung wieder normal arbeiten, fragt man sich, wieso man sich früher eigentlich bei jeder Kleinigkeit aufgeregt hat. Die natürlichen Sedativa sorgen für die innere Ruhe.

Euphorie und eine ungestüme Lebensfreude, Begeisterung und Optimismus haben im Gehirn- und Nervenstoffwechsel ihre eigenen Mechanismen. Da wirken Hormone und Neuropeptide mit, die das Netzwerk der Milliarden Zellen praktisch als Tummelplatz für das Spiel positiver Empfindungen nutzen.

- Entspannung ist in gesunden Nerven permanent enthalten.
- »Glück« hingegen fließt in Form von besonderen Signalen durch das Nervenlabyrinth.

Glück – biochemisch betrachtet

Für die Psychophysiologen ist Glück nichts anderes als ein biochemischer Vorgang. Rohstoff für alle positiven Empfindungen sind drei der insgesamt rund 20 verschiedenen Aminosäuren (Eiweißbausteine): Phenylalanin, Tyrosin und Methionin. Im Gegensatz zu Aminosäuren in Muskeln und Bindegewebe wirken diese drei Eiweißstoffe psychoaktiv: Sie verbessern in kurzer Zeit die Stimmungslage enorm. Es hat wenig Sinn, seine Gemütslage mit viel Eiweiß aufpäppeln und auffrischen zu wollen. Da verdrängt dann eher das Muskeleiweiß das wichtige Psychoeiweiß im Verdauungsprozess, oder Aminosäuren drängeln sich an der Blut-Hirn-Schranke und versperren sich gegenseitig den Weg. Um in zwei Wochen depressive Verstimmungen und Angstzustände zu verscheuchen, muss der Anteil der drei psychodynamischen Eiweißbausteine Phenylalanin, Tyrosin und Methionin am Gesamteiweiß um 30 Prozent angehoben werden.

Eine Sonderrolle spielt dabei Phenylalanin: Aus ihm entstehen Tyrosin und im weiteren Stoffwechselabbau Dopa, Dopamin und schließlich der Glücksbringer Noradrenalin. Diese Biosynthese vollzieht sich in den Gehirn- und Nervenzellen blitzschnell – vorausgesetzt, es ist ausreichend Phenylalanin oder Tyrosin verfügbar.

An der Produktion von Glücksstoffen sind Vitamin C, Magnesium und das Spurenelement Mangan maßgeblich beteiligt. Magnesium ist in Grüngemüse, Mangan in Vollkorn, Nüssen, Samen, Eigelb und Grüngemüse enthalten.

Ein interessanter Versuch

Neurobiochemiker haben hochinteressante Versuche mit Mäusen gemacht: Sie setzten ihnen Futter vor, das kein Phenylalanin und Tyrosin enthielt. Nach wenigen Tagen zeigten sich die Versuchstiere ängstlich, scheu, im übertragenen Sinn »depressiv«. Alle Anzeichen von Lebensfreude fehlten.

In dieser Phase füllten ihnen die Wissenschaftler die Futternäpfchen mit tyrosinreicher Kost. Es dauerte nur vier Stunden, da hatten die Mäuse ihre ursprüngliche Lebensfreude und Unbekümmertheit zurückgewonnen. In ihren Gehirn- und Nervenzellen hatten sich hohe Konzentrationen des »Glücksstoffs« Tyrosin eingelagert. Die Tiere konnten wieder Dopamin und Noradrenalin synthetisieren.

Die Unternehmungslust zurückgewinnen

Um heiter und froh zu sein, müssen auch wir Menschen die Nervendepots von Phenylalanin und Tyrosin ständig gefüllt halten. Um dann die »Glücksstoffe« zu produzieren, sind zusätzliche Biosubstanzen vonnöten – zuallererst Vitamin C, das an allen sechs Stoffwechselstufen von Phenylalanin zu Noradrenalin beteiligt ist, außerdem Magnesium und das Spurenelement Mangan.

Magnesium ist in hoher Konzentration in Grüngemüse enthalten, wo es Teil des Chlorophylls ist. Vollkorn, Nüsse, Samen, Eigelb und Grüngemüse sind die besten Nahrungsquellen, um dem Körper Mangan zuzuführen. Ideal sind auch Tofu- oder andere Sojaprodukte.

Speiseplan für gute Laune

- Um genug Psychorohstoff an Eiweiß in die Gehirn- und Nervenzellen zu pumpen, empfehlen Experten, fünf kleinere eiweißreiche Mahlzeiten pro Tag jeweils mit viel Vitamin C zu sich zu nehmen.
- Ideal sind Fleisch, Fisch und Geflügel zusammen mit frischem Obst.
- Als Vitamin-C-Spender eignet sich frisch gepresster Zitronensaft. Nicht nur, weil für die Gute-Laune-Hormone viel Vitamin C benötigt wird, sondern auch, weil Zitronensaft den Magensaft saurer macht.
- Ab 35 oder 40 Jahren leiden immer mehr Menschen an zu wenig Salzsäure im Magensaft. Sie sind deshalb schlechte Eiweißverwerter.

Eiweiß durch Vitamine mobilisieren

Die Biochemiker haben Eiweißstoffen sehr komplizierte Bezeichnungen gegeben, um sie voneinander zu unterscheiden. Dabei sind diese Moleküle ganz simpel strukturiert, wie z. B. auch Methionin, das ebenfalls recht ehrgeizig an der Umwandlung von Phenylalanin zu dem »Glücksstoff« Noradrenalin beteiligt ist. In Salat und Gemüse ist nur wenig Methionin enthalten, dafür umso mehr in Eiern, Milchprodukten und vor allem in Fleisch.

Experten raten, fünf kleinere Mahlzeiten pro Tag mit jeweils viel Vitamin C zu sich zu nehmen. Das gibt geistige Frische und volle Power für den ganzen Tag.

Um voll aktiv zu werden, braucht Methionin wieder die Unterstützung der B-Vitamine Folsäure und B12. Ein Grund mehr, täglich Bierhefe als Zusatz zur Ernährung zu nehmen, die ein wahrer Schatz an hochwertigen Vitaminen und Spurenelementen ist.

Unterstützung für den Eiweißstoffwechsel

Vitamin B6 ist wie Vitamin C für den Eiweißstoffwechsel so wichtig wie die Batterie in einer Quarzuhr. Wenn Aminosäuren im Stoffwechsel verwandelt werden, muss jeweils ein darin enthaltener Stickstoffteil von einem Molekül auf das andere übertragen werden. Und diesen Job übernimmt Vitamin B6, das reich in Vollkorngetreide, aber auch in Bierhefe enthalten ist. Nachfolgender Speiseplan für Ihren Eiweißstoffwechsel klingt vielleicht ein wenig kompliziert, aber die kleine Glücksfabrik in Ihrem Stoffwechsel braucht all diese Substanzen. Die Stimmung bessert sich schon nach zwei Wochen merklich. Nach vier oder sechs Wochen können Sie auf Vollwertkost umsteigen.

Pflanzliches kontra tierisches Eiweiß

Es verwundert ein bisschen, dass es vor allem die Fleischaminosäuren sein sollen, die heiter und froh stimmen. Sieht man sich die Sache genauer an, findet man die Erklärung. Früher, vor Hunderttausenden von Jahren, gab es unter den Menschen Knollensammler und Obstpflücker, also Vegetarier. Diese lebten verhältnismäßig stressfrei und ruhig; deshalb kamen sie mit pflanzlichem Eiweiß aus. Dann gab es die Jäger mit ihrem Jagdstress: Diese benötigten die dynamischeren Stressaminosäuren im Fleisch wie Phenylalanin oder Methionin.

Weidetiere, die ihren Tag auf Wiesen verbringen, kommen mit dem pflanzlichen Eiweiß im Gras aus. Raubtiere aber, die den Stress der Jagd haben, wie z. B. Steinadler, Füchse, Iltisse oder Luchse, brauchen die Nervenaminosäuren im Fleisch ihrer Beutetiere.

Wer unter sehr großem Stress steht, sollte zusätzlich Vitamin C in Form von Askorbinsäurepulver zu sich nehmen.

Speiseplan für den Eiweißstoffwechsel

- Ein absolutes Nein gilt für Zucker, Süßigkeiten, süße Getränke, Teigwaren, Kuchen und alle lange gelagerten oder transportierten Lebensmittel.
- Morgens muss schon reichlich Eiweiß auf den Tisch mit hohem Anteil an Phenylalanin bzw. Tyrosin, also z. B. eine Scheibe Roastbeef, kalter Braten oder magerer Schinken, oder aber auch Magerkäse.
- Dazu frische Früchte, am allerbesten frisch gepresster Zitronensaft. Orangensaft ist nicht reich genug an Vitamin C. Wer stark unter Stress steht, braucht mehr Vitamin C.
- Empfehlenswerte Zwischenmahlzeiten sind ein Krabbencocktail mit Kiwi, Früchtequark oder ein Hühnchensalat.
- Die Hauptmahlzeit muss dunkelgrünes Gemüse oder Salat enthalten, z. B. Fisch mit Spinat, Brokkoli oder Feldsalat.
- Abends sollte man Kohlenhydrate möglichst weglassen; es empfiehlt sich ein großer Rohkostteller mit einem Putensteak.
- Um die wichtige Versorgung mit Mangan und Vitamin B6 sicherzustellen, gibt es mindestens einmal am Tag ein Müsli aus selbst gemahlenem, gemischtem Getreide.
- Sehr gut ist auch Bierhefe aus der Apotheke oder dem Reformhaus als Nahrungsergänzung.
- Statt Fleisch oder Fisch öfter mal pflanzliches Eiweiß in Form von Tofu- oder Sojaprodukten auf den Tisch bringen.

Psychoeiweiß für die Stadtbevölkerung

Die vielen Hundertmillionen von Menschen der indischen Landbevölkerung kommen in ihrer geruhsamen, philosophischen Lebensweise mit pflanzlichen Eiweißbausteinen aus. Deshalb sind sie Vegetarier.
Ein Großstadtmensch bei uns aber, der von früh bis spät durch die Stressmühle gedreht wird, braucht Psychoeiweiß. Weil er zu wenig davon hat, wird er nervös, depressiv und hat schlechte Nerven, in denen sich oft sein Unglück begründet. Am schlimmsten ist dabei der stille Kummer, der Tag und Nacht unablässig Phenylalanin aus den Nervenvesikeln frisst und kaum Chancen für heitere Stunden lässt.

Kalzium aktiviert die Neurotransmitter

Der Großstadtmensch braucht Psychoeiweiß im Fleisch, um Stress zu kompensieren. Doch auch kalziumreiche Kräuter beruhigen die Nerven. Denn Kalzium aktiviert die Neurotransmitter für gute Laune. Damit Sie fröhlich bleiben, sollten Sie täglich zweimal 100 Gramm Käse zusammen mit viel Vitamin C essen.

US-Biologen haben eine überraschende Entdeckung gemacht: Das in Majoran, Salbei oder Thymian enthaltene Kalzium beruhigt die Nerven. Die Übertragung von Nervenreizen läuft von Zelle zu Zelle. Gehirn- und Nervenzellen sind deshalb durch allerfeinste wassergefüllte Kanälchen verbunden, in denen Kalziumionen für die Übertragung sorgen. Das Kalzium in den Synapsen (Schaltstellen) der Gehirn- und Nervenzellen ist also genauso wichtig wie die Glücksboten.
Nur wenn ausreichend Kalzium vorhanden ist, können die Neurotransmitter Dopamin und Noradrenalin durch alle unsere Nervengeflechte sausen und uns glücklich machen. Deshalb gleich ein Tipp für eine erhöhte Kalziumzufuhr: Zweimal am Tag 100 Gramm Käse zusammen mit viel Vitamin C essen.

Dopamin – Sonne für die Nerven

Dopamin hebt unsere Stimmung, verbessert unsere Laune, vergleichbar der Sonne nach langen, finsteren Regentagen. Außerdem greift Dopamin tief und ordnend in das fein abgestimmte Konzert unserer Hormone und Neuropeptide ein. Es erhöht die Kontraktionskraft des Herzes bei gleichzeitiger muskulärer Entspannung und Druckverminderung in den Vorhöfen (zwei der vier Herzkammern). Man fühlt sich plötzlich gleichzeitig frischer, vitaler, aber auch ruhiger, gelassener. Im Magen-Darm-Trakt und in den Nieren sorgt Dopamin für eine bessere Durchblutung mit all ihren positiven Folgen. Aus Dopamin entsteht schließlich im Gehirn- und Nervenstoffwechsel der »Glücksstoff« Noradrenalin – wieder unter Beteiligung von Vitamin C.

Adrenalin und Noradrenalin

Menschen mit mangelnden Eiweißpolstern in den Nervenzellen reagieren auf Stress vorwiegend mit dem Ausstoß von Adrenalin, hauptsächlich aus dem Nebennierenmark. Adrenalin erregt, macht wach, kurbelt den Kreislauf an, hat aber nicht den euphorisierenden Effekt, den das Noradrenalin mit sich bringt. Mit viel Noradrenalin macht das Leben wieder Spaß, und man begegnet den Herausforderungen des Alltags richtig fröhlich, wo man vorher verzagt und furchtsam war.

Der Eiweißbaustoff Tryptophan ist für einen gesunden Schlaf unabdingbar. Wenn Sie z. B. unter großem Stress stehen, wird dieser wertvolle Stoff bereits im Magen vernichtet.

Endlich wieder traumhaft gut schlafen

Schlaf ist ein biochemischer Vorgang im Gehirn, der durch bestimmte Nährstoffe gespeist wird. Auch hier ist ein Eiweißbaustein, Tryptophan, für den Schlaf verantwortlich. Und auch hier verändern Vitamine das Eiweißmolekül derart, dass wir schnell in einen sanften Traum abgleiten. Diese Vitamine sind B3, B6 und C.

Schlaf entsteht in der Zirbeldrüse, einem kleinen Organ, das sich an die Gehirnbasis anschmiegt. Wenn es abends dämmert, bremst die Hirnanhangsdrüse die Produktion von Wachhormonen, und die Zirbeldrüse gibt mehr Schlafhormon Melatonin ins Blut ab. Dieser wundervolle Stoff unterdrückt den Unternehmungsgeist und auch den Sexualtrieb. Er bringt uns schnell den erwünschten Schlaf. So zumindest hat es die Natur auch bei Menschen eingerichtet. Tiere in freier Natur schlafen dank Melatonin in Sekunden ein.

Der schwere Weg von Tryptophan

Die wichtige Aminosäure Tryptophan stellt leider nur einen ganz geringen Anteil am Gesamteiweiß dar. Wenn wir ein Schnitzel mit Gemüse und Kartoffeln essen, ist darin ungefähr achtmal so viel Muskel- oder Bindegewebeeiweiß enthalten wie vom seltenen Tryptophan.

Wie es so im Leben geht – die Schwächsten werden immer unterdrückt. Auch der Eiweißbaustein Tryptophan hat es schwer, sich gegen die übermächtige Konkurrenz der viel zahlreicheren anderen Eiweißbausteine durch die Blut-Hirn-Schranke ins Gehirn zu drängen, um dort seine Wirkung entfalten zu können.

Umwandlung in Niazin

Tryptophan ist noch auf andere Weise bemitleidenswert: Aus diesem Eiweißstoff macht unser Stoffwechsel das Vitamin B3 (Niazin), wenn in der Nahrung nicht ausreichend davon vorhanden ist. So wird ein beträchtlicher Teil des mit der Nahrung aufgenommenen Eiweißstoffs umgewandelt. Oft schaffen nur wenige Tryptophanmoleküle den Zugang durch die Blut-Hirn-Schranke, um für Schlaf zu sorgen.

Obwohl Ihr Schlaf ganz entscheidend von Eiweißbaustoffen abhängt, brauchen Sie zum Einschlafen genügend Kohlenhydrate und ausreichend Vitamin B3.

Tryptophan wird leicht zerstört

Hinzu kommt, dass Tryptophan durch Säure schnell zerstört wird. Wenn wir bei Stress allzu viel Magensäure produzieren, wird der Schlafstoff meist schon im Magen vernichtet. Tiere tun sich da leichter. Sie vermeiden unnötigen Stress, deshalb ist der Säuregehalt ihres Magensafts immer gleich. Außerdem ist Tryptophan ihre Lieblingsspeise – dieser Stoff ist z. B. in jungen Blättern von Bäumen, Sträuchern und anderen Pflanzen enthalten. Vögel und Fische haben einen Heißhunger auf Käfer, Schnecken, Würmer, Fliegen oder Mücken, deren Drüsensekrete etwa zu zehn Prozent aus Tryptophan bestehen.

Vitamin B6 und C für guten Schlaf

Voraussetzung für guten Schlaf ist, dass dem Stoffwechsel ausreichend Vitamin B6 (Pyridoxin) zur Verfügung steht. Pyridoxin zwickt dem Tryptophanmolekül sein Stickstoffschwänzchen ab, um es auf das Serotoninmolekül zu übertragen. Anschließend überträgt es dann dieses Stickstoffteilchen auf das Schlafhormon Melatonin. Wer also nicht genug Pyridoxin im Blut hat, kann ruhig lange fernsehen, denn Schlaf findet er ohnehin nicht. Dasselbe gilt bei einem Mangel an Vitamin B3 (Niazin) und Vitamin C. Letzteres spielt bei diesem Eiweißstoffwechsel eine bioaktive Rolle. Ohne ausreichend frisches Obst geht in punkto Schlaf also überhaupt nichts.

Kohlenhydrate beruhigen

Obwohl unser Schlaf praktisch aus Eiweiß besteht, brauchen wir zum Einschlafen Kohlenhydrate: Eiweiß macht wach und fit, Kohlenhydrate wirken beruhigend. Das Schlafeiweiß macht Kohlenhydrate zu seinen Verbündeten, wenn es darum geht, sich in das Gehirn und schließlich – verkleidet als Serotonin – ins Schlafzentrum Zirbeldrüse zu schmug-

Tipps zum guten Einschlafen

- »Süße den Tee, wenn du Schlaf suchst«, sagten schon die alten Chinesen. Hier bekommt der viel geschmähte Zucker einmal ein Lob. Schnelllösliche Glukose wie in Zucker, Honig oder Teigwaren hilft beim Einschlafen.
- Experten raten ganz konkret: »Vorm Zubettgehen 30 Gramm reine Glukose essen, also z. B. zweieinhalb Esslöffel Zucker.« Es nützt freilich wenig, abends Zucker in sich hineinzuschaufeln. »Was allein zählt, sind die beiden ersten Esslöffel. Übergewichtige brauchen sogar etwas mehr.«
- Vitamin B6 (ideal: Vollkorn und Bierhefe), Vitamin C (in frischem Obst) und Magnesium (in dunkelgrünem Blattgemüse und Salat) müssen schon vom Vormittag an zugeführt werden, um den nächtlichen Schlafstoffwechsel vorzubereiten.
- Wichtig: Wer Einschlafprobleme hat, sollte abends auf Eiweiß möglichst verzichten (im Gegensatz zu Depressionen), dafür reichlich Eiweiß frühstücken (z. B. Schinken, Putenfleisch, kalten Braten, Magerkäse).

Rohstoff für alle positiven Empfindungen sind drei der über 20 verschiedenen Aminosäuren (Eiweißbausteine): Phenylalanin, Tyrosin und Methionin.

geln. Als einzige Eiweißsubstanz nutzt das pfiffige Tryptophanmolekül das Hormon Insulin aus der Bauchspeicheldrüse. Dieses Hormon ist eigentlich dazu da, den Blutzucker abzubauen. Es senkt aber auch die Blutwerte von konkurrierenden Muskelaminosäuren und hilft so Tryptophan beim Eintritt ins Zentralnervensystem. Weil die Bauchspeicheldrüse immer dann Insulin ausschüttet, wenn wir Kohlenhydrate essen, eignen sich Brot, Kartoffeln, Nudeln oder Reis eher zum Einschlafen als Fleisch. Typisch dafür ist die Schläfrigkeit nach einer kohlenhydratreichen Mahlzeit. Kohlenhydrate fördern die Biosynthese von Serotonin und wirken dabei wie Schlafmittel.

Schlafkiller vermeiden

Die Abendmahlzeit sollte nicht zu spät eingenommen werden, am besten etwa vier Stunden vor dem Zubettgehen. In jedem Fall sollte sie leicht verdaulich sein und nur wenig Fett enthalten. Sonst werden Magen und Darm zu sehr belastet. Zu vermeiden sind auch blähende Gerichte wie z. B. Eintöpfe aus Hülsenfrüchten oder Kohlgemüse. Ein echter Schlafkiller ist auch zu viel Alkohol am späten Abend: Danach schläft man zwar schneller ein, wacht aber bald wieder auf mit brennendem Durst und findet nur schwer in den Schlaf zurück.

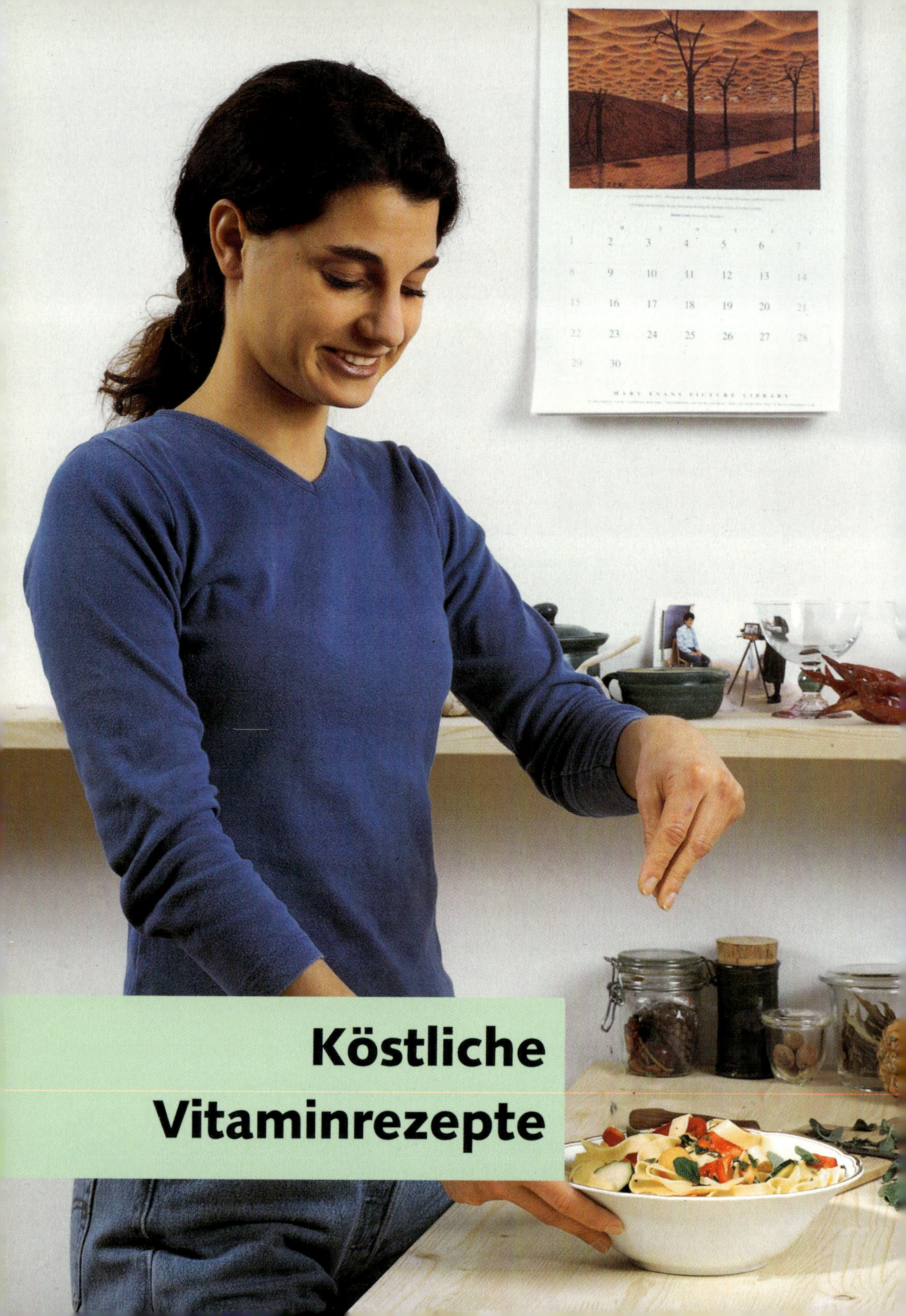

Köstliche Vitaminrezepte

Rundum gesund und schmackhaft

Die besten Frühstücksideen

Der Wecker rasselt, draußen regnet es, und auf Sie wartet viel Arbeit: Wer möchte da nicht wieder die Bettdecke über den Kopf ziehen? Mit diesen Frühstücksrezepten für eine Person können Sie Ihr tägliches »Morgengrauen« ein wenig aufhellen.

Mascarpone mit Tomaten

Zutaten *2 Scheiben Vollkornbrot • 1 EL Mascarpone • 1 Tomate Salz • Pfeffer • Basilikum*

Zubereitung Vollkornbrot mit Mascarpone bestreichen. Tomate kreuzweise einritzen, mit kochendem Wasser überbrühen und die Haut abziehen, in Scheiben schneiden und auf den Broten verteilen. Mit Salz, Pfeffer und Basilikum bestreuen.

Cornflakes mit Kiwi und Orange

Zutaten *1 Orange • 1 Kiwi • 5 EL Cornflakes • 1 EL Zucker • 1 EL Sahne*

Zubereitung Orange und Kiwi klein schneiden, mit Cornflakes mischen. Mit Zucker bestreuen und Sahne darüber gießen.

Türkisches Frühstück

Zutaten *1 Tomate • 5 Gurkenscheiben • 5 Oliven • 20 g Schafskäse 1/2 hart gekochtes Ei • Butter • 2 Scheiben Vollkornbrot*

Zubereitung Zutaten appetitlich anrichten und genießen.

Hafermüsli mit Erdbeermilch

Zutaten *5 EL gemahlener Hafer • 1/2 Apfel • 1 TL Honig 1/2 TL Sonnenblumenkerne • 5 große Erdbeeren • 5 EL Dickmilch*

Zubereitung Hafer mit etwas Wasser verrühren, 30 Minuten lang quellen lassen. Apfel samt Schale in den Brei raffeln, mit Honig verrühren, Sonnenblumenkerne darüber streuen. Erdbeeren halbieren, unter die Dickmilch rühren; über den Brei gießen.

Himbeerquark und Crêpes

Zutaten *100 g Magerquark • 1 EL Mineralwasser • 1 TL Honig 30 g Himbeeren • 1 Ei • Salz • Butter zum Backen*

Zubereitung Quark mit Mineralwasser und Honig glatt rühren, Himbeeren darunter mischen. Ei mit Mineralwasser und etwas Salz verquirlen. Daraus in einer beschichteten Pfanne nacheinander 2 dünne Crêpes backen. Mit dem Quark bestreichen und zusammenklappen.

Der eine mag es pikant, der andere kommt morgens nicht ohne etwas Süßes in die Gänge. Welcher Frühstückstyp Sie auch sind, hier finden Sie ganz sicher ein passendes Gericht, das Ihnen schmeckt.

Frischkäse pikant

Zutaten *1 EL frische Mischkräuter • 100 g Frischkäse • Mineralwasser 1 TL süßes Paprikapulver • Salz • Pfeffer • 2 Scheiben Toast*

Zubereitung Kräuter waschen, trockenschwenken und fein hacken. Frischkäse mit Mineralwasser cremig rühren. Die gehackten Kräuter und Paprika unter die Käsecreme rühren. Mit Salz und Pfeffer abschmecken. Toastbrot rösten und mit Käsecreme bestreichen.

Bananenjoghurt

Zutaten *1 Banane • 1 Becher Joghurt • 1 TL Honig*

Zubereitung Banane in Scheiben schneiden. Joghurt, Honig und Banane miteinander vermischen.

Kleine Frühstückspfanne

Zutaten *1 Scheibe (25 g) durchwachsener Speck • 1 Ei • 1 EL süße Sahne • 25 g geriebener Käse • Salz • Pfeffer • 1 Büschel Kresse Baguette oder Toast*

Zubereitung Speck in Streifen schneiden. Ei und Sahne verquirlen. Die Hälfte des Käses unterrühren. Mit Salz und Pfeffer abschmecken. Speckstreifen bei milder Hitze in einer Pfanne goldbraun braten, zum Garnieren wieder herausnehmen. Ei-Käse-Masse bei geringer Hitze stocken lassen, mit einem Pfannenwender wie ein Rührei zubereiten. Auf Tellern anrichten, mit den Speckstreifen garnieren. Restlichen Käse darüber streuen und mit Kresse garnieren. Dazu frisches Baguette oder geröstetes Toastbrot servieren.

Haferflocken mit Trauben

Zutaten *50 g Weintrauben • 2 EL Haferflocken • 2 EL süße Sahne*
1 TL Honig • 1 Messerspitze Zimt

Zubereitung Weintrauben waschen, trocknen, halbieren und entkernen. Mit den Haferflocken in ein Schälchen geben. Sahne steif schlagen, mit Honig und Zimt abschmecken. Die Sahne-Honig-Zimt-Mischung über Weintrauben und Haferflocken gießen.

Mit einem vitaminreichen Frühstück gewinnen Sie Vorsprung für den ganzen Tag. Lassen Sie sich von diesen Rezepten inspirieren, um morgens energiegeladen durchzustarten.

Kräuterpfannkuchen

Zutaten *50 g Mehl • 2 Eier • 2 EL Milch • Salz • frische Saisonkräuter*
1 Tomate • 1 EL Butter oder Pflanzenöl

Zubereitung Mehl, Eier, Milch und Salz zu einem Teig verrühren. Die Kräuter waschen, trockenschwenken und fein hacken. Zum Pfannkuchenteig geben und unterrühren. Tomate abwaschen und in Scheiben schneiden. Butter oder Öl in einer beschichteten Pfanne erhitzen und aus dem Teig bei milder Hitze einen Pfannkuchen backen, mit den Tomatenscheiben garnieren.

Krabben mit Orange

Zutaten *1 Salatblatt • 50 g Krabben • 1 Orange • 1 EL Pflanzenöl*
1 EL Orangensaft • 1 TL Senf • Zucker • Salz • Pfeffer

Zubereitung Salatblatt waschen, trocknen und in feine Streifen schneiden, mit Krabben vermischen. Orange schälen und zerteilen, das Fruchtfleisch zerkleinern und zu den Krabben geben. Aus Öl, Orangensaft, Senf, etwas Zucker, Salz und Pfeffer eine Sauce rühren und darüber geben. Dazu Knäckebrot, Baguette oder Toast essen.

Fruchtjoghurt

Zutaten *1 Banane • 1 Kiwi • 1 Becher Joghurt • 1 EL Honig*
1 TL Rosinen • 1 TL Sonnenblumenkerne

Zubereitung Banane und Kiwi schälen und das Fruchtfleisch in Stücke schneiden, Joghurt darüber geben. Mit dem Honig vermengen. Rosinen und Sonnenblumenkerne darüber streuen.

Gesunde Snacks und Zwischengerichte

Möhren mit Kräutersauce

Zutaten *100 g Möhren • 1 EL frische Kräuter • 1 Becher Joghurt Salz • Pfeffer*

Zubereitung Möhren waschen, schälen und raspeln. Kräuter waschen, trockenschwenken und fein hacken. Joghurt mit Kräutern vermengen, mit Salz und Pfeffer abschmecken. Möhren untermischen.

Mozzarella mit Tomaten

Zutaten *100 g Mozzarella • Salz • Pfeffer • 2 Tomaten • Pflanzenöl Basilikum • Baguette*

Rot, Weiß, Grün: die Farben von Italien auf Ihrem Teller. Essen Sie sich in Urlaubsstimmung mit diesem italienischen Gericht aus Tomaten, Mozzarella und Basilikum. Alle Snacks sind für eine Person berechnet.

Zubereitung Mozzarella in Scheiben schneiden, mit Salz und Pfeffer würzen. Tomaten waschen und ebenfalls in Scheiben schneiden. Danach Mozzarella- und Tomatenscheiben in einer Schale abwechselnd aneinander schichten. Pflanzenöl darüber gießen, 1 Stunde lang ziehen lassen. Mit Basilikumblättern bestreuen. Baguette dazu essen

Eibrot mit Anchovis

Zutaten *2 Scheiben Vollkornbrot • Butter • 1 Ei • 4 Anchovisfilets frischer Dill*

Zubereitung Brote mit Butter bestreichen. Das Ei hart kochen, die Schale abpellen. Das Ei in Scheibchen schneiden und auf den Broten verteilen. Auf jedes Brot 2 Anchovisfilets legen. Dill waschen und trockenschwenken, fein hacken. Die Brote damit garnieren.

Pumpernickel mit Sanddornquark

Zutaten *2 EL süßer Sanddornsaft • 100 g Magerquark 2 Scheiben Pumpernickel*

Zubereitung Sanddornsaft unter den Magerquark mischen, die Pumpernickelscheiben damit bestreichen.

Vitalmüsli

Zutaten *1/2 Tasse Dinkel und Hafer • süße Sahne • 1 EL Rosinen*

Zubereitung Das Getreide selbst frisch mahlen oder im Reformhaus oder Bioladen mahlen lassen. Mit Sahne vermischen, bis der gewünschte Flüssigkeitsgrad erreicht ist. Rosinen untermischen.

Forellenfilets mit Toast

Zutaten *1 Scheibe Toast • Butter • 50 g Forellenfilet • 1 Stück Meerrettich oder 1 EL geriebener Meerrettich aus dem Glas*

Zubereitung Toastscheibe rösten und mit Butter bestreichen. Mit Forellenfilet belegen. Meerrettich schälen und fein reiben oder fertig zubereiteten Meerrettich darüber geben.

Avocadohappen

Zutaten *1/2 Avocado • Zitronensaft • Salz • Pfeffer • Baguette*

Zubereitung Das Fruchtfleisch mit einem Löffel aus der Avocado lösen und zerdrücken, mit Zitronensaft beträufeln. Mit Salz und Pfeffer würzen und auf Baguettescheibchen verstreichen.

Avocados sind nicht nur ausgesprochen schmackhaft, sie sorgen auch für Schönheit von innen. Ihre Vitamine tun der Haut etwas besonders Gutes.

Butterbrot mal anders

Zutaten *Schnittlauch • 1 Radieschen • 1 Scheibe Bauernbrot • Butter Kümmel • Kräutersalz*

Zubereitung Schnittlauch waschen, trockenschwenken und in feine Röllchen schneiden. Radieschen waschen, putzen und in Scheiben schneiden. Brot buttern und in 4 Teile schneiden. Jewcils mit Kümmel, Salz und Schnittlauch bestreuen und mit Radieschen belegen.

Melone mit Schinken

Zutaten *1 Scheibe magerer Schinken • 2 Melonenscheiben 2 Scheiben Knäckebrot*

Zubereitung Schinken aufrollen, mit den Melonenscheiben und dem Knäckebrot auf einem Teller appetitlich anrichten.

»Iss morgens wie ein König, mittags wie ein Fürst und abends wie ein Bettler.« Dieser Tipp gilt seit jeher, damit der Körper auch genug Zeit hat, die Nahrung zu verdauen. Wenn Sie Ihre Nahrung jedoch auf mehrere kleine Mahlzeiten pro Tag verteilen können, dann tun Sie Ihrer Gesundheit einen großen Gefallen.

Krabbentoast

Zutaten *2 Scheiben Toast • 30 g Krabben • 2 EL Mayonnaise*

Zubereitung Toast rösten, mit Krabben belegen, darüber die Mayonnaise verteilen.

Apfel-Zimt-Quark

Zutaten *1/2 Apfel • 100 g Quark (40% Fett i. Tr.) • 1 TL Zucker • Zimt 1 Scheibe Vollkornknäckebrot*

Zubereitung Apfel in Stückchen schneiden, in den Quark geben und mit dem Zucker vermengen. Zimt darüber streuen. Knäckebrot mit der Quarkmasse bestreichen.

Malibusnack

Zutaten *1 unbehandelte Zitrone • 1 Scheibe Vollkornbrot • 1 Scheibe kalter Braten*

Zubereitung Zitrone heiß abwaschen und vierteln. Brotscheibe mit Braten belegen, in mundgerechte Stückchen schneiden. Fruchtfleisch aus der Zitrone herausbeißen und dazu essen (ohne Zucker!).

Managerkartoffel

Zutaten *1 EL frische Saisonkräuter • 50 g Magerquark • 1 große Kartoffel (aus dem Bioladen oder vom Biobauern)*

Zubereitung Saisonkräuter waschen, trockenschwenken und klein hacken. Unter den Magerquark mengen. Mit kleinem Löffel essen, dazu in die gekochte Kartoffel wie in einen Apfel beißen. Kartoffel unbedingt mit Schale essen.

Hirtensnack

Zutaten *1 Tomate • 40 g Schafskäse • 10 Oliven • 1 Scheibe Vollkornbrot • 1 kleines Glas Buttermilch*

Zubereitung Tomate waschen und in Scheiben schneiden, Käse würfeln. Mit den Oliven garnieren, dazu Brot und Buttermilch genießen.

Rohkost mit Ei

Zutaten *frisches Saisongemüse (keine grünen Bohnen) • 1 Ei Pflanzenöl • Baguette*

Zubereitung Gemüse waschen, putzen und mundgerecht zerkleinern, in eine kleine Schüssel geben. Ei in 8 Minuten hart kochen, die Schale abpellen. Das Ei in Scheibchen schneiden und unter das vorbereitete Gemüse mengen. Mit Pflanzenöl anmachen. Baguette dazu essen.

Räuchertofu

Zutaten *100 g Räuchertofu • 1 kleine Zwiebel • Salz • Pfeffer 2 EL Pflanzenöl • 1 EL Essig • 1 Salatblatt • Toast oder Baguette*

Zubereitung Tofu in dünne Scheiben schneiden. Die Zwiebel abziehen und in Ringe schneiden. Aus Salz, Pfeffer, Öl und Essig eine Marinade rühren. Zwiebelringe hineingeben, mit Tofuscheiben bedecken und 3 Stunden lang ziehen lassen.
Durchmischen, mit Salz und Pfeffer abschmecken. Salatblatt waschen, trockentupfen und auf einen Teller legen. Den Tofusalat darauf geben. Dazu eine Scheibe Toast oder Baguette essen.

Jodlerhappen

Zutaten *1 Scheibe Vollkornbrot • 1 Scheibe durchwachsener Speck 1 Tomate*

Zubereitung Brot und Speck in kleine Würfel, Tomate in Scheiben schneiden. Brotstückchen mit Speck und Tomatenscheiben belegen.

Supermüsli

Zutaten *1/2 Tasse Mischgetreide (Buchweizen, Weizen, Roggen, Dinkel, Hafer, Gerste) • 1 Becher Joghurt • 1/2 Tasse klein gewürfeltes Obst der Saison*

Zubereitung Das Getreide frisch mahlen bzw. im Reformhaus oder Bioladen mahlen lassen. Mit Joghurt vermischen, eventuell noch etwas Wasser oder Fruchtsaft bis zur gewünschten Konsistenz zugeben. Obstwürfel vorsichtig unterheben.

Für das Supermüsli empfiehlt es sich, unbedingt Biogetreide aus dem Reformhaus zu verwenden. Nicht biologisch angebautes Getreide müssten Sie gründlich waschen. Hierbei besteht die Gefahr, viele Inhaltsstoffe aus der Schale des Korns zu verlieren.

Gutes aus dem Suppentopf

Eine Suppe ist das ideale Vor- und Zwischengericht: gesund, leicht und vitaminreich. Gerade an heißen Sommertagen ist Suppe ein optimales Gericht. Auch diese Rezepte sind für eine Person berechnet.

Omas Gemüsesuppe

Zutaten *200 g Gemüse (Möhren, Lauch, Mangold, Sellerie usw.)*
1 Zwiebel • Salz • 1 EL gemischte Kräuter (z. B. Petersilie, Kerbel, Liebstöckel) • 1 EL Öl

Zubereitung Gemüse waschen, putzen und zerkleinern. Zwiebel abziehen und in Würfel schneiden. In kaltem Salzwasser aufsetzen, für 10 Minuten kochen lassen. Kräuter waschen und fein hacken. Die Suppe abseihen, abschmecken, Kräuter und Öl zugeben.

Sauerampfer-Brennnessel-Suppe

Zutaten *1 Zwiebel • 1 Bund Suppengrün • 1 EL Pflanzenöl*
200 g Brennnesselblätter • 200 g Sauerampfer • 1 Lorbeerblatt
1/2 l Frugolabrühe • Salz • Pfeffer • geriebene Muskatnuss
2 EL saure Sahne

Zubereitung Zwiebel abziehen und hacken, Suppengrün waschen, putzen und würfeln. Zusammen im Öl dünsten. Brennnesseln und Sauerampfer waschen, verlesen und mit dem Lorbeerblatt hinzufügen. Mit Frugolabrühe auffüllen. 10 bis 15 Minuten lang bei schwacher Hitze kochen lassen. Mit Salz, Pfeffer und Muskat abschmecken, vom Herd nehmen und saure Sahne unterrühren.

Kressevergnügen

Zutaten *1/2 Zwiebel • Butter • 1 Kästchen Kresse • 1/2 Tasse Gemüsebrühe • Salz • Pfeffer • 1 Eigelb • 3 EL saure Sahne*

Zubereitung Zwiebel abziehen, hacken und in Butter dünsten. Kresse waschen, mitdünsten, Brühe zugeben und kochen lassen. Mit Salz und Pfeffer würzen. Eigelb mit Sahne verquirlen und unterrühren.

Schwarzwurzelkaltsuppe

Zutaten *500 g Schwarzwurzeln • 1/2 l Frugolabrühe • Butter • Salz*
geriebene Muskatnuss • 1 Eigelb • 1/2 Tasse süße Sahne

Zubereitung Schwarzwurzeln schälen, in Stücke schneiden. In Frugolabrühe und Butter dünsten, mit Salz und Muskat abschmecken. Eigelb einquirlen, Sahne dazugeben. Unter ständigem Rühren erhitzen, nicht mehr kochen lassen. Danach im Kühlschrank abkühlen.

Tomatensuppe kalt

Zutaten *1 kleine Knoblauchzehe • Salz • je 1 rote und grüne Paprikaschote • 2 Fleischtomaten • 1 EL Semmelbrösel • 3 EL Olivenöl 3 EL Essig • Salz • Pfeffer • 1 Scheibe Toastbrot*

Zubereitung Knoblauchzehe abziehen und mit Salz zerdrücken. Paprika putzen, waschen, Trennwände und Kerne entfernen, grob zerschneiden. Tomaten waschen, zerschneiden. Paprika und Tomaten im Mixer pürieren. Dabei nach und nach Knoblauch, Semmelbrösel, 2 Esslöffel Öl, Essig und Wasser zugeben. Mit Salz und Pfeffer abschmecken. Im Kühlschrank gut durchkühlen lassen. Toastbrot würfeln und in etwas Öl goldgelb anbraten. Suppe mit Brotwürfeln servieren.

Bei Gemüsesuppen sind Ihrer Phantasie keine Grenzen gesetzt: Zahlreiche Varianten und Kombinationen sind möglich. Experimentieren Sie doch ein wenig.

Gemüsesuppe kalt

Zutaten *300 g Tomaten • 300 g Gurken • 1 große Zwiebel 3/4 l Gemüsebrühe • 1 EL Zitronensaft • 1 EL gehackter Dill • Salz Pfeffer • Basilikum • Knoblauchpulver*

Zubereitung Tomaten abziehen, klein schneiden. Gurken waschen und ebenfalls in Stücke schneiden. Zwiebel abziehen und würfeln. In die kalte Gemüsebrühe geben. Zitronensaft einrühren, Dill zugeben, mit Salz, Pfeffer, Basilikum und Knoblauch abschmecken. Kühl stellen.

Kürbissuppe

Zutaten *1 Zwiebel • Butter • 500 g Kürbis • 3 EL Mehl • 1 l Gemüsebrühe • Salz • Pfeffer • Zitronensaft • 1/2 Becher saure Sahne*

Zubereitung Zwiebel abziehen und würfeln, in Butter anrösten. Geschälten Kürbis raffeln, dazugeben, 5 Minuten lang anbraten. Mehl in etwas Gemüsebrühe anrühren, den Rest der Brühe zum Gemüse geben. Das angerührte Mehl dazugeben, aufkochen. Mit Salz, Pfeffer und Zitronensaft abschmecken. Saure Sahne unterrühren.

Hauptgerichte für mehr Vitalität

Pellkartoffeln mit Avocadomus

Zutaten *4 kleine Biokartoffeln • 1 reife Avocado • 1 EL Zitronensaft 3 EL Sahne • Salz • Pfeffer • 1 TL Senf • Knoblauchpulver*

Zubereitung Kartoffeln mit Schale in wenig Wasser gar kochen. Avocado längs schneiden, Fruchtfleisch mit Löffel herauslösen, zerdrücken und mit Zitronensaft beträufeln. Sahne schlagen und unterziehen. Mit Salz, Pfeffer, Senf und Knoblauchpulver abschmecken. Kartoffeln mit Avocadomus anrichten.

Sauerkraut einmal ganz anders: Das nebenstehende Rezept beweist, dass sich das kerngesunde Kohlprodukt auch anders genießen lässt als mit Wurst und Fleisch. Alle Rezepte sind für eine Person berechnet.

Sauerkraut mit Früchten und Kartoffelpüree

Zutaten *1/2 Apfel • 1 Orange • 125 g Sauerkraut • 1 EL Rosinen 1 EL Sahne • 1 große Biokartoffel • 3 EL Milch • Salz • Pfeffer geriebene Muskatnuss*

Zubereitung Apfel waschen, entkernen und in Scheiben schneiden. Orange schälen, Fruchtfleisch würfeln. Sauerkraut mit Apfelscheiben, Orangenstückchen und Rosinen mischen. In wenig Wasser 10 Minuten lang gar dünsten. Sahne unterrühren. Kartoffel samt Schale in wenig Salzwasser garen. Milch erhitzen, gepellte Kartoffel hineindrücken und mit einer Gabel luftig schlagen. Mit Gewürzen abschmecken, mit dem Sauerkraut servieren.

Champignonragout

Zutaten *150 g Champignons • 1 Schalotte • 1 Knoblauchzehe 2 EL saure Sahne • Salz • Pfeffer • 1 EL Zitronensaft • gehackte Petersilie • 2 Scheiben Vollkornbrot*

Zubereitung Champignons putzen und vierteln. Schalotte und Knoblauchzehe abziehen und hacken, in einer Pfanne kurz andünsten. Champignons zugeben und so lange braten, bis die Pilzflüssigkeit verdampft ist. Saure Sahne unterrühren. Mit Salz, Pfeffer und Zitrone abschmecken. Petersilie darüber streuen. Mit Vollkornbrot servieren.

Schweinefilet exotisch

Zutaten *3 EL Naturreis • 1/4 l Instantbrühe • 80 g Schweinefilet 1/2 EL Butterschmalz • 1 Knoblauchzehe • 150 g frische Sojasprossen • 2 EL trockener Sherry • 2 EL Sojasauce • Salz • Pfeffer*

Zubereitung Reis unter fließendem Wasser abwaschen, in der Instantbrühe körnig kochen, bis das Wasser aufgesogen ist. Schweinefilet in schmale Streifen schneiden, in erhitztes Butterschmalz geben und kräftig anbraten. Aus der Pfanne nehmen und warm stellen. Knoblauchzehe abziehen und hacken, im Bratfett kurz andünsten. Sojasprossen verlesen, waschen und abtropfen lassen. Zum Fleisch in die Pfanne geben und für 6 Minuten mitdünsten. Sherry und Sojasauce dazugeben. Mit Salz und Pfeffer abschmecken und mit Reis servieren.

Schweinefilet auf die besondere Art: Dieses neue Rezept wartet darauf, entdeckt zu werden. Sherry, Soja und Knoblauch versprechen einen interessanten Genuss.

Brokkoli mit Mandelblättchen

Zutaten *300 g Brokkoli • Salz • Pfeffer • 1 EL Weißwein • Butter 10 g gehackte Mandeln • 5 g gehobelte Mandeln*

Zubereitung Brokkoli waschen, putzen, die Röschen abschneiden, Stiele in Streifen schneiden. In gesalzenem Wasser andünsten. Pfeffer darüber streuen. Wein zugeben und für weitere 15 Minuten dünsten. Butter in einer Pfanne zerlassen, die gehackten und gehobelten Mandeln darin leicht anrösten. Brokkoli salzen, auf einen Teller geben und die gerösteten Mandeln darüber verteilen.

Parmesan-Grieß-Klößchen

Zutaten *1/8 l Milch • 30 g Grieß • 20 g Parmesan • 1 Ei • Salz geriebene Muskatnuss • 1 EL Butter*

Zubereitung Milch aufkochen, Grieß unter Rühren einstreuen. Für 10 Minuten bei milder Hitze ausquellen lassen, öfter umrühren. Den Parmesan reiben. Ei verquirlen und mit der Hälfte des geriebenen Käses unterrühren. Mit Salz und Muskat abschmecken. Brei abkühlen lassen, zur Rolle formen und für 1 Stunde ruhen lassen. Die Rolle in 2 Zentimeter dicke Scheiben schneiden und in eine mit Butter ausgepinselte Auflaufform schichten. Mit Butterflöckchen und restlichem Käse bestreuen. Im Backofen bei 200 °C 20 Minuten lang goldbraun backen.

Zucchinigemüse, extra scharf

Zutaten *1 Knoblauchzehe • 1 Scheibe gekochter Schinken*
1 kleine Zucchini • 1 Tomate • 1 cm rote Pfefferschote
1 EL Pflanzenöl • je 1/2 TL Ingwerpulver, Fenchelpulver,
Oregano und Basilikum • 1 Messerspitze Thymian • 3 EL saure Sahne
Salz • Pfeffer • 2 Scheiben Pumpernickel

Zubereitung Knoblauchzehe abziehen und fein würfeln. Schinken in etwa 1 Zentimeter breite Streifen schneiden. Zucchini waschen, halbieren und in Scheibchen schneiden. Tomate überbrühen, enthäuten, entkernen und in Würfel schneiden. Pfefferschote klein schneiden. Knoblauchzehe, Schinken und Zucchini in Öl kurz andünsten. Tomatenwürfel und Pfefferschote zugeben. Mit dem Ingwer- und Fenchelpulver und den Kräutern für 8 Minuten bei mittlerer Hitze kochen. Saure Sahne zugeben. Mit Salz und Pfeffer abschmecken. Mit Pumpernickel servieren. Schmeckt warm und kalt.

Verwenden Sie Gewürze sparsam, aber bestimmt: So kommt der entscheidende Schuss Raffinesse in Ihre Speisen.

Kartoffelgulasch mit Gurken

Zutaten *250 g Kartoffeln (fest kochende Sorte) • 25 g fetter Räucherspeck • 1 Zwiebel • 1/2 kleine Salatgurke • 1/8 l Fleischbrühe*
1 TL heller Saucenbinder • 1 EL Zitronensaft • Salz • Pfeffer • Zucker
1 Petersilienstängel

Zubereitung Kartoffeln samt Schale 15 Minuten lang garen. Speck würfeln, Zwiebel abziehen und fein hacken. Speck bei milder Hitze in einer Pfanne auslassen und herausnehmen. Zwiebelwürfel im Speckfett glasig werden lassen.

Salatgurke gründlich mit heißem Wasser abspülen, das Ende abschneiden, in etwa 1 Zentimeter dicke Scheiben schneiden und mitdünsten. Mit heißer Fleischbrühe ablöschen.

Kartoffeln nach dem Abgießen dämpfen und pellen, dann in grobe Würfel schneiden. Zu den Gurken geben.

Die Brühe mit Saucenbinder sämig machen, noch einmal kurz aufkochen lassen. Mit Zitronensaft und Gewürzen pikant süßsauer abschmecken. Petersilie abwaschen und trockenschwenken, fein hacken. Kartoffelgericht auf einen Teller geben, mit ausgebratenen Speckwürfeln und gehackter Petersilie bestreuen.

Rosenkohleintopf

Zutaten *250 g Rosenkohl • 100 g frische Champignons • 1 Zwiebel 1 TL Sonnenblumenöl • 200 ml Gemüsebrühe • Pfeffer • geriebene Muskatnuss • 80 g Lachsschinken*

Zubereitung Rosenkohl putzen, waschen. Champignons putzen und halbieren. Zwiebel abziehen, in Würfel schneiden. Öl in einem Topf erhitzen und Zwiebelwürfel darin goldgelb dünsten. Rosenkohl und Champignons zugeben. Mit Gemüsebrühe auffüllen. 20 Minuten lang bei schwacher Hitze kochen. Mit Pfeffer und Muskat abschmecken. Lachsschinken in Scheiben schneiden, 5 Minuten lang mitkochen.

Überbackener Fenchel

Zutaten *2 mittelgroße Biokartoffeln • 1 mittelgroße Fenchelknolle Salz • 1 TL Butter • 50 g Doppelrahmfrischkäse • 1 EL Milch Basilikum • 1 TL Sesam*

Zubereitung Kartoffeln in der Schale gar kochen. Fenchel putzen, waschen, halbieren. In Salzwasser ca. 15 Minuten garen, beide Hälften in eine gebutterte Auflaufform legen. Kartoffeln abgießen, pellen, in Scheiben schneiden, neben die Fenchelhälften legen. Käse mit der Milch verrühren, mit Basilikum würzen, über die Kartoffeln und den Fenchel streichen. Sesam ohne Fett in einer Pfanne kurz rösten, über den Käse streuen. Im Ofen bei 200 °C für 10 Minuten überbacken.

Auch wenn Sie noch keine Erfahrungen mit Tofu gemacht haben, probieren Sie ihn doch einmal. Das eiweißreiche Sojaprodukt lässt sich vielfältig in der Küche verwenden und bietet eine erfreuliche Alternative zu Fleisch.

Tofu in Senfsauce

Zutaten *1 Tasse Naturreis • 2 TL Gemüsebrühe • Salz • Pfeffer 1 EL Zitronensaft • 400 g Tofu • 1/2 TL Zucker • 1 EL mittelscharfer Senf • 1/2 TL Paprikapulver • 20 g saure Sahne • gehackter Dill*

Zubereitung Den Reis fein mahlen. Mit Gemüsebrühe, Salz, Pfeffer und Zitronensaft in 1 Liter Wasser aufkochen, in etwa 10 Minuten sämig einkochen lassen. Tofu in mundgerechte Scheiben oder Würfel schneiden, zugeben und kurz aufkochen lassen. Zucker, Senf und Paprikapulver zugeben, 5 Minuten lang bei schwacher Hitze ziehen lassen und noch einmal abschmecken. Saure Sahne und gehackten Dill dazugeben. Mit Pellkartoffeln oder gemischtem Salat servieren.

Blattsalat mit pochierten Eiern

Zutaten *2 Biokartoffeln • Salz • 400 g Blattspinat • 1 TL Butter geriebene Muskatnuss • 3 EL Apfelessig • 4 Eier • Pfeffer 1 TL gehackte Petersilie*

Zubereitung Kartoffeln in wenig Salzwasser gar kochen. Spinat verlesen, waschen und tropfnass in einen großen Topf geben. Den Spinat mit Salz überstreuen und zugedeckt dünsten, bis er ganz zusammengefallen ist. Spinat herausnehmen, auf 2 vorgewärmten Tellern anrichten, mit einigen Butterflöckchen und etwas geriebener Muskatnuss überstreuen und warm halten.

1 Liter Wasser mit dem Apfelessig und 1 Teelöffel Salz zum Kochen bringen. Eier nacheinander in eine Tasse schlagen, ganz vorsichtig in die schwach kochende Brühe gleiten lassen und so lange ziehen lassen, bis das Eiweiß ganz weiß ist. Mit einem Schaumlöffel vorsichtig herausnehmen. Auf den Blattspinat setzen. Kartoffeln mit Muskatnuss und gehackter Petersilie bestreuen. Mit Spinat und Eiern anrichten.

Grünkern ist ein altbekanntes und sehr gesundes Getreide. Leider wurde es lange Zeit zu wenig angebaut. Langsam kommt es immer mehr in den Handel. Probieren Sie einmal die hier vorgestellten Nockerl aus Grünkern.

Grünkernnockerl

Zutaten *80 g Grünkern • 60 g Butter • 2 Eier • 2 TL Streuwürze Salz • geriebene Muskatnuss • 1 l Gemüsebrühe • 50 g Lauch 1/2 Becher Sahne • 50 g Käse*

Zubereitung Grünkern frisch mahlen bzw. im Reformhaus oder Bioladen mahlen lassen. Die weiche Butter schaumig rühren, Grünkernmehl und die Eier mit einer Gabel untermengen. Mit Streuwürze, Salz und Muskat kräftig abschmecken. 30 Minuten lang quellen lassen.

Gemüsebrühe erhitzen. Klößchen mit einem Löffel von der Grünkernmasse abstechen und in die leicht brodelnde Brühe geben. Wenn die Klößchen oben schwimmen, für 10 bis 15 Minuten im offenen Topf bei schwacher Hitze ziehen lassen.

Die Klößchen mit einem Schaumlöffel herausheben, abtropfen lassen und in eine gefettete Auflaufform geben. Lauch waschen, putzen und in feine Ringe schneiden. Gemüse mit der Sahne mischen und über die Klößchen verteilen. Den Käse reiben und darüber streuen.

Im Backofen bei 200 °C 15 Minuten lang goldgelb überbacken. Mit einem gemischten Blattsalat servieren.

Hähnchen-Gemüse-Eintopf

Zutaten *80 g Hähnchenbrustfilet • 1 Zwiebel • 1 Möhre • 50 g Lauch 50 g Stangensellerie • 1 TL Butter • 50 g Hirse • 1/2 l Gemüsebrühe 1/2 TL Majoran • Salz • Pfeffer • 2 EL gehackte Petersilie*

Zubereitung Hähnchenbrust mit kaltem Wasser abwaschen, mit Küchenpapier trockentupfen und in dünne Streifen schneiden. Zwiebel abziehen und fein hacken. Möhre waschen, schälen und in Würfel schneiden. Lauch und Sellerie waschen und putzen, Lauch in Ringe, Sellerie in Streifen schneiden. Butter in einem Topf erhitzen, Zwiebel, Gemüse und Hirse darin andünsten. Mit Gemüsebrühe aufgießen, mit Majoran würzen. 30 Minuten lang bei schwacher Hitze kochen lassen. Hähnchenstreifen zugeben und für 8 Minuten mitdünsten. Mit Salz und Pfeffer würzen, Petersilie darüber streuen.

Statt das Hähnchen traditionell in den Backofen zu schieben, können Sie einen ausgesprochen feinen Eintopf daraus machen. In obenstehendem Rezept erfahren Sie, wie es geht.

Fenchel-Möhren-Gemüse

Zutaten *200 g Kartoffeln •Salz • 1 Fenchelknolle • 2 Möhren • 2 EL Instantbrühe • 1 EL saure Sahne • geriebene Muskatnuss • 1 TL Butter*

Zubereitung Kartoffeln unter fließendem Wasser abbürsten und in Salzwasser gar kochen. Fenchel waschen, putzen und in Viertel schneiden. Das Fenchelgrün fein hacken und beiseite legen. Möhren waschen, schälen und in Scheiben schneiden.

Vorbereitetes Gemüse in der Brühe bissfest garen. Saure Sahne darunter rühren, mit Salz und Muskat würzen. Mit Fenchelgrün bestreuen. Kartoffeln abgießen. Mit etwas Butter zu dem Gemüse servieren.

Tofu mit Rösti

Zutaten *1 Zwiebel • 3 EL Öl • 3 mittelgroße Kartoffeln 100 g geräucherter Tofu • Salz • Pfeffer*

Zubereitung Zwiebel abziehen und fein würfeln. Das Öl in einer Pfanne erhitzen und Zwiebelwürfel darin anrösten. Kartoffeln schälen, grob raspeln und zur Zwiebel geben. Einige Minuten lang anbraten. Tofu in mundgerechte Würfel schneiden und in die Pfanne geben, für weitere 10 Minuten braten. Häufiger umrühren. Mit Salz und Pfeffer abschmecken.

Vollkornnudeln italienische Art

Zutaten *150 g Vollkornnudeln • 1 Zwiebel • 3 TL Butter • 2 große Fleischtomaten • 2 EL Tomatenmark • Salz • Pfeffer • 1 TL Streuwürze 3 EL geriebener Parmesan • 3 Blättchen frisches Basilikum*

Zubereitung Nudeln nach Packungsanweisung in Salzwasser bissfest kochen. Zwiebel abziehen und fein würfeln. In einem Topf 2 Teelöffel Butter erhitzen und die Zwiebelwürfel darin andünsten.
Tomaten kreuzweise einschneiden, überbrühen, enthäuten und in kleine Würfel schneiden. Zu der Zwiebel geben, für 10 bis 15 Minuten einkochen lassen. Eventuell etwas Wasser zugeben. Mit Tomatenmark, Salz, Pfeffer und Streuwürze abschmecken.
Eine Auflaufform mit Butter auspinseln. Abgetropfte Nudeln hineingeben. Sauce darüber gießen. Den Käse darüber streuen. Im Backofen bei 200 °C für 10 Minuten überbacken. Mit frischem, in Streifen geschnittenem Basilikum bestreuen.

Italienisches Essen und besonders Nudeln sind beliebt bei Groß und Klein. Damit Sie Nudeln mit gutem Gewissen essen können, sollten Sie Vollkornnudeln verwenden.

Buchweizengrütze mit Tomaten

Zutaten *1 Zwiebel • 1 EL Butter • 50 g Buchweizen • 1/4 l Gemüsebrühe • 1/2 Lorbeerblatt • Salz • 2 Tomaten • 25 g Frischkäse Schnittlauch*

Zubereitung Zwiebel abziehen und würfeln. Butter in einem Topf erhitzen und Zwiebelwürfel darin andünsten. Den Buchweizen dazugeben und unter Rühren leicht anrösten. Mit Gemüsebrühe aufgießen, würzen und bei geringer Hitze ca. 15 Minuten lang garen.
Inzwischen Tomaten kreuzweise einschneiden, überbrühen, enthäuten, halbieren und in der Grütze kurz schmoren. Frischkäse in Flöckchen darüber verteilen. Schnittlauch waschen, trockenschwenken und in Röllchen schneiden. Das fertige Gericht damit garnieren.

Spaghetti mit Tofu und Käsesauce

Zutaten *200 g Erbsen • Salz • 60 g Butter • 200 g Tofu • 2 kleine Zwiebeln • 500 g Spaghetti • 1/4 l Milch • 125 g Schmelzkäse • Pfeffer*

Zubereitung Erbsen in etwas Salzwasser und 40 Gramm Butter 5 Minuten lang kochen. Tofu in Streifen schneiden, Zwiebeln abziehen und in Ringe schneiden. Restliche Butter in einem Topf erhitzen und Zwiebelringe darin hellbraun braten. Erbsen abseihen, dazugeben und bei geschlossenem Topf und schwacher Hitze 10 Minuten lang ziehen lassen. Inzwischen Spaghetti nach Packungsanweisung in Salzwasser bissfest kochen und abseihen. Milch erhitzen, den Käse in kleinen Stückchen darin auflösen, mit Salz und Pfeffer abschmecken. Alles in einer großen Kasserolle zusammenmischen und servieren.

Reis mit Soja

Zutaten *50 g gelbe oder grüne Sojabohnen • 250 g Naturreis*
2 Zwiebeln • 2 Paprikaschoten • 3 Tomaten • 1 Aubergine
3 EL Pflanzenöl • Salz • Thymian • Rosmarin • Pfeffer • Currypulver
1 EL gehackte Petersilie

Zubereitung Sojabohnen über Nacht in Wasser einweichen. Reis und Bohnen am nächsten Tag getrennt gar kochen, beiseite stellen. Zwiebeln abziehen und hacken. Paprika waschen, putzen und in Streifen schneiden. Tomaten und Aubergine waschen, Stielansätze herausschneiden und das Fruchtfleisch würfeln. In einer großen Pfanne Öl erhitzen und das Gemüse andünsten. Salz, Kräuter und Gewürze hinzufügen. Für 10 Minuten bei geringer Hitze kochen lassen. Reis und Sojabohnen dazugeben und aufkochen. Mit Petersilie bestreuen.

Besser kann auch eine italienische Mamma nicht kochen: Makkaroni mit Tofu und Käsesauce. Guten Appetit!

Makkaroniauflauf

Zutaten *200 g Erbsen • 60 g Butter • 200 g Tofu • 2 kleine Zwiebeln*
500 g Makkaroni • 1/4 l Milch • 125 g Schmelzkäse • Salz • Pfeffer

Zubereitung Erbsen in etwas Salzwasser mit 40 Gramm Butter 5 Minuten lang kochen. Tofu in Streifen schneiden, Zwiebeln abziehen und in Ringe schneiden. Restliche Butter erhitzen und Zwiebelringe darin hellbraun braten. Erbsen abseihen, dazugeben und bei geschlossenem Topf und schwacher Hitze für 10 Minuten ziehen lassen. Inzwischen Makkaroni nach Packungsanweisung in Salzwasser halbgar kochen und abseihen. Milch erhitzen, den Käse darin auflösen, mit Salz und Pfeffer abschmecken. Mit der Sauce in eine gefettete Auflaufform geben, mit Käse überstreuen und im vorgeheizten Backofen bei 200 °C 10 Minuten lang überbacken.

Schmackhafte Salate und Rohkostteller

Ob als Beilage oder als Hauptgang – mit ihrer verschwenderischen Vitaminfülle stehen Salate in der gesunden Ernährung ganz oben. Und mit den richtigen Zutaten werden sie auch zu einer Gaumenfreude – probieren Sie es aus!

Champignons auf Mittelmeerart

Zutaten *400 g Champignons • 1 EL Zitronensaft • 1 Knoblauchzehe 1 Lorbeerblatt • 3 EL Pflanzenöl • Basilikum • Salz • Pfeffer*

Zubereitung Champignons säubern, mit Zitronensaft beträufeln. Knoblauch abziehen und fein hacken. Mit dem Lorbeerblatt im Öl in einer Pfanne erwärmen, Pilze zugeben und bei mäßiger Hitze 10 Minuten lang dünsten. Mit Basilikum, Salz und Pfeffer abschmecken.

Bunter Salat

Zutaten *1 Kopfsalat • 4 Tomaten • 1 Gurke • 1 TL gehackte Kräuter 1 Becher Joghurt • 1 TL Essig • Salz • Pfeffer*

Zubereitung Kopfsalat verlesen, waschen und trockenschwenken. Tomaten und Gurke waschen und in Scheiben schneiden. Gehackte Kräuter in den Joghurt geben, mit Essig, Salz und Pfeffer abschmecken. Mit diesem Dressing den Salat anmachen.

Chicorée mit Kiwi

Zutaten *1 Chicorée • 1 Kiwi • 3 EL Joghurt • 1 TL Zitronensaft • Salz*

Zubereitung Chicorée waschen, putzen und in kleine Stücke schneiden. Kiwi halbieren und das Fruchtfleisch mit einem Löffel herauslösen; ebenfalls klein schneiden. Aus den übrigen Zutaten eine Salatsauce mischen und über Chicorée und Kiwi geben.

Vollkornnudelsalat

Zutaten *50 g Vollkornnudeln • 150 g Brokkoli • Salz • 100 g Tomaten 100 g Dosenerbsen • 1/2 Becher Joghurt • 1 TL Tomatenmark Pfeffer • Oregano • Knoblauchpulver*

Zubereitung Nudeln nach Packungsanweisung bissfest kochen, abkühlen lassen. Brokkoli gründlich waschen und putzen und in wenig

Salzwasser knapp gar kochen, abtropfen lassen. Tomaten waschen und in kleine Stückchen schneiden. Gemüse und Nudeln vorsichtig mischen. Aus Joghurt und Gewürzen ein Dressing zubereiten, nach Belieben abschmecken und darüber geben.

Tomaten mit Sprossen

Zutaten *3 Tomaten • 30 g Keimlinge • 5 EL saure Sahne • 1 EL Öl 1 EL Zitronensaft • Salz • Pfeffer*

Zubereitung Tomaten waschen, die Stielansätze herausschneiden und Fruchtfleisch in Scheiben schneiden. Auf einem Teller anrichten. Keimlinge verlesen und gründlich unter fließendem Wasser abspülen, trockenschwenken und über den Tomatenscheiben verteilen. Aus den übrigen Zutaten ein Dressing anrühren und darüber geben.

Tofusalat

Zutaten *100 g Maiskörner (Dosenware) • 100 g rote Bohnen (Dosenware) • 100 g Tofu • 1 rote Chilischote • 2 EL Essig • 1 EL scharfer Senf Salz • Knoblauchpulver • 3 EL Sonnenblumenöl*

Zubereitung Maiskörner und Bohnen abtropfen lassen. Tofu in kleine Würfel schneiden und dazugeben. Chilischote waschen, entkernen, das Fruchtfleisch fein hacken und untermengen. Essig, Senf, Salz und Knoblauchpulver verrühren, Öl tropfenweise einrühren. Diese Sauce unter den Salat mischen.

Eine bunte Rohkostschüssel ist nicht nur ein optischer Genuss, sie stellt auch eine richtige Vitaminbombe für Ihre Gesundheit dar. So verbinden Sie das Köstliche mit dem Gesunden.

Bunte Rohkostschüssel

Zutaten *500 g frisches Saisongemüse (Möhren, Lauch, Sellerie, Rote Bete, Radieschen, Brokkoli, Spargel, Chicorée, Tomaten, Gurken, Mais, Feldsalat usw.) • 1 Ei • 1 Becher Joghurt • 1 EL Öl • 1 EL Essig 1 EL gehackte Kräuter • Salz • Pfeffer*

Zubereitung Gemüse und Salat je nach Sorte waschen, putzen, zerkleinern und mischen. Das Ei in 8 Minuten hart kochen, abpellen und in Scheiben schneiden. Aus den übrigen Zutaten ein Dressing anrühren. Das Gemüse mit Eischeibchen garnieren, Dressing nach Belieben darüber geben.

Gesundheit zum Essen – das sind die vitaminreichen Salate. Hier finden Sie weitere attraktive Rezeptideen für jeweils eine Person.

Salat Tessin

Zutaten *100 g Champignons • 10 Oliven • 300 g Hartkäse • 1 EL Essig 1 EL Öl • Salz • Pfeffer • 1 EL gehackte Petersilie*

Zubereitung Champignons putzen und blättrig schneiden. Oliven entkernen, klein hacken. Käse würfeln. Champignons, Käse und Oliven mischen. Aus den übrigen Zutaten ein Dressing anrühren und darüber geben. Mit der Petersilie bestreuen.

Frischkostvielfalt

Zutaten *1 Kohlrabi • 1 Apfel • 1 Möhre • 3 EL saure Sahne 1 EL Zitronensaft • 1 EL gemahlene Haselnüsse • Salz • Pfeffer 2 EL Rosinen*

Zubereitung Kohlrabi, Apfel und Möhre waschen und schälen. Den Apfel entkernen und das Fruchtfleisch mit Möhre und Kohlrabi klein raspeln. Aus den übrigen Zutaten ein Dressing anrühren und darüber geben. Mit Rosinen bestreuen.

Griechischer Hirtensalat

Zutaten *150 g grüne Bohnen • Salz • 3 Tomaten • 1 kleine Gurke 1/2 Zwiebel • 10 Oliven • 50 g Schafskäse • 3 EL Olivenöl • Pfeffer Knoblauchpulver*

Zubereitung Bohnen putzen, waschen, in etwas kochendem Salzwasser ca. 20 Minuten garen. Danach abkühlen lassen.

Tomaten waschen, die Stielansätze herausschneiden und das Fruchtfleisch würfeln. Gurke heiß abwaschen, in Scheibchen schneiden. Zwiebel abziehen und in feine Ringe schneiden. Das vorbereitete Gemüse und die Oliven miteinander vermischen. Den Schafskäse zerbröckeln und unterheben. Aus den übrigen Zutaten eine Sauce anrühren, mit Salz würzen und darüber gießen.

Sauerkrautsalat

Zutaten *500 g Sauerkraut • 5 EL Öl • 1 EL Kümmel • 1 EL Majoran 1 Apfel • 1 Scheibe Ananas*

Zubereitung Sauerkraut auseinander zupfen und fein schneiden. Das Öl erhitzen, Kümmel und Majoran zugeben, über das Sauerkraut geben. Apfel schälen, entkernen und das Fruchtfleisch klein schneiden. Die Ananasscheibe ebenfalls in kleine Stücke schneiden, beide Obstsorten mit dem Sauerkraut mischen.

Sauerkraut als Salat? Wenn Sie dieses an Vitamin C so reiche Gemüse lieben, dann werden Sie auch von diesem Rezept begeistert sein.

Reissalat Malaga

Zutaten *3 EL Öl • 1 Tasse Naturreis • Salz • Pfeffer • 1 kleine Dose Champignons • 1/2 Glas eingelegte Tomatenpaprika • 80 g magerer gekochter Schinken • 2 EL Essig • gehackte Petersilie • 1 Tomate 10 grüne Oliven*

Zubereitung 1 Esslöffel Öl in einem Topf erhitzen. Reis darin wenden, 1/4 Liter Wasser, Salz und Pfeffer hinzugeben, zugedeckt zum Kochen bringen, dann bei geringer Hitze 25 Minuten lang ausquellen lassen. Champignons und Tomatenpaprika abtropfen lassen, in Streifen schneiden. Schinken ebenfalls in Streifen schneiden. Reis, Gemüse und Schinkenstreifen mischen.
Aus restlichem Öl, Essig, gehackter Petersilie, Salz und Pfeffer eine Marinade rühren und den Salat darin 30 Minuten lang durchziehen lassen. Die Tomate waschen und achteln. Salat mit Oliven und Tomatenachteln garnieren.

Salat Kornfeld

Zutaten *100 g Biogerste • Salz • 1 Bund Frühlingszwiebeln 1/2 Salat- oder Gärtnergurke • 2 EL Kapern • 300 g saure Sahne 1 TL Zitronensaft • Pfeffer*

Zubereitung Gerste in 1/2 Liter kaltem Wasser mindestens 2 Stunden lang einweichen. Danach etwa 1 Stunde lang zugedeckt bei schwacher Hitze kochen lassen, salzen, 15 Minuten lang ausquellen und anschließend abkühlen lassen.
Frühlingszwiebeln waschen und putzen, die weißen Teile fein würfeln, das Grün in feine Ringe schneiden. Gurke waschen und würfeln. Alle Zutaten mit Kapern und saurer Sahne mischen. Mit Zitronensaft, Salz und Pfeffer nach Belieben abschmecken und zum Durchziehen für etwa 15 Minuten kühl stellen.

Vitamindrinks – die schnellen Muntermacher

Vitamincocktail

Zutaten *1 Glas Tomatensaft • 1/2 TL Öl • Worcestersauce • Salz Pfeffer • 1/2 Glas Grapefruitsaft • 2 EL Zitronensaft • 1 Zitronenscheibe • Minzeblättchen*

Zubereitung Tomatensaft mit Öl, Worcestersauce, Salz und Pfeffer verschlagen und in ein Glas füllen. Grapefruitsaft mit Zitronensaft mischen und vorsichtig dazugeben. Zitronenscheibe auf den Glasrand klemmen. Mit Minze garnieren.

Jetzt erst mal einen Drink! Obst und Gemüse in flüssiger Form helfen Ihnen wieder auf die Sprünge. Ein Gemüse- oder Obstcocktail gibt Ihnen einen gewaltigen Energieschub.

Möhrenfitness

Zutaten *200 g Möhren • 1/2 l Joghurt • 1 EL kaltgepresstes Pflanzenöl Salz • Pfeffer*

Zubereitung Möhren waschen, gründlich mit einer Gemüsebürste unter fließendem Wasser bürsten oder schälen und klein raspeln. Mit Joghurt und Öl verrühren, mit Salz und Pfeffer abschmecken.

Avocadoflip (für 2 Personen)

Zutaten *1 Avocado • 1/2 Apfel • 1 l Buttermilch • 5< EL Zitronensaft Salz • Pfeffer • Orangenscheibchen*

Zubereitung Avocado halbieren und den Kern herauslösen. Das Fruchtfleisch mit einem Löffel entnehmen. Apfelhälfte schälen, entkernen und in kleine Stückchen schneiden. Avocado und Apfel mit Buttermilch und Zitronensaft im Mixer aufrühren. Mit Salz und Pfeffer abschmecken. Mit Orangenscheibchen garnieren.

Fünf-Beeren-Zauber (für 2 Personen)

Zutaten *50 g Himbeeren • 50 g Johannisbeeren • 50 g Erdbeeren 50 g Hagebutten • 50 g Weintrauben oder andere erhältliche Saisonfrüchte • 1/2 l Buttermilch • Honig • einige Zitronenscheiben*

Zubereitung Beeren waschen, Hagebutten und Weintrauben halbieren und entkernen. Die Früchte im Mixer pürieren. Mit Buttermilch und Honig verrühren. Gläser mit Zitronenscheiben garnieren.

Sauer macht lustig (für 2 Personen)

Zutaten *300 g Stachelbeeren • 2 Zitronen • 1/2 l Buttermilch*
2 EL Honig

Zubereitung Stachelbeeren waschen und im Mixer pürieren. Zitronen entsaften und den Saft sowie die Buttermilch unter das Stachelbeerpüree rühren. Zum Süßen den Honig einrühren.

Orangenmilch (für 2 Personen)

Zutaten *1 Glas Buttermilch • 1 Glas Orangensaft (selbst gepresst)*
4 EL Honig • 4 Kugeln Vanilleeis • Orangenscheiben

Zubereitung Buttermilch und Orangensaft zusammen im Mixer vermischen, Honig unterrühren. In Gläser füllen, Eiskugeln dazugeben, mit Orangenscheiben garnieren.

Nach dem Sport, als Erfrischung an heißen Tagen oder als Partyknüller – Vitamindrinks schmecken nicht nur gut, sie sind auch ein wahres Füllhorn an energiereichen und gesunden Biostoffen.

Walnussmilch (für 2 Personen)

Zutaten *1/2 l Milch • 1 Eigelb • 50 g Walnüsse • 1 EL Rosinen*
3 EL Honig

Zubereitung Milch mit Eigelb, Nüssen, Rosinen und Honig mit dem Pürierstab des Mixers verquirlen. In Gläser füllen und sofort servieren.
Achtung Für Rezepte mit rohem Eigelb nur ganz frische Eier verwenden und keine Reste des Getränks aufheben!

Dinkel-Bananen-Milch (für 2 Personen)

Zutaten *2 EL Dinkel • 1/4 l Wasser • 1/2 l Buttermilch • 2 Bananen*
2 EL Honig • 1 EL Sonnenblumenkerne

Zubereitung Dinkel fein schroten bzw. im Reformhaus oder Bioladen schroten lassen. Einige Minuten im Wasser kochen und etwa 15 Minuten lang ausquellen lassen. Nach dem Abkühlen mit den übrigen Zutaten in einen Mixer geben und alles gut vermischen.

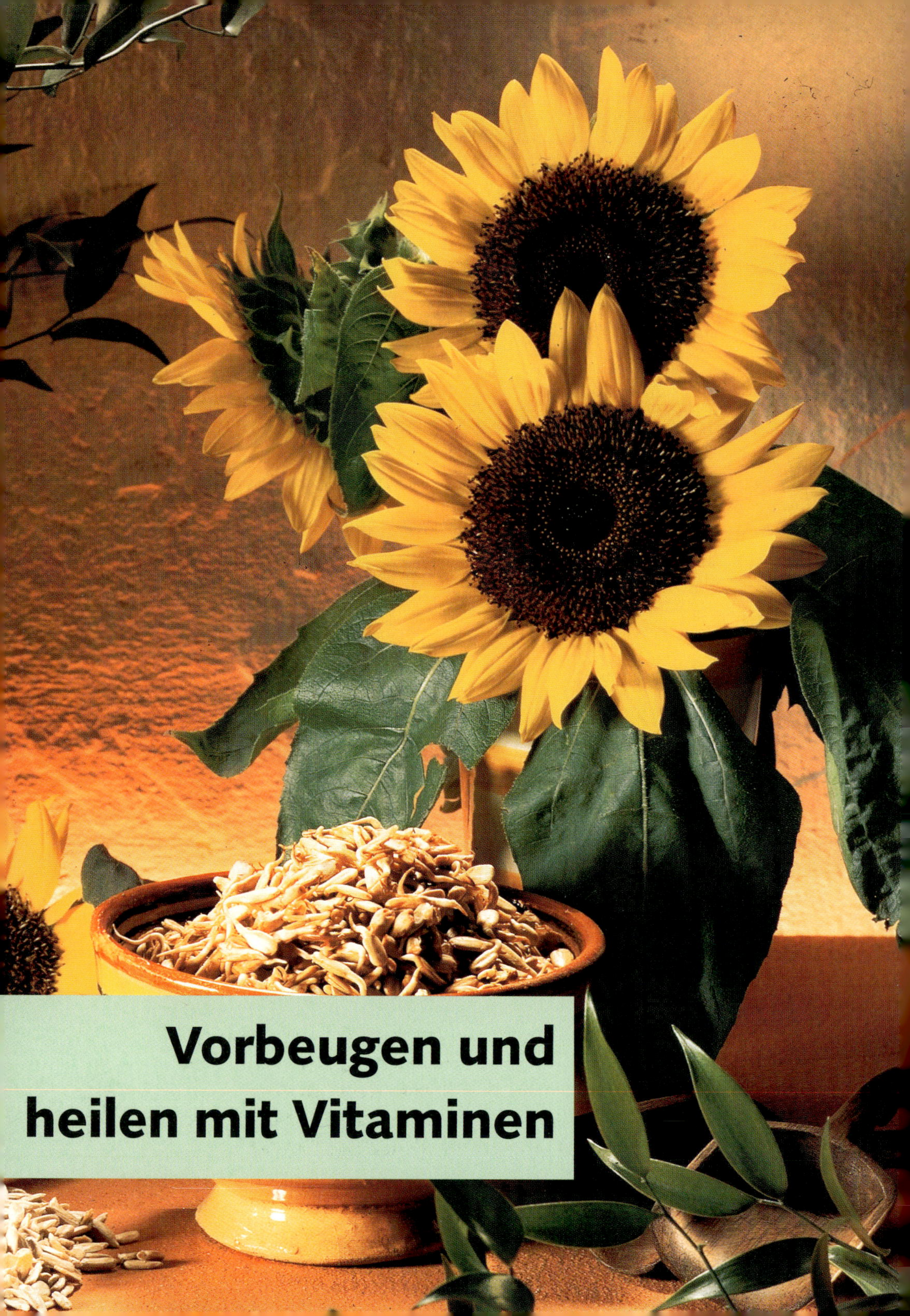

Vorbeugen und heilen mit Vitaminen

Krankheiten und Beschwerden von A bis Z

Altersbeschwerden

Symptome Schwindelanfälle, Gleichgewichtsstörungen, Erschöpfungszustände, Gedächtnisschwäche, Konzentrationsmangel, Unruhe, Leistungsschwäche

Ursachen Reduzierte Stoffwechseltätigkeit, nachlassende Funktion von Lunge und Herz, mangelnde Versorgung mit Sauerstoff sowie Nährstoffmangel

Gegen Venenbeschwerden und Durchblutungsstörungen sowie eine schlechte Kreislauftätigkeit helfen Vitamin C und Bioflavonoide.

So helfen Vitamine

Vitamin E ist der wichtigste Schutzfaktor für Gehirn- und Nervenzellen. Vitamin A schützt die Schleimhäute, Vitamin C und Bioflavonoide glätten die Gefäßwände, so dass sich die Durchblutung verbessert.

Der Gesundheitstipp Morgens vor dem Frühstück einen Esslöffel kaltgepresstes Pflanzenöl einnehmen (z. B. Weizenkeimöl, Sonnenblumenöl, enthält viel Vitamin E). Zweimal täglich den Saft einer frisch gepressten Zitrone trinken (Vitamin C), einmal am Tag dunkelgrünes Gemüse, Salat oder Möhren auf den Tisch bringen.

Augenbeschwerden

Symptome Sehschwäche, gerötete, brennende, juckende Augen, Mangel an Tränenflüssigkeit

Ursachen Trockene Luft, Zugluft, Schadstoffe, Stress, zu langes Verweilen vor dem Bildschirm

So helfen Vitamine

Das Auge braucht bis zu fünfmal mehr Vitamin A, C und E als jedes andere Organ. Es wird über ein besonders reich verästeltes Netzwerk feinster Blutgefäße versorgt. So können gleichzeitig wesentlich mehr wichtige Biostoffe einströmen. Über die Tränenflüssigkeit wird das Auge zusätzlich mit den wichtigen Vitaminen A, C und E beliefert, die es vor freien Radikalen schützen.

Der Gesundheitstipp Dreimal täglich frisches Obst essen (Äpfel, Kiwis, Südfrüchte), in der Küche möglichst nur kaltgepresste Pflanzenöle verwenden, die den Bedarf an Vitamin E decken. Für das besonders wichtige Vitamin A sollte Lebertran eingenommen werden.

Blähungen

Symptome Blähbauch, Bauchdrücken, Abgang von Winden, Darmkollern, Darmkrämpfe

Ursachen Genuss blähender Speisen (beispielsweise Hülsenfrüchte, Kohl, Schwarzbrot), übermäßiges Luftschlucken, Mangel an Magensäure, ungenügendes Kauen, unzureichender Gallenfluss, Genuss kohlensäurehaltiger Getränke (setzen im Darm Kohlendioxid frei)

B-Vitamine und Vitamin A sichern die Funktionstüchtigkeit des Magen-Darm-Trakts.

So helfen Vitamine

B-Vitamine sind für den Muskeltonus im Magen-Darm-Trakt ebenso unerlässlich wie für das gesamte Enzymsystem; sie normalisieren Appetit und Verdauung. Vitamin A schützt die sensiblen Magen- und Darmschleimhäute vor Austrocknung bzw. macht sie wieder funktionsfähig. Die Magenschleimhaut kann dann wieder ausreichend Magensäure bzw. Enzyme abgeben, und es kommt nicht mehr zu Gärungs- und Fäulnisbildungen im Darm.

Der Gesundheitstipp Täglich den Vitamin-B-Komplex in Form von Bierhefe einnehmen (Packungsbeilage beachten). Vitamin-A-Versorgung mit Salat und Gemüse ankurbeln (je grüner, desto besser). Viel Möhren essen, Salat oder Gemüse stets mit etwas Fett zubereiten.

Durchblutungsstörungen

Symptome Krampfadern, Hämorrhoidalleiden, Schwellung in den Beinen, Kreislaufbeschwerden, kalte Gliedmaßen, Schwindelanfälle

Ursachen In den kräftigen Arterien mit ihren festen, muskelbepackten Gefäßwänden (hier fließt das Blut vom Herz weg) bilden sich Ablagerungen (meist Kristalle aus Kalzium und Cholesterin); es kommt somit zu Verengungen. Venen mit ihren schwachen Gefäßwänden (hier fließt das Blut zum Herz zurück) dehnen und weiten sich bei Nährstoffmangel. Die kleinen Venenklappen erfüllen ihre Aufgabe nicht mehr wie gewohnt. So kann das Blut zurückfließen und durch den Druck Taschen und wurmartige Ausweitungen bilden.

So helfen Vitamine

Bioflavonoide, vor allem so genannte Anthozyanidine (geben Beeren ihre blaurote Farbe), kräftigen zusammen mit Vitamin C die Kollagensubstanz in allen Gefäßwänden. In den Arterien löst Natriumaskorbat (eine Form von Vitamin C) die gefährlichen Kalziumphospholipide auf. Bei der Begegnung (im Blut oder an den Gefäßinnenwänden) entstehen Kalziumaskorbat und Natriumphospholipid. Beide Substanzen werden über den Urin ausgeschieden.

Der Gesundheitstipp Mehrmals täglich viel blaues und rotes Obst (am besten Beeren) essen, aber auch Zitrusfrüchte, Äpfel, Aprikosen usw. Öfter mal Buchweizen auf den Tisch bringen, der sehr reich an dem Bioflavonoid Rutin ist, einem Stoff, der auch die Kapillaren in Pflanzen stärkt und festigt. Zusätzlich Vitamin C aus der Apotheke einnehmen (bis zu drei Gramm pro Tag), aber speziell Natriumaskorbat verlangen, nicht Askorbinsäure. Einmal am Tag Müsli aus selbst gemahlenem Getreide essen. Es enthält viel Zink für die Gefäßwände.

Um Durchblutungsstörungen vorzubeugen, sollten Sie täglich blaues und rotes Obst sowie Zitrusfrüchte, Äpfel und Aprikosen essen.

Durchfall

Symptome Bauchschmerzen, Darmkrämpfe, häufiger, wässriger Stuhl
Ursachen Stress, Aufregung, Infektionen, Darmentzündungen, Lebensmittelallergie, Enzymschwächen

So helfen Vitamine

Niazin (Vitamin B3) stimuliert die Produktion von Magensäure, kräftigt das vegetative Nervensystem und beruhigt den Darm. Gegen entzündlichen und durch Infektionen bedingten Durchfall hilft eine Immunstärkung der Darmschleimhaut durch Vitamin A.

Der Gesundheitstipp Sehr ballaststoffreich essen. Faserstoffe saugen Verdauungssäfte mit Gift-, Fäulnis-, Gärungsstoffen und Bakterien auf und schwemmen sie aus. Am besten sind pektinreiches Obst und Gemüse wie Äpfel, Zitrusfrüchte, Möhren und Tomaten sowie Kartoffeln (alles unbedingt mit Schale essen!). Pektin formt zusammen mit Wasser ein Gel, das einen schützenden Film über die Darmschleimhaut legt. Für mehr Niazin Weizenkeime oder Bierhefe zu sich nehmen. Damit sich der Immunschutz in den Schleimhäuten neu aufbaut, empfiehlt sich eine zweiwöchige Kur mit Lebertran. Wenn Durchfall mit Fieber verbunden ist, den Arzt konsultieren!

Ekzem

Symptome Brennender, juckender Hautausschlag, mitunter nässend, mit typischer Rötung

Ursachen Ekzeme sind bakteriell oder auch allergisch bedingt. Es gibt Abnutzungsekzeme (mit trockener, verhornter Haut) sowie Ekzeme aufgrund mangelhafter Eiweißverdauung. Einen gemeinsamen Ursprung haben viele Ekzeme in Lebensmittelallergien, die u. a. auf einen Mangel an Magensäure zurückzuführen sind. Die meisten Ekzemkranken haben erhöhte Werte von Antikörpern im Blut, was auf Allergien hinweist. Die weißen Blutkörperchen sind meist geschwächt in ihrer Abwehrkraft gegen Bakterien, die sich dann auf der Haut stark ausbreiten können.

Lebertran aus der Apotheke, Müsli und nach Möglichkeit selbst gemahlenes Getreide verhelfen zu einer reinen Haut ohne Ekzeme.

So helfen Vitamine

Vitamin A ist der wichtigste Schutzstoff der Haut gegen Infektionen, er hilft auch bei Akne. Ekzeme sind aber hartnäckig, deshalb werden erhöhte Konzentrationen von Vitamin A im Blut benötigt. Dafür ist das Spurenelement Zink unerlässlich, das die Vitamin-A-Depots in der Leber öffnet. Als Toptherapie gilt Lebertran, der reich an Vitamin A ist und dessen spezielle Fettsäuren Entzündungen unterdrücken. Die Wirkstoffe im Lebertran können eine ausgetrocknete, geschrumpfte und verhornte Darmschleimhaut neu aufbauen, ihr Gesamtgewicht um 15 Prozent erhöhen und somit ihre Wirk- und Schutzkraft wesentlich verbessern, so dass es gar nicht erst zu Lebensmittelallergien kommt. Vitamin E (schützt Fettsäuren vor Oxidation) kann Ekzeme nicht heilen, bremst aber zunächst deutlich ihre Ausbreitung.

Der Gesundheitstipp Lebertran laut Beipackzettel einnehmen. Für den Zinkbedarf täglich ein Müsli aus möglichst selbst gemahlenem Getreide essen. Zink holt nicht nur viel Vitamin A aus der Leber, sondern ist selbst das beste Hautheilmittel. In der Küche grundsätzlich nur noch kaltgepresste Pflanzenöle mit viel Vitamin E verwenden.

Erkältung

Symptome Halsentzündung, Heiserkeit, erhöhte Temperatur, Husten, Schnupfen, Gliederschmerzen, Müdigkeit

Ursachen Virusinfektion aufgrund eines Immunsystems, das vorwiegend durch Auskühlung (Nässe, Kälte, Zugluft usw.) geschwächt ist

So helfen Vitamine

Nach wie vor die beste Vorbeugung ist Vitamin C, dessen Moleküle sich massenhaft in den weißen Blutkörperchen drängen und diese stärken zur Abwehr von Viren und Bakterien. Dabei erhöhen Bioflavonoide die Wirkung von Vitamin C bis um das Zehnfache. Vitamin A hat eine Immunwirkung in den Schleimhäuten, beispielsweise im Hals-, Nasen- und Rachenbereich.

Der Gesundheitstipp Der frisch gepresste Saft einer Zitrone täglich reicht für den Nachschub an Vitamin C. Um den Bedarf an dem wichtigen Vitamin A zu decken, ist einmal täglich dunkelgrünes Gemüse (Spinat, Brokkoli), Salat oder Möhren bzw. anderes gelbes, rotes oder grünes Gemüse Pflicht.

Ist die Erkältung schon voll ausgebrochen, können auch Vitamine nicht auf die Schnelle heilen. Den Arzt muss man rufen, wenn man sehr hohes Fieber hat, wenn das Fieber nicht abklingt und wenn starke Kopfschmerzen auftreten.

Die beste Vorbeugung gegen Erkältungskrankheiten aller Art ist Vitamin C. Aber auch Vitamin A, das vor allem die Schleimhäute von Nase, Hals und Rachenraum schützt, ist zur Vorbeugung wichtig.

Ermüdungszustände

Symptome Ständiges Schlafbedürfnis, meist schon von den Morgenstunden an, Mattigkeit, Unentschlossenheit, Wetterfühligkeit, Gereiztheit, Nervenschwäche, Schlafstörungen, Konzentrationsschwäche, Kopf- und/oder Gliederschmerzen

Ursachen Oft zu niedriger Blutzuckerspiegel (Hypoglykämie), Stress

So helfen Vitamine

Wenn der Blutzuckerspiegel zu niedrig ist, werden Gehirn- und Nervenzellen nicht mehr mit Energie versorgt. Die Folge: Sie schalten ab bzw. auf Sparflamme – und man wird schrecklich müde und nervös. B-Vitamine im Verbund mit dem Spurenelement Chrom (alles zusammen enthalten in Bierhefe) stabilisieren den Blutzuckerspiegel. Sehr hilfreich sind auch die Vitamine C und E.

Der Gesundheitstipp Man sollte jeden Tag als Nahrungsergänzung Bierhefe einnehmen, dagegen Zucker, alles Süße und süße Getränke sowie Teigwaren unbedingt meiden. Erlaubt sind nur komplexe Kohlenhydrate (Vollkornprodukte, Naturreis, Gemüse und Kartoffeln). Mit Vitamin C versorgt man sich über reichlich Obst und Gemüse, Vitamin E liefern z. B. Leber, Möhren und Spinat.

Frauenleiden

Symptome Ausbleiben oder Störungen der Regelblutung, Libidomangel, Spannungen in den Brüsten, Harnverhaltung, Reizbarkeit, depressive Verstimmungen

Ursachen Vielseitig, treten häufig infolge von Hormonveränderungen und niedrigem Blutzuckerspiegel auf

Für Frauen besonders wichtig sind die Vitamine B6 und B2. Sie wirken gegen Störungen der Regelblutung, Spannungen in der Brust, Harnverhaltung und depressive Verstimmung.

So helfen Vitamine

Vitamin B6 (Pyridoxin) führt bei den meisten Frauen zu einer Linderung der Symptome. Sie sollten das Vitamin jedoch nicht isoliert in Tablettenform einnehmen. Viele Frauen leiden unter einem Mangel an Vitamin B2 (Riboflavin) und können deshalb in ihrem Stoffwechsel Vitamin B6 nicht in seine aktive Form umwandeln. Vitamin E hilft gegen Spannungen in den Brüsten. Die Betroffenen haben sehr häufig viel zu niedrige Werte an Magnesium in den roten Blutkörperchen, was zu Gereiztheit und höherer Schmerzempfindlichkeit führt.

Der Gesundheitstipp Vitamin-B-Komplex (aus der Apotheke) einnehmen. In der Woche vor der Regelblutung zusätzlich Magnesiumtabletten einnehmen, außerdem einmal am Tag einen Esslöffel kaltgepresstes Pflanzenöl (enthält viel Vitamin E).

Gedächtnisschwäche

Symptome Zerstreutheit, Lernschwäche, Unfähigkeit, sich an einen bestimmten Zeitabschnitt zu erinnern

Ursachen Meist Abbau der fein verästelten Strukturen von Gehirn- und Nervenzellen, mangelnde Glukoseversorgung der Gehirnzellen

So helfen Vitamine

Klarer Fall für die B-Vitamine Cholin und Inositol, wenn es darum geht, das Gehirn aufzufrischen. Der gesamte übrige B-Komplex verhilft zu einer besseren Verdauung und Stoffwechselverwertung von Kohlenhydraten und damit zu erhöhtem Glukoseangebot in den Gehirnzellen.

Der Gesundheitstipp Monatskur mit Lezithin (aus Reformhaus oder Apotheke). Darin sind viel Cholin und Inositol enthalten. Für die Glukoseversorgung reicht täglich ein Müsli aus möglichst selbst gemahlenem Korn. Darin sind auch ausreichend B-Vitamine enthalten. Verboten sind Zucker und alles Süße.

Gelenkschmerzen

Symptome Meist anhaltender Schmerz in den Gelenken, häufig in der Schulter (auch Schulter-Arm-Syndrom)

Ursachen Verletzungen (Stoß, Schlag, Prellung), Abnutzung infolge einseitiger Belastung, rheumatische Entzündungen (auch als Folge von Kälte, Nässe, Zugluft)

Bei Gelenkschmerzen sollten Sie darauf achten, dass Sie ausreichend Vitamin C, E, B6 sowie Vitamin A zu sich nehmen.

So helfen Vitamine

Vitamin E kann den enzymatischen Abbau von Knochengewebe ebenso verhindern wie den Neuaufbau von Knorpelzellen stimulieren. Dabei wirkt das Vitamin eng mit Vitamin C zusammen, sie kräftigen gemeinsam bestimmte schwefelhaltige Eiweißstoffe im Knorpel. Vitamin C hilft aktiv beim Eiweißeinbau in Knorpelgewebe mit, ebenso wie Vitamin A, Vitamin B6 und das Spurenelement Zink.

Der Gesundheitstipp Vierwochenkur mit Vitamin C (Askorbinsäure, täglich zwei bis drei Gramm) und Vitamin E aus der Apotheke. Für die Vitamin-B6- und die Zinkversorgung ist Bierhefe gut geeignet. Viel grünes, gelbes und rotes Gemüse auf den Tisch bringen, um den Vitaminbedarf zu decken (Möhren zerkleinern und mit etwas Fett zubereiten).

Hämorrhoidalleiden

Symptome Afterjucken, Blutungen, Schmerzen, hervortretende Knötchen im Analbereich

Ursachen Schwellung des Hämorrhoidalpolsters durch Stuhlpressen (bei Verstopfung), Schwangerschaft, Übergewicht

So helfen Vitamine

Vitamin C und Bioflavonoide wie vor allem Rutin (in Buchweizen) verleihen den Gefäßwänden Festigkeit. Anthozyanidine (in blauroten Beeren) erhöhen die Muskelspannung in den Gefäßen und schützen die Gefäßzellen vor Abbau.

Der Gesundheitstipp Eine Zweiwochenkur mit Bioflavonoiden und viel Vitamin C bremst die Entwicklung von Hämorrhoidalleiden und bringt die Knötchen zum Schrumpfen. Fünfmal am Tag viel frisches Obst essen, besonders saure Früchte wie Kiwis, Zitronen, Grapefruits, Orangen, Johannisbeeren usw. Von Zitrusfrüchten nicht nur den Saft trinken, sondern die Bioflavonoide im Fruchtfleisch mitessen.

Halsschmerzen

Symptome Brennende oder stechende Schmerzen im Hals, das Gefühl von Enge im Hals, trockener, kratzender Hals, Schluckbeschwerden
Ursachen Entzündungen von Hals und Rachen, meist als Folge eines Virusbefalls

So helfen Vitamine

Die Vitamine A und C haben eine starke antivirale Wirkung, sie beugen jeder Virusinfektion vor. Dabei hilft Vitamin A unmittelbar in der Halsschleimhaut, Vitamin C kräftigt die Schlagkraft der weißen Blutkörperchen. Eine bereits voll ausgebrochene Halsentzündung lässt sich durch Vitamine oder andere Nährstoffe freilich nicht mehr stoppen.
Der Gesundheitstipp Vorbeugen mit viel frischem Obst, während der nasskalten Herbst- und Wintermonate auch mit Lebertran (enthält viel Vitamin A). Bei bestehender Halsentzündung viel trinken (verdünnte Gemüsesäfte, leichte Suppen, Kräutertees) und viel ruhen. Wärme oder Fieber fördern die Heilung. Viren sterben bei erhöhter Temperatur schnell ab, deshalb hat Fieber eine natürliche Hilfsfunktion.

Wenn Sie im Frühjahr, bevor die Pollenzeit beginnt, dreimal täglich frisches Obst essen und sich zusätzlich mit einem Gramm Askorbinsäure (aus der Apotheke) zweimal am Tag versorgen, beugen Sie dem gefürchteten Heuschnupfen vor.

Heuschnupfen, allergischer Schnupfen

Symptome Tränende, juckende, gerötete Augen, Nieszwang und Kopfschmerzen
Ursachen Allergische Überempfindlichkeit gegen Samen-, Gras-, Blumen- oder Baumblütenstaub (Pollen) oder Hausstaub, Schimmelpilze, Milben und andere Substanzen

So helfen Vitamine

Der eigentliche »Bösewicht« bei Heuschnupfen ist das biogene Histamin. Es wird massenweise ins Blut ausgeschüttet, wenn z. B. ein Pollenerreger eine Immunreaktion provoziert. Die Folgen: erweiterte Gefäße, Flüssigkeitsaustritt aus kleinen Gefäßen, gerötete Haut, Kopfschmerz. Die Nasenschleimhäute sind intensiv betroffen. Vitamin C kontrolliert in unserem Körper die Histaminkonzentration und baut überschüssiges Histamin zu einer harmlosen Säure ab.
Der Gesundheitstipp Bevor im Frühjahr die Pollenzeit beginnt, eine Vitamin-C-Kur starten (für vier bis sechs Wochen). Täglich dreimal frisches Obst essen, zweimal zusätzlich ein Gramm Askorbinsäure.

Hexenschuss

Symptome Heftiger, plötzlich auftretender Schmerz, meist im Bereich der unteren Wirbelsäulenmuskulatur, verhärtete Muskulatur; bücken oder Gehen ist oft nur unter Schmerzen möglich

Ursachen Meist geht eine Unterkühlung voraus. Es kommt dann bei falscher Bewegung oder dem Anheben eines schweren Gegenstands zur Verschiebung oder Verrenkung von Wirbelkörpern.

So helfen Vitamine

Als einer der wichtigsten Nährstoffe für starke Knorpel, Knochen und Wirbelkörper beschleunigt Vitamin C den Heilungsprozess, lindert Schmerzen und kräftigt die Lendenmuskulatur. Aus diesem Grund ist Vitamin C unerlässlich für die Synthese des Muskelvitamins Karnitin, das Energie in die Muskelzellen pumpt. Deshalb sind die ersten Symptome von Skorbutkranken (Vitamin-C-Mangel) Zahnfleischbluten und Muskelschwäche.

Der Gesundheitstipp Zusätzlich zur normalen Hexenschussbehandlung (durchblutungsfördernde Maßnahmen, Massagen, Wärme, Packungen usw.) täglich viermal je ein Gramm Askorbinsäure (Vitamin C) einnehmen. Wenn Durchfall auftritt, die Dosis halbieren.

Bei Hexenschuss hat sich Wärme als Sofortbehandlung bewährt, denn meist geht dieser Erkrankung eine Unterkühlung voraus. Zusätzliches Vitamin C fördert die Durchblutung.

Husten

Symptome Trockener, keuchender, bellender Husten mit oder ohne Auswurf, Brustschmerzen, Fieber

Ursachen Schleimbildung, meist als Reaktion auf eine Virusinfektion

So helfen Vitamine

Husten ist ein nützlicher Selbstheilungsvorgang. Bei Hustenanfällen werden massenweise Viren und Bakterien ausgeschleudert. Behandelt wird mit Wärme und Ruhe, der Patient soll viel trinken. Wenn der Husten Blut enthält, länger als acht Tage anhält oder von hohem Fieber begleitet wird, muss der Arzt konsultiert werden. Die beste Vorbeugung sind die Vitamine A und C, die die Immunabwehr stärken und die Schleimhäute widerstandsfähig gegen Bakterien und Viren machen.

Der Gesundheitstipp Zu Beginn der nasskalten Herbst- und Wintermonate eine Lebertrankur (zwei bis drei Wochen). Außerdem viel frisches Obst, viel Salat und Gemüse auf den Speiseplan setzen.

Immunschwäche

Symptome Krankheitsbilder treten im ganzen Körper auf; jede Befindlichkeitsstörung kann Folge einer Immunschwäche sein.

Ursachen Nährstoffmangel, speziell Vitaminmangel – dadurch kann das Immunsystem (besteht u. a. aus Thymusdrüse, Milz, Lymphsystem und weißen Blutkörperchen) Krankheitserreger (Viren, Bakterien, Pilze usw.) nicht mehr ausreichend bekämpfen.

Immunschwäche lässt sich mit einer kombinierten Vitaminkur zumindest lindern. Hier erfahren Sie, welche Vitamine Sie vordringlich benötigen.

So helfen Vitamine

Mit zunehmendem Alter schrumpft bei vielen Menschen die Thymusdrüse. Die Thymusdrüse, ein Organ hinter dem Brustbein, wächst im Kindesalter bis zur Pubertät an. Nach der Pubertät beginnen häufig die Rückbildung der Thymusdrüse und die Umwandlung in Fettgewebe. Die Immunleistung nimmt dabei stetig ab. Sie muss deshalb besonders gegen freie Radikale geschützt werden, die aus Fäulnis- und Gärungsrückständen im Darm entstehen, aber auch durch Schad- und Giftstoffe von außen angreifen. Karotinoide (Vorstufen von Vitamin A) und Vitamin E sind die besten Schutzsubstanzen in den Zellen der Drüse. Je höher die Konzentrationen, desto kräftiger ist dieses Immunorgan, das weiße Blutkörperchen herstellt und auch für die Abwehr von Mikroorganismen »trainiert«. Auch die Milz produziert Abwehrkörper und muss durch Antioxidanzien wie die Vitamine A, C und E vor zerstörerischen Substanzen geschützt werden.

Vitamin C spielt die Schutzpolizei im Blut, erhöht die Stoffwechseltätigkeit verschiedener Lymphozyten und konzentriert sich auf diese weißen Blutkörperchen, um möglichst viele »Feinde« einzusammeln und zu vernichten. Vitamin C erhöht auch die Anzahl der Interferone, der Abwehrsubstanzen gegen Krankheitserreger in der Körperzelle.

Der Gesundheitstipp Um die Karotinoidkonzentrationen in allen Körperzellen kräftig aufzubauen, eignet sich eine Tomatensaftkur. (Lesen Sie dazu das Kapitel über Vitamin A, Seite 8ff.)

Für die Vitamin-E-Versorgung empfehlen Biochemiker täglich einen Esslöffel kaltgepresstes Pflanzenöl (entweder pur oder im Salat). Dazu gibt es reichlich frisches Obst (für viel Vitamin C).

Weitere wichtige Biostoffe für das Immunsystem: Zink (in Vollkorn, Bierhefe) und Selen (in Vollkorn, Fleisch, Knoblauch, Bierhefe, auch reichlich in Fisch, wenngleich mit geringerer Bioverfügbarkeit).

Ischiasbeschwerden

Symptome Heftige Kreuzschmerzen, die meist auf der Oberschenkelrückseite bis zur Wade oder zum Fuß verlaufen

Ursachen Bandscheibenvorfall oder Wirbelverrenkung, begünstigt durch Unterkühlung; kann auch rheumatisch oder entzündungsbedingt auftreten.

B-Vitamine lassen Nervenentzündungen rascher abklingen, Vitamin E beugt ihnen vor.

So helfen Vitamine

Schmerzhafte Entzündungen des Ischiasnervs klingen viel schneller ab, wenn B-Vitamine genommen werden. Sie beeinflussen den Glukosestoffwechsel und damit die Energieversorgung der Nervenzellen. Wertvolle mehrfach ungesättigte Fettsäuren und Vitamin E in kaltgepressten Pflanzenölen sichern die Membran der Nervenzellen gegen Entzündungen.

Der Gesundheitstipp Als Begleittherapie Vitamin-B-Komplex aus der Apotheke einnehmen, außerdem täglich einen Esslöffel Sonnenblumen-, Weizenkeim-, Soja- oder Olivenöl.

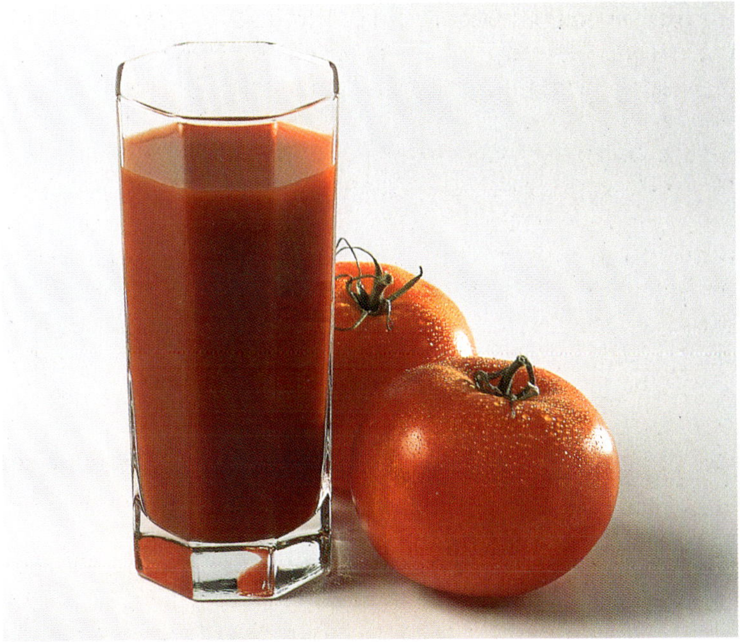

Frisch zubereiteter Tomatensaft schmeckt nicht nur hervorragend, sondern er hilft auch, Ihre Zellen mit den nötigen Vitaminen, besonders den Karotinoiden, zu versorgen.

Karies

Symptome Dunkle Stellen auf den Zähnen, Zahnhöhlen, erhöhte Schmerzempfindlichkeit der Zähne

Ursachen Einwirkung von Säure auf die Zähne und den Zahnschmelz, welche von Bakterien und Hefen aus den Resten von zuckerhaltigen Nahrungsmitteln produziert wird

Karies beugen Sie am wirkungsvollsten vor, wenn Sie zweimal täglich 100 Gramm Magerkäse essen und dazu den Saft einer Zitrone trinken. Darüber hinaus sollten Sie täglich zweimal für zehn Minuten an die Sonne gehen.

So helfen Vitamine

Voraussetzung für eine Besserung ist ein Verzicht auf Süßes, Zucker und süße Getränke sowie die einfachen Zuckerformen (Glukose), die in Teigwaren bzw. allem enthalten sind, was aus Weißmehl besteht.
Diese schnelllöslichen Kohlenhydrate stören die Balance von Kalzium und Phosphor. Dem Dentin im Zahn wird Kalzium entzogen – und die Kariesgefahr ist da.
Ebenfalls gefährlich ist der Zucker, der durch Süßigkeiten unmittelbar mit dem Zahnschmelz in Berührung kommt. Bei gesunder, vollwertiger Kost hingegen reichen die Immunsubstanzen im Speichel aus, um Kariesbildung zu verhindern.

Der Gesundheitstipp Zweimal täglich 100 Gramm Magerkäse essen und den Saft einer Zitrone dazu trinken. Milch, Milchprodukte wie Joghurt, Quark und Käse enthalten sehr viel Kalzium. Sie sind deshalb die bevorzugten Nahrungsmittel gegen Karies und Parodontose. Kalzium braucht viel Vitamin C, z. B. aus Zitrusfrüchten, um wirksam zu werden. So werden die Zahnsubstanz und das Zahnfleisch gefestigt, weil Vitamin C die Kapillaren im Zahnfleischbindegewebe kräftigt und gleichzeitig eine neue Kollagensubstanz aufbaut.

Licht und Sonne tanken

- Neben Vitamin C braucht Kalzium noch einen zweiten Verbündeten, um Knochen und Zähne kräftig aufzurüsten: Vitamin D. Dieses Vitamin sorgt dafür, dass auch stets ausreichend Kalzium im Blut ist.
- Deshalb sollten Sie zweimal täglich für zehn Minuten an die Sonne oder ans Tageslicht gehen.
- Zusätzlich können Sie alle drei Tage einen Esslöffel Lebertran zu sich nehmen. Der enthält viel Vitamin D und Vitamin A.

Knochenbeschwerden

Symptome Knochenabbau, Ziehen, Reißen in den Knochen, Druckgefühl und Schmerzen, Knochenverformung, Knochensplitterungen
Ursachen Mangel an Nährstoffen, vor allem Kalzium und Phosphor

So helfen Vitamine

Nach den Wechseljahren verlieren Frauen jährlich bis zu 1,5 Prozent ihrer Knochenmasse. Bei richtiger Ernährung plus Belastung (Gymnastik, Tennis, Jogging usw.) können Frauen mit 70 Jahren genauso gute Knochen haben wie mit 30 – auch ohne Östrogene, die von Ärzten so gern verschrieben werden.

Der Gesundheitstipp Wichtig ist Kalzium in der Nahrung: Ein Liter Milch täglich oder 200 Gramm Käse reichen. Ansonsten Vollwertkost, die viel Phosphor für die Knochen enthält. Vitamin D sorgt für gute Verfügbarkeit im Blut. Vitamin D wird bei Sonne und Licht in der Haut produziert. Deshalb brauchen Frauen nach der Menopause längere Spaziergänge. Zusätzlich sollten öfter Kaltwasserfische wie Hering, Makrele, Lachs, außerdem Leber oder Eier auf dem Speiseplan stehen, die auch Vitamin D enthalten. (Lebertran als Vitamin-D-Spender nicht über längere Zeit einnehmen!) Für den Einbau von Kalzium in die Knochen ist Vitamin C unerlässlich: Also viel frisches Obst, vor allem spätabends noch einen halben Apfel oder eine Kiwi verzehren.

Wenn Sie viel Vollkornprodukte, Naturreis, Weizenkeime, Kleie, Leber und Eier essen, beugen Sie Zerstreutheit, Vergesslichkeit, Gedächtnis- und Lernschwächen vor.

Konzentrationsschwäche

Symptome Zerstreutheit, Vergesslichkeit, Gedächtnisschwäche, Lernschwäche
Ursachen Mangelnde Nährstoffversorgung der Gehirnzellen

So helfen Vitamine

Für geistige Frische und Konzentrationsfähigkeit brauchen die rund 100 Milliarden Gehirnnerven den Nervenreizstoff (Neurotransmitter) Azetylcholin, der über so genannte cholinerge Neuronen übertragen wird. Die bestehen – wie der Name schon sagt – vorwiegend aus dem B-Vitamin Cholin. Ohne Cholin verlegt man seinen Autoschlüssel, kann sich keine Telefonnummern und keine Namen mehr merken. Bleibt der Mangel über viele Jahre bestehen, kann es zur gefürchteten Alzheimerkrankheit mit massivem Abbau von Gehirnzellen kommen.

Der Gesundheitstipp Viel Vollkornprodukte essen, auch Naturreis, Weizenkeime, Kleie, Leber und Eier. Zum Knabbern für zwischendurch grundsätzlich nur Nüsse, Samen und Kerne ins Schälchen geben. Da verwöhnen Sie Ihr Gehirn mit Cholin. Für einen ersten Azetylcholinschub können Sie eine Vierwochenkur mit Bierhefe machen.

Krampfadern

Symptome Erweiterte, geschlängelte, verdickte bläulich rote Venen unter der Haut; Schwellungen, Spannungen im Wadenbereich

Ursachen Mangelhaft versorgte Gefäßwände in den Venen, Druck auf die Beinvenen

Vitamin C und Bioflavonoide verhindern, dass sich Venen zu Krampfadern ausweiten.

So helfen Vitamine

Menschen mit Krampfadern haben eine verminderte Fähigkeit, den Gerinnungsstoff Fibrin abzubauen. Darum schlägt der Organismus Alarm, wenn die ohnehin schwachen Venenwände noch dünner werden und er Fibrin in den Venenwänden konzentriert. Wenn sich dann die Venen erweitern und sich das Blut staut, gerinnt es schnell. Damit sich Venen nicht mehr zu Krampfadern ausweiten können, müssen die Venenwände vermehrt durch Vitamin C und Bioflavonoide (in frischem Obst mit Fruchtfleisch) gestärkt werden.

Der Gesundheitstipp Gut ist zusätzlich zweimal täglich ein Gramm Askorbinsäure. Dadurch bilden sich auch keine erweiterten Äderchen (Besenreiser) mehr. Die Wirkstoffe Zykloallinin, Allinin und Adenosin in Knoblauch und Zwiebeln hemmen das Gerinnungsprostaglandin Thromboxan, lösen also Gerinnungen auf und machen das Blut wieder dünnflüssig. Dasselbe gilt für Pfeffer und Ingwer.

Kreislaufbeschwerden

Symptome Kopfschmerzen, Müdigkeit, Appetitmangel, Verdauungsstörungen, kalte Gliedmaßen, Schwindel, Taubheit oder Kribbeln in den Gliedern, Beschwerden beim Wasserlassen, Herzschmerzen

Ursachen Können sehr unterschiedlich sein: bedingt durch Stress oder nervlich oder durch Infektionen oder Allergien. Meistens führen eine ungesunde Lebensweise, z. B. Alkohol-, Nikotin- oder Medikamentenmissbrauch, sowie Fehlernährung und ein damit verbundener zu hoher Cholesterinspiegel zu Kreislaufbeschwerden.

So helfen Vitamine

Blutfett- und Cholesterinwerte können mit Hilfe von ungesättigten Fettsäuren und Vitamin E gesenkt werden. Beides ist in kaltgepressten Pflanzenölen, aber auch in Weizenkeimen und Samen enthalten. Sehr gut ist Linolsäure im Sonnenblumenöl, eine so genannte essenzielle Fettsäure, die wir dringend brauchen. Linolsäure hält Cholesterin weich, sorgt für seinen Einbau in Zellen, so dass es sich nicht in der Blutbahn bedrohlich vermehrt. So wird Arteriosklerose, eine Verengung der Arterien, vermieden. Kreislaufbeschwerden sind manchmal ernst zu nehmende Warnsignale.

Der Gesundheitstipp Ein leichtes Gymnastik- und Fitnesstraining unterstützt Herz und Kreislauf und aktiviert die Funktion der Vitamine enorm. Nur fünf Minuten Jogging oder Stretching erhöht die Stoffwechselwirkung von Vitamin C etwa um das 15fache. Vor Übungsbeginn den Saft einer Zitrone trinken oder einen Apfel essen.

Leistungsschwäche

Symptome Müdigkeit, Erschöpfungszustände, Antriebsarmut, Konzentrationsschwäche

Ursachen Meistens psychischer und körperlicher Stress, verbunden mit einem oft erheblichen Nährstoffmangel

Bei Müdigkeit, Konzentrationsschwäche und Stress bringen Sie Eiweiß, B-Vitamine und Vitamin C wieder in Schwung.

So helfen Vitamine

Stress raubt und frisst Nährstoffe aus unserem Körper. Und ohne ausreichende Nährstoffe schalten Geist und Muskeln ganz einfach auf Sparflamme. Leistungsschwäche ist eine reine Schutzfunktion des Körpers. Wichtig sind jetzt Eiweiß sowie die Vitamine B1, B5, B6, B12 und C, die uns wieder in Schwung bringen.

Der Gesundheitstipp Am besten gleich den ganzen B-Komplex in der Apotheke besorgen, nach 14 Tagen dann umsteigen auf Vitamin-B-reiche Kost (Vollkorn, Naturreis). Dann wird Bierhefe zur optimalen Nahrungsergänzung. Um Herz und Muskeln zu kräftigen, muss die Fettverbrennung mit Hilfe von Vitamin C und dem Quasivitamin Karnitin angekurbelt werden. Dazu 14 Tage lang viel Fleisch essen (am besten Hammel, Lamm, Kotelettfleisch), außerdem viel frisches Obst und Salat. Nach 14 Tagen kann man den Eiweißanteil reduzieren und auf eine normale Vollwertkost umsteigen.

Libidomangel

Symptome Mangelnde erotische oder sexuelle Begierde, Gefühlskälte, Orgasmusunfähigkeit

Ursachen Fast immer Nährstoffmangel im so genannten gonadotropen Hormonregelkreis (Sexualhormone)

Wenn Sie morgens und spätabends noch einmal einen Happen kalten Braten, Fisch oder Hähnchenbrust und dazu frisches Obst essen und Vitamin C aus der Apotheke zu sich nehmen, beugen Sie mangelnder Libido, Gefühlskälte und Orgasmusproblemen vor.

So helfen Vitamine

Unsere Hirnanhangsdrüse wiegt nicht einmal ein halbes Gramm – und doch füttert sie uns ausreichend mit den Liebeshormonen LH (luteinisierendes Hormon) und FSH (follikelstimulierendes Hormon). Beide Hormone sorgen für eine erste Erregung beim Kuss, beim zärtlichen Streicheln, bei einem Flirt.

Weil sie aber auch noch acht weitere Hormone sekretieren muss, müssen wir die Drüse mit ihren Lieblingsbiostoffen vollpumpen: Niazin (B3), Pantothensäure (B5), Vitamin C, Vitamin E und dem Spurenelement Zink. Eiweiß ist für die Sexpeptide (z. B. VIP = Vasoactive Intestinal Polypeptide) und für den Orgasmusstoff Histamin erforderlich.

Der Gesundheitstipp Morgens und spätabends noch einmal Eiweiß (kalter Braten, Fisch, Hähnchenbrust usw.) mit viel Obst, am besten Vitamin C aus der Apotheke, zu sich nehmen. Ideal ist auch Blutwurst, die viel Histidin enthält. Daraus macht unser Stoffwechsel die Liebessubstanz Histamin. Auch Käse enthält viel Histidin. Für die Niazinversorgung ist Bierhefe empfehlenswert.

Magenschmerzen

Symptome Schmerzhaftes Druckgefühl in der Magengrube, oft verbunden mit Sodbrennen, saurem Aufstoßen, Übelkeit

Ursachen Meist zu viel Magensäure – stressbedingt und aufgrund falscher Ernährung. Aber auch eine Lebensmittelallergie oder -vergiftung kann zu Magenschmerzen führen.

So helfen Vitamine

Bei Stress schütten unsere Magenschleimhäute fleißig Salzsäure aus, weil sie meinen, jetzt muss viel Eiweiß verdaut werden, damit dem Stress begegnet werden kann. Der salzsäurereiche Magensaft brennt dann auf den meist ohnehin entzündeten Magenschleimhäuten. Karotinoide und Vitamin A bauen zerstörte Schleimhautbereiche wieder auf, so dass ihnen die stressbedingte Salzsäure nichts mehr anhaben kann. Nervenvitamine (B-Komplex, Cholin, Inositol) machen Stress gegenüber gelassener.

Der Gesundheitstipp Mit einer dreiwöchigen Lebertrankur (aus der Apotheke, nach Packungsbeilage) viel Vitamin A in die Magenschleimhaut schicken. Täglich Bierhefe oder abwechselnd auch Melasse (aus dem Reformhaus) als Nahrungsergänzung einnehmen.

Migräne

Symptome Anfallartige Kopfschmerzen, meist an einer Kopfseite im Augen- oder Schläfenbereich, oft verbunden mit Sehstörungen, Schwindelanfällen, Schwitzen, Lichtempfindlichkeit, Übelkeit

Ursachen Meist führen Gefäßkrämpfe zu Migräne. Dabei werden z. B. Kopfarterien erst verengt, wodurch es zu einer Mangeldurchblutung im Gehirn kommt. In der folgenden Kopfschmerzphase erweitern und dehnen sich die Gefäße, speziell im Bereich der Großhirnrinde. Dadurch kommt es zur Durchlässigkeit von Gefäßwänden und zu Flüssigkeitsaustritten ins angrenzende Gewebe. Eine zweite Schmerzquelle ist der Schmerzmediator Substanz P, der häufig bei erweiterten Gefäßen auftritt. Auch kommt es zu starken Histaminausschüttungen aus den so genannten Mastzellen in den Gefäßwänden und so zu Entzündungen.

Fischreiche Ernährung und eine Zweiwochenkur mit Vitamin E, ergänzt durch die tägliche Einnahme von Bierhefetabletten, normalisieren schnell Ihren Stoffwechsel.

So helfen Vitamine

Schmerz- und Entzündungssubstanzen (wie Prostaglandine, Leukotriene oder Substanz P) werden meist aus dem Grundmaterial Arachidonsäure synthetisiert, einer Fettsäure, die vor allem im Fleisch enthalten ist. Schmerztabletten unterdrücken die Bildung dieser Prostaglandine und anderer Schmerzmediatoren im Gewebe. Menschen mit Migräne leiden oft unter einer Störung im Fettstoffwechsel, was zu einer krankhaft erhöhten Produktion von Prostaglandinen und Leukotrienen führt, den Hauptauslösern von Kopfschmerz.

Der Gesundheitstipp Einen Monat lang kein Fleisch, dafür Fisch essen. Die darin enthaltenen mehrfach ungesättigten Fettsäuren sind gesünder als Arachidonsäure und erfüllen denselben Zweck. Eine Zweiwochenkur mit Vitamin E hilft, den Stoffwechsel zu normalisieren. Täglich Bierhefe einnehmen. Sie enthält das Spurenelement Selen, das für eine kontrollierte Biosynthese von Prostaglandinen wichtig ist.

Niedriger Blutdruck

Leber, Fleisch, Vollkornprodukte, Pilze, Melasse und Bierhefe helfen gegen Müdigkeit, Mattigkeit, Schwindelanfälle, Wetterfühligkeit, Schlafbedürfnis, Hautblässe und Kopfschmerzen.

Symptome Müdigkeit, Mattigkeit, Schwindelanfälle, Wetterfühligkeit, Schlafbedürfnis, Hautblässe, Kopfschmerzen

Ursachen Fehlsteuerung in der Blutdruckregulierung, niedriger Blutzuckerspiegel, Stress, mangelnde Bewegung, Nährstoffmangel

So helfen Vitamine

Der Vitamin-B-Komplex (vor allem Niazin, Vitamin B3) spielt bei der Stabilisierung des Blutzuckerspiegels im Verbund mit dem Spurenelement Chrom eine große Rolle. Bei Stress reagiert man dann nicht mehr mit Müdigkeit (Absinken des Blutzuckerspiegels), sondern mit einem Ausstoß von Glukose (aus Muskeln und Leber), verursacht durch bestimmte Stresshormone, wie z. B. Glukagon.

Der Gesundheitstipp Viel chromreiche Kost auf den Tisch bringen wie Leber, Fleisch, Vollkornprodukte, Pilze. Noch besser: Melasse oder Bierhefe (aus Apotheke oder Reformhaus) als Nahrungsergänzung zu sich nehmen. Darin sind auch alle nötigen B-Vitamine enthalten. Das rare Spurenelement Chrom aktiviert Vitamin C in Hirnanhangsdrüse und Nebennierenmark.

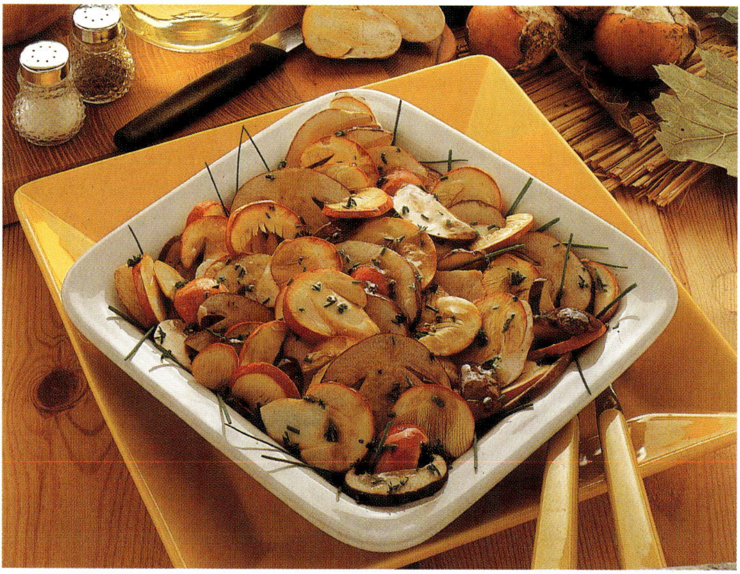

Leiden Sie unter niedrigem Blutdruck? Dann fehlt es Ihnen eventuell an dem Spurenelement Chrom. Daher sollten Sie sich öfter mal einen köstlichen Salat aus frischen Champignons gönnen.

Parodontose

Symptome Blutendes, entzündetes, schmerzendes Zahnfleisch, Zahnfleischschwund, Zahnausfall

Ursachen Mangelnder Immunschutz, Toxine (Giftstoffe), freie Radikale, gewebezerstörende Enzyme, Bakterien

Wenn Ihr Zahnfleisch blutet oder eitert, wenn Sie unter Zahnfleischschwund oder Zahnausfall leiden, sollten Sie Ihre Ernährung sofort auf Vollwertkost umstellen.

So helfen Vitamine

Neutrophile (weiße Blutkörperchen) bilden den allerwichtigsten Schutz gegen Parodontose. Dementsprechend führt ein oft altersbedingter Mangel an Neutrophilen zwangsläufig zu dieser Krankheit.

Patienten mit Parodontose haben oft überhöhte Konzentrationen des Schutzstoffs Immunglobulin E im Zahnfleischgewebe, was auf eine allergische Reaktion hindeutet. Ebenfalls allergisch bedingt ist der Ausstoß überhöhter Mengen des Entzündungsstoffs Histamin aus Mastzellen (eine Gruppe der weißen Blutkörperchen) in den Kapillarwänden des Zahnfleischs.

Der Gesundheitstipp Ab sofort Umstellung auf Vollwertkost, so dass es möglichst zu keinen Lebensmittelallergien mehr kommen kann. Bioflavonoide und Vitamin C (in frischem Obst mit Fruchtfleisch, am besten Zitronen) festigen die feinen Blutgefäßwände im Zahnfleisch, so dass das Bluten gestillt wird. Zusätzlich Kalzium (täglich 200 Gramm Magerkäse) stabilisiert Zähne und Kieferknochen, speziell wenn Kalzium mit Vitamin C eingenommen wird.

Bei fortgeschrittener Parodontose sollte man Askorbinsäure (aus der Apotheke) zusätzlich einnehmen (dreimal täglich einen Teelöffel). Viel Vollkornprodukte essen, empfehlenswert sind zusätzlich Melasse oder Bierhefe (aus Apotheke oder Reformhaus). Das darin enthaltene Zink kräftigt die Kollagensubstanz im Zahnfleisch und baut vor allem das Periodontium neu auf, das Bindegewebe der Wurzelhaut der Zähne, also den Hauptangriffspunkt der Krankheitserreger.

Reizblase, Blasenentzündung

Symptome Anhaltender Harndrang (besonders bei Kälte), Beschwerden (z. B. brennende Schmerzen) beim Wasserlassen, mangelnde Harnkontrolle

Ursachen Meist Bakterien, die über die Harnröhre in den Blasenbereich aufsteigen (Frauen sind öfter betroffen als Männer)

So helfen Vitamine

Vitamin C wirkt in der Blase und auch in den Nieren antiseptisch. Es beugt Infektionen vor und hilft bei der Heilung. Außerdem wirkt Vitamin C diuretisch, d. h., es hilft bei der Entwässerung, führt damit zu einem erhöhten Durchfluss durch Nieren und Blase und somit zur Ausschwemmung von Bakterien. Vitamin C verhindert auch den Abbau von Urin zu Ammoniak in den Nieren durch bestimmte Mikroben. Ammoniak erhöht den pH-Wert (Säuregehalt) im Urin, begünstigt dadurch Bakterienbefall. (Ein hoher pH-Wert bedeutet wenig Säure, die Bakterien abtöten kann.) Vitamin C macht den Urin also sauer und damit den Bakterien das Leben schwer.

Der Gesundheitstipp In der Apotheke Askorbinsäure (Vitamin-C-Pulver) besorgen und dreimal täglich einen Teelöffel davon einnehmen. Außerdem den Unterleib stets warm halten.

Bei Schmerzen in den Muskeln, Gelenken, Sehnen, Nerven und im Bindegewebe sollten Sie Ihre Ernährung auf Kaltwasserfisch umstellen oder sich in der Apotheke Lebertran besorgen.

Rheumatische Erkrankungen

Symptome Schmerzen in Muskeln, Gelenken, Sehnen, Nerven und/oder Bindegewebe

Ursachen Sehr unterschiedlich: entzündlich (z. B. nach bestimmten bakteriellen Infektionen), allergisch, immunologisch, durch Verschleiß oder auch durch Verdauungsstörungen bedingt.

So helfen Vitamine

Viele Rheumakranke (speziell Gelenkrheuma) haben poröse Darmwände, durch die Krankheitserreger ins Blut gelangen und Allergien und Entzündungen hervorrufen. Vitamin A verdickt die Mukosa (Darmschleimhaut), so dass es weniger häufig zu allergischen Reaktionen kommt. Vollwertkost mit vielen Ballaststoffen (in Obst, Gemüse, Salat, Kartoffeln) reguliert die Darmflora. Tierische Fette (Fleisch, Sahne, Käse usw.) meiden, weil die darin enthaltene Fettsäure (Arachidonsäure) Rohstoff für die körpereigenen Entzündungsstoffe, die Prostaglandine und Leukotriene, ist.

Der Gesundheitstipp Sie sollten baldmöglichst Ihre Ernährung umstellen (Fisch statt Fleisch). Am besten ist Kaltwasserfisch, der reich an Eicosapentaensäure ist, einer sehr wertvollen Fettsäure, die auch viel Vitamin A enthält. Wer nicht gern mehrmals in der Woche Fisch isst, kann stattdessen Lebertran einnehmen.

Schnupfen

Symptome Verschleimte Nase, tränende Augen, Nieszwang, Mattigkeit, manchmal leichtes Fieber
Ursachen Tröpfcheninfektion durch Viren

So helfen Vitamine

Im feuchtwarmen Milieu des Nasen-Rachen-Raums vermehren sich Viren explosiv. Machen kann man da nicht viel, am besten, man lässt sie sich austoben. Gut sind Wärme, Ruhe, Schwitzkuren (Viren mögen keine Hitze!), heiße Bäder. Inhalationen wirken lindernd. Vorbeugend wirkt Vitamin C. Das Vitamin schützt vor Ansteckung.
Der Gesundheitstipp Viel trinken (Fruchtsäfte, Gemüsesäfte, Kräutertee usw.), um Flüssigkeitsverluste auszugleichen. Vorteilhaft ist ein Luftbefeuchter. Als weniger empfehlenswert gelten Nasensprays und -tropfen, die zur Austrocknung der Nasenschleimhaut führen.

Schuppenflechte

Symptome Silberweiße bis weiße, meist rot begrenzte Hautschuppen, häufig an Ellenbogen, Knien, Haarboden, Händen
Ursachen Werden wahrscheinlich durch ein geschwächtes Immunsystem ausgelöst oder begünstigt

So helfen Vitamine

Bei Schuppenflechte (Psoriasis) teilen sich Hautzellen 10-mal schneller als in gesunder Haut. Grund ist ein Mangel an einem bestimmten chemischen Botenstoff in den Zellen, dem so genannten cAMP (zyklisches Adenosinmonophosphat), das die Zellteilung mitregelt. Bei mangelnder Eiweißverdauung bauen Darmbakterien Billionen molekularer Eiweißreste zu giftigen Substanzen ab. Diese Polyamine sind bei Psoriasiskranken generell erhöht. Sie gelangen über das Blut in die Haut und unterbinden dort die Herstellung des wichtigen cAMP.
Der Gesundheitstipp Vitamin A (täglich ein Esslöffel Lebertran) bremst im Darm die Produktion der giftigen Polyamine. Noch wichtiger aber ist es, das Nahrungseiweiß gut zu verdauen, damit es stoffwechselfähig ist und im Darm nicht zu Giften vergärt wird. Empfehlenswert ist Bromelain, ein eiweißspaltendes Enzym im Ananassaft. Man kann in der Apotheke diese Enzyme in Tablettenform kaufen.

Vitamin A wirkt gegen Schuppenflechte (Psoriasis) mit Hautschuppen an Ellenbogen, Knien, im Kreuzbeinbereich und am Haarboden. Am besten, Sie nehmen täglich einen Esslöffel Lebertran.

Sodbrennen

Symptome Brennendes Gefühl in Höhe des Mageneingangs
Ursachen Zu viel Magensäure, die in die Speiseröhre aufsteigt und brennt, oder zu wenig Magensäure, wodurch es zu Gärungen, z. B. durch Milchsäure, kommt.

So helfen Vitamine

In jedem Fall kommt es darauf an, den Säurewert des Magensafts wieder zu normalisieren. Dafür ist eine gesunde Mischkost wichtig, eingenommen in mehreren kleineren und über den Tag verteilten Portionen, die sehr gut durchgekaut werden. Vitamin A (in Leber, Fisch, Butter, Eigelb, Lebertran) fördert den Aufbau von so genannten Glykoproteinen, wie z. B. schwefelhaltigen Muzinen in der Magenschleimhaut, und schützt diese somit vor einem zu scharfen Magensaft.
Der Gesundheitstipp Möglichst täglich dunkelgrünes Blattgemüse oder Möhren (mit etwas Fett gekocht) auf den Tisch bringen. Die darin enthaltenen Karotinoide sind Vorstufen von Vitamin A.

Sonnenbrand

Achtung: Bei Säuglingen ist ein Sonnenbrand besonders gefährlich. Er gehört in ärztliche Behandlung!

Symptome Gerötete, schmerzhaft brennende Haut, die sich später schält oder auch zuerst Blasen bildet
Ursachen Zu starke Bestrahlung durch Sonnenstrahlen oder durch UV-Strahlen im Sonnenstudio

So helfen Vitamine

Einen ausgezeichneten Schutz vor UV-Strahlen bietet das B-Vitamin PABA (Paraaminobenzoesäure), das in Leber, Niere, Herz, Samen, Nüssen, Weizenkeimen, Weizenkleie, Vollkorn und Bierhefe enthalten ist. Bei bereits bestehendem Sonnenbrand lindert PABA den Schmerz ebenso wie Vitamin E (in kaltgepressten Pflanzenölen). Vitamin C (in frischem Obst) und Zink (in Vollkornprodukten) begünstigen Heilung und Neuaufbau von Hautgewebe.
Der Gesundheitstipp Kühlende Umschläge anlegen, leichte, luftige Kleidung tragen. Nachts brennende Hautpartien unbedeckt lassen. Täglich als Nahrungsergänzung Bierhefe einnehmen (enthält PABA und Zink), außerdem Vitamin C (Askorbinsäure, täglich zweimal ein Gramm) und täglich einen Esslöffel kaltgepresstes Pflanzenöl.

Venenleiden

Symptome Krampfadern, Unterschenkelgeschwüre (so genannte offene Beine, Schwellungen, Stauungen in den Beinen, Ödeme, Beinschwere, Wadenschmerzen

Ursachen Mangeldurchblutung, zu schwache Venenwände

So helfen Vitamine

Gesunde Venenwände enthalten viel Plasminogenaktivator, eine Substanz, die für den Abbau von Gerinnungsstoffen sorgt, so dass das Blut immer schön dünnflüssig bleibt. Bei schwachen Venen fehlt diese Substanz, das Blut wird dickflüssig, Fibrine (Gerinnungsstoffe) mischen sich mit Fett und bilden harte, klumpige Stellen.

Der Gesundheitstipp Jeden Druck auf Venen vermeiden (Sitzen mit übereinander geschlagenen Beinen, Stuhlpressen, zu enge Beinkleidung). Bewegung wirkt sich günstig aus. Ballaststoffreiche Nahrung verhindert Verstopfungen. Knoblauch, Zwiebeln, Pfeffer und Ingwer machen das Blut auf natürliche Weise dünnflüssig, Bioflavonoide (im Fruchtfleisch) und Vitamin C festigen im Zusammenwirken mit Zink poröse Gefäßwände. Beste Zinkquelle ist ein Vollkornmüsli täglich.

Eine ballaststoffreiche Nahrung, täglich ein Vollkornmüsli, Knoblauch, Zwiebeln, Pfeffer und Ingwer helfen sehr gut gegen Krampfadern, Unterschenkelgeschwüre, Schwellungen, Stauungen und Schmerzen in den Waden.

Verdauungsstörungen

Symptome Blähungen, Durchfall, Verstopfung, Sodbrennen, saures Aufstoßen, Übelkeit, Bauchschmerzen

Ursachen Enzymmangel, zu wenig oder zu viel Magensäure, Fehlernährung, gestörte Darmflora

So helfen Vitamine

Jedes unverfälschte, natürliche Lebensmittel trägt zu guter Verdauung bei, dagegen zerstören Zucker, Süßigkeiten, Pommes frites, helle Teigwaren, zu viel fette Wurst, Dosen- und Fertiggerichte usw. unsere sensible Magen- und Darmflora.

Der Gesundheitstipp Auf ballaststoffreiche Vollwertkost umsteigen. Dadurch normalisiert sich der Säuregehalt im Magensaft, die wichtigste Voraussetzung für die Eiweißverdauung. Zur Einstimmung auf eine ungestörte Kohlenhydratverdauung sollten Sie drei Wochen lang täglich Bierhefe einnehmen (beseitigt Blähungen, Verstopfungen). In der Küche viel kaltgepresste Pflanzenöle verwenden.

Verstopfung

Viel besser als alle Abführmittel aus der Apotheke sind eine ballaststoffreiche Nahrung und viel Vitamin C: Dann sind Sie Ihr Problem ganz schnell los.

Symptome Harter Stuhl, ungenügender Stuhlabgang
Ursachen Falsche Ernährung, zu geringe Flüssigkeitszufuhr

So helfen Vitamine

Wer bei Verstopfung so genannte Laxanzien (Abführmittel) nimmt, ist selbst schuld. Besser wirkt eine an Ballaststoffen reiche Ernährung. Deren Faserstoffe (in Obst, Gemüse, Salat, Kartoffeln, Vollkornprodukten) saugen sich mit Wasser und Verdauungssäften voll, beschleunigen die Darmpassage und führen zu weichem Stuhl.

Der Gesundheitstipp Wer ein bisschen nachhelfen will, kann sich Askorbinsäure (Vitamin C) besorgen, zwei- bis dreimal täglich einen Teelöffel davon pur essen oder in Flüssigkeit aufgelöst trinken.

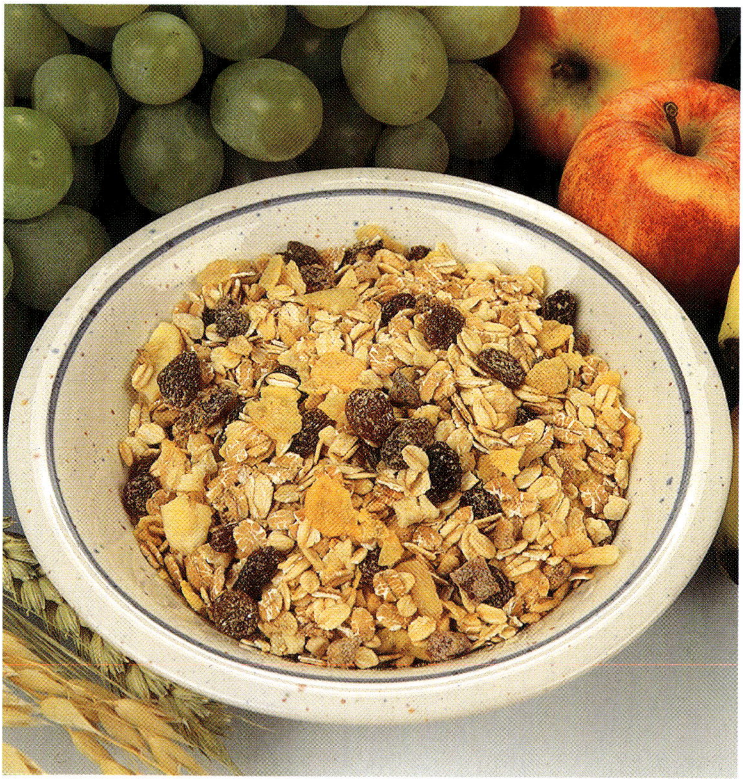

Müsli – am besten selbst gemahlen – und viel frisches Obst sorgen durch ihren hohen Gehalt an Ballaststoffen für eine gute Verdauung.

Wechseljahrebeschwerden

Symptome Unregelmäßige Regelblutung, Hitzewallungen, Migräne, Schwindelgefühle, Herzjagen, Blasenbeschwerden, depressive Verstimmungen, Zustände von Unruhe und Angst, Schlafstörungen

Ursachen Sinkender Hormonspiegel von Östrogen und Progesteron beim Erlöschen der zyklischen Eierstockfunktion führt zu Veränderungen im vegetativen Nervensystem.

Mit kaltgepressten Pflanzenölen, dunkelgrünem Gemüse, Käse oder Milch, zweimal täglich einem Spaziergang an der Sonne sowie Kornmüsli aus selbst gemahlenem Getreide und viel Obst, über den Tag verteilt, beugen Sie Wechseljahrebeschwerden vor.

So helfen Vitamine

Vitamin E hemmt den Abbau des Sexualhormons Progesteron. Deshalb ist der Bedarf an Vitamin E während der Wechseljahre erhöht. Die Nebennierenrinde beginnt dann ersatzweise für die Eierstöcke mit der Herstellung von Östrogen und Androgenen. Die Vitamine B2, B5, B12 und Folsäure stabilisieren die Nebennieren, Vitamin C und Zink helfen beim Bau von Hormonen. Zudem werden Vitamin D und Magnesium für das Knochen- und Zähnemineral Kalzium benötigt.

Der Gesundheitstipp Getreidemühle kaufen und täglich ein Kornmüsli (eine Tasse) essen (enthält alle B-Vitamine). Viel Obst für die Versorgung mit Vitamin C. In der Küche (außer zum Braten) stets kaltgepresste Pflanzenöle mit viel Vitamin E verwenden. Dunkelgrüne Gemüse steuern Magnesium bei, Käse (täglich 150 Gramm, ersatzweise ein Liter Milch) das nötige Kalzium. Zweimal täglich für 20 Minuten an die Sonne oder an die frische Luft, damit die Haut mit Hilfe der UV-Strahlen viel Vitamin D produzieren kann.

Zahnfleischbluten

Symptome Blutaustritt zwischen Zahnfleisch und Zähnen

Ursachen Entzündung und Infektion des Zahnfleischs, sehr häufig durch einen Mangel an Vitamin C bedingt

So helfen Vitamine

Zahnfleisch hat ein besonders festes Bindegewebe und muss durch Zink, Eiweiß und Vitamin C gekräftigt werden.

Der Gesundheitstipp Täglich zweimal eine ganze Zitrone essen (nicht nur den Saft trinken!). Damit geht in 95 Prozent aller Fälle das Zahnfleischbluten weg. In hartnäckigeren Fällen zusätzlich Bierhefe für die Zinkversorgung einnehmen. Öfter altes, hartes Brot gut kauen.

Bildnachweis

IFA, Taufkirchen: 2 (AGE), 51 (Garet), 101 (Pasley), 145 (Lederer), 221 (Comnet), 228 (Mondadori), 234 (Kohlhas); Kerth Ulrich, München: 43; Pasieka Alfred, Hilden: 17, 172; Premium, Düsseldorf: 128 (R. Minsart/ShSh); Südwest Verlag, München: Titel/Einklinker (H. Bischof), 4, 5, 6 (SW-Archiv), 8, 98, 134 (S. Sperl), 19 (C. Kargl), 26 (R. Hofmann), 116 (M. Nagy), 124 (A. Schliack), 140 (N. Herrmann), 148 (SW-Archiv), 169 (K. Newedel), 186 (C. Kargl/U.S.), 210 (D. Albrecht); Tony Stone, München: Titel/Fond (C. Everard), 108 (D. Struthers), 155 (J. Darell)

Hinweis

Das vorliegende Buch ist sorgfältig erarbeitet worden. Dennoch erfolgen alle Angaben ohne Gewähr. Weder Autor noch Verlag können für eventuelle Nachteile oder Schäden, die aus den im Buch gegebenen praktischen Hinweisen resultieren, eine Haftung übernehmen.

Literatur

Helberg, Dörte: Die FIT FOR FUN-Diät. Südwest Verlag. 6. Auflage, München 1999

Oberbeil, Klaus/Dr. med. Lentz, Christiane: Obst und Gemüse als Medizin. Südwest Verlag. 2. Auflage, München 2000

Pudel, V./Westenhöfer, J.: Ernährungspsychologie. Hogrefe Verlag. Göttingen 1997

Selius, Christine: Nahrung als Medizin. Südwest Verlag. München 2000

Top-Rezepte aus der Fitness-Küche. Südwest Verlag. München 1999

Impressum

3. Auflage 2000

Redaktion: Dr. Marion Onodi
Projektleitung: Nicola von Otto
Redaktionsleitung: Dr. Christiane Lentz
Bildredaktion: Beate Wagner, Gabi Feld
Produktion: Manfred Metzger (Leitung), Annette Aatz, Dr. Erika Weigele-Ismael
Layout: Wolfgang Lehner
Umschlag: Heinz Kraxenberger, München; Till Eiden
DTP-Produktion: Sigurd Baer

Printed in Italy
Gedruckt auf chlor- und säurearmem Papier
ISBN 3-517-07824-7

Sachregister

Rezepteregister

Krankheiten- und Beschwerdenregister